リハビリテーション機器の工夫とアイデア

すぐに役立つ実践書

編集

中部労災病院 部長
田中宏太佳

労災リハビリテーション工学センター 部長
髙見 健二

永井書店

■ 執筆者一覧

●編　集

田中宏太佳　（中部労災病院　部長：医師）

髙見　健二　（労災リハビリテーション工学センター　部長：義肢装具士）

●執筆者（執筆順）

髙見　健二　（労災リハビリテーション工学センター　部長：義肢装具士）

前田　朋子　（中部労災病院　技師長：作業療法士）

岡本　真一　（中部労災病院：作業療法士）

和田　　太　（産業医科大学医学部　講師：医師）

原田　康隆　（中部労災病院：理学療法士）

長谷川隆史　（中部労災病院：理学療法士）

山下　美紀　（中部労災病院：理学療法士）

池村　友里　（中部労災病院：理学療法士）

村瀬　正男　（中部労災病院：主任理学療法士）

横井　克佳　（中部労災病院：主任理学療法士）

原田　久美　（光寿会リハビリテーション病院：理学療法士）

森本　正治　（岡山理科大学工学部　教授：エンジニア）

元田　英一　（労災リハビリテーション工学センター　部長：医師）

松尾　清美　（佐賀大学医学部　助教授：エンジニア）

寺師　良輝　（総合せき損センター医用工学研究部　研究員：エンジニア）

小林　博光　（総合せき損センター医用工学研究部　研究員：エンジニア）

江原　喜人　（総合せき損センター医用工学研究部　研究員：エンジニア）

中村　恵一　（中部労災病院：主任作業療法士）

山中　武彦　（中部労災病院：主任作業療法士）

鈴木　康雄　（労災リハビリテーション工学センター　部長：エンジニア）

早川　泰詞　（山陰労災病院：主任作業療法士）

田中　芳則　（広島大学総合科学部　助教授：エンジニア）

谷本　義雄　　（吉備高原医療リハビリテーションセンター研究情報部　主席研究員：エンジニア）
本杉　敦子　　（中部労災病院：看護師）
太田　一重　　（労災リハビリテーション工学センター　研究員：エンジニア）
堀　香代子　　（中部労災病院：看護師）
江崎富士子　　（中部労災病院：看護師）
小山　憲路　　（労災リハビリテーション工学センター　研究員：エンジニア）
植手加奈子　　（中部労災病院：作業療法士）
池田眞由美　　（中部労災病院：歯科衛生士）
伊藤ゆかり　　（中部労災病院：歯科技工士）
笠原富美雄　　（労災リハビリテーション工学センター　主席研究員：エンジニア）

序　文

　脊髄損傷や脳卒中などの外傷や疾病に対して、現代の医療技術の進歩によって急性期に適切な医療が施され、多くの患者さんが救命されるようになりました。しかし疾患の後遺症として引き起こされる障害に対する医学的な治療手段の進歩はいまだ不十分なために、対麻痺や四肢麻痺・片麻痺や失調症などの重度な障害をもって地域社会での生活を余儀なくされる多くの患者さんが増大していることも事実です。このような時代においてリハビリテーション医学はますます重要な医療分野として注目を浴びており、機能障害（心身機能／構造）や能力障害（活動）および社会的不利（参加）に対して系統立った治療的アプローチが行われることが必要です。

　リハビリテーション医療は、医師・看護師・理学療法士・作業療法士・言語聴覚士・義肢装具士・医療ソーシャルワーカー・臨床心理士および福祉領域の専門家も交えたチームとしてそれぞれの障害への対応が非常に重要です。心身機能／構造に対するアプローチにはいまだ多くの限界がありますが、活動や参加を促し障害者の自立支援を実践する場合、リハビリテーション機器や福祉（介護）機器を有効活用することで促進されることを多く経験します。近年は、工学技術が進歩しこれらの機器において安価で良質なものが供給されるようになってきました。しかし、大量生産に馴染まない場合も多く、個々の症例に即したきめ細やかな対応が必要になってきます。このような観点からリハビリテーション工学の専門家との連携やチームアプローチも非常に重要で、実際的な情報を提供されることが有益であることを実感しています。

　また介護保険が導入されたことにより、介護機器やリハビリテーション機器は医療従事者以外の多くの人々にも興味のある対象となっていますが、わかりやすく実践的なリハビリテーション工学領域の情報の供給がこの点からも望まれます。

　平成16年4月から独立行政法人としてスタートした労働者健康福祉機構は、3つの工学部門を運営しています。1つは総合病院である中部労災病院に隣接して設置されている労災リハビリテーション工学センター（名古屋市）、そして職業リハビリテーション施設と隣接して設置されている吉備高原医療リハビリテーションセンター（岡山県）の研究情報部、もう1つは日本で唯一の脊髄損傷の専門治療機関である総合せき損センター（福岡県）の研究部です。それぞれの工学部門は、ユニークな臨床実践の場をもちまた全国の労災病院との連携も保ちながら、現在まで実際的で多面的な活動を行い有益な情報提供を行ってきました。

この本ではこれまでの実績をもとに、実践書として現場ですぐに役立つように症例提示を多く行い、数学や電子工学の知識がなくても理解できる基礎的な知識と技術の実際を豊富な図や写真を駆使して、具体的でわかりやすく記述しました。この本の内容が、読者の今後の臨床に有益な情報となれば幸いです。

平成 16 年 7 月吉日

田中宏太佳
髙見　健二

●●● 目　次 ●●●

1. 義肢装具関係

1 ラポック義足 ────────────────────────(髙見健二) 3
1．ラポック・エスエル義足…4　2．義足のつくり方(モジュラー義足の場合)…5
3．義足の症例…6　4．断端と義足ソケットの合い具合(適合)、義足の重心バランス
(アライメント)…9　5．義足で何ができるか…10　6．義足の価格と耐用年数…10
7．義足の重さ…10

2 CAD/CAM システム ───────────────────(髙見健二) 13
1．CAD/CAM システムの構成…13　2．労災リハビリテーション工学センターのシ
ステム…14　3．国内の状況と将来展望…15

3 筋電義手(Myoelectric Hand) ──────────────(髙見健二) 16
1．前腕用筋電義手はどうして動くの？…16　2．筋電義手の操作訓練…17　3．筋電
義手の製作…17　4．筋電義手のスイッチ類…18　5．コスメチック・グラブ…19
6．筋電義手の価格は？…19　7．筋電義手の症例…19　8．最近の筋電義手…20

4 キャスター部分に免震装置(路面衝撃吸収装置)を配した車いすの試作例と効果
────────────────────────────(髙見健二) 22
1．試作することになったきっかけ…22　2．どんなことをすればいいのか──試行錯
誤の繰り返し…22　3．メーカーとのタイアップ…23　4．開発を断念した理由…24

5 頸髄損傷者が電動車いすを顎で操作する際に使用する胸当ての製作実例
────────────────────────────(髙見健二) 25
1．胸当ての製作法…25　2．ジョイスティック取り付けと試乗…26　3．患者さんへ
の装着…27

6 上腕長断端または肘離断者に使用可能なターンテーブルの開発と臨床応用
────────────────────────────(前田朋子) 28
1．ターンテーブルの構造…28　2．ターンテーブル付き肘義手を用いた症例…29
3．従来の肘義手とターンテーブル付き肘義手の ADL 能力の相違…29

7 第5頸髄損傷者へのフレクサーヒンジスプリントの応用 ─────(岡本真一) 31
1．症例…31　2．経過および方法…31　3．結果…33　4．考察…33

8 脊髄損傷者が大腿切断を伴った症例に対するソケットの工夫 ───(和田　太) 34
1．脊髄損傷者の歩行再建…34　2．症例の現症および経過…35　3．装具・ソケット
の選択…36　4．2つの装具の比較…37

9 移乗のために車いすを固定する装置の開発① ──────────(原田康隆) 39
1．車いす固定装置の構造…39　2．使用方法…40　3．対象者…41

i

10 移乗のために車いすを固定する装置の開発②―実際の症例に使用して ────────(長谷川隆史) 42
　　1．アタッチメント…42　2．フック…43　3．方向回転レバー…44　4．使用できる車いすの形状…44　5．ラチェット…44

11 脊髄損傷者における Walkabout 立位の検討
　　―足関節角度による立位バランスと立位姿勢の変化について ────(原田康隆) 45
　　1．症例…46　2．方法…46　3．結果…46　4．考察…48

12 縦乗り用トランスファーボードの作製 ──────────────(原田康隆) 50
　　1．ボードの機構、特徴…50　2．ボード作製時の注意点…51

13 頸髄損傷者に対するシーティングの工夫 ─────────────(山下美紀) 53
　　1．頸髄損傷者の車いす座位…53　2．シーティングの工夫…53　3．車いす座位評価…54　4．車いすへの工夫…54

14 ロフストランド杖のグリップの改良 ──────────────(池村友里) 56
　　1．対象者…56　2．改良のポイント…56　3．臨床評価…57　4．使用者の感想…57

15 転倒しにくい歩行器の改良 ─────────────────(村瀬正男) 59

16 対面支持による移乗訓練補助装置の紹介 ────────────(横井克佳) 61
　　1．プッシュアップ動作と開発の目的…61　2．移乗訓練補助装置(その1)…61　3．移乗訓練補助装置(その2)…64　4．移乗訓練補助装置の適応…65

17 ROHO クッションの空気圧と座圧との関係 ───────────(原田久美) 66
　　1．対象と方法…67　2．測定機器…67　3．測定方法…69　4．解析方法…69　5．結果…70　6．考察…71

18 脊髄損傷者の移乗動作を補助する膝固定装具 ─────────(森本正治) 73

19 足こぎ車いす ────────────────────────(元田英一) 74
　　1．下肢で動かす車いすを…74　2．下肢駆動の車いすの移動効率は？…75　3．実用性は？…76

20 車いす用手袋と駆動方法と使い方 ───────────────(松尾清美) 78
　　1．頸損者用手袋試作の流れ…78　2．頸損者の車いす駆動と制動の方法…80　3．手袋の着脱方法…83　4．まとめ…83

21 大車輪脱着のための補助輪の開発 ───────────────(松尾清美) 85
　　1．社会環境の現状…85　2．既存の補助輪の状況…86　3．試作機について…86　4．試用状況と評価…88　5．市販化タイプの状況と車輪脱着方法…90

22 電動移動機能をもった電動起立補助機の開発 ─────────(松尾清美) 92
　　1．長期臥位の身体への影響と立位姿勢の大切さ…92　2．開発した起立補助機の機構と特徴…93

ii

23　エレベーター操作盤のリモコンによるバリアフリー化 ――――――――（寺師良輝）97
1．エレベーター操作盤のリモコン化…97　2．仕様決定までの検討…97　3．設置の状況…99

24　自動車運転に関する改造装置の工夫 ――――――――――――――（小林博光）101
1．運転補助装置や器具…101　2．運転席への移乗を補助する器具…104　3．車いすの積み込みと収納方法…105　4．その他の自動車…106

25　車いす用クッションの開発 ―――――――――――――――――――（江原喜人）107
1．クッションの特性…107　2．アジャストクッションの構造…108　3．アジャストクッションの使用方法…109　4．体圧分散性…110

26　下垂足への機能的電気刺激 ―――――――――――――――――――（元田英一）111
1．電気刺激による方法の問題点と利点…111　2．使いやすく改良…111　3．症例…113

27　ポータブル大腿四頭筋筋力測定器の開発と臨床応用 ――――――――（元田英一）115
1．方法および対象…115　2．女性大腿四頭筋筋力の年齢的変化…116　3．膝関節疾患とポータブル筋力測定器の有用性…117

II・コンピュータおよびIT操作関連機器

1　頸髄損傷者の家屋改造シミュレーション ―――――――――――――（中村恵一）121
1．パソコンで家屋改造指導補助…121　2．二次元図面で自由にシミュレーションする…121　3．二次元から三次元へ…123　4．三次元イメージの中を動いてみる…124　5．やってみませんか？…126

2　電動車いす操作のシミュレーション ――――――――――――――（中村恵一）127
1．電動車いすはおっかない？…127　2．チンコントロール操作シミュレーターって何？…127　3．どんな練習をするの？…128　4．シミュレーションの意味…130

3　高位頸髄損傷者のデジタルカメラ操作性向上のための自助具 ―――（山中武彦）131
1．導入の背景…131　2．課題と解決策…131　3．今後の課題…133

4　頸髄損傷者のための車いす用テレビゲーム操作 ―――――――――（鈴木康雄）134
1．改造…134　2．位置決めと操作…135

5　高位頸髄損傷者のパソコン操作 ――――――――――――――――（早川泰詞）136
1．準備するもの…136　2．つくり方・使い方…138　3．マウス操作…139　4．文字入力…140

6　頸髄損傷者のパソコン操作環境支援 ――――――――――――――（田中芳則）143
1．ソフトウエア…143　2．ハードウエア（代替入力装置）…146　3．事例紹介…148

7 頸髄損傷者の在宅就労支援システム ──────────────────(谷本義雄) 150
　　1．在宅就労支援システムの概要…150　2．在宅就労支援システム…151　3．在院中の職業リハプログラム…155

8 家庭用テレビゲーム機用代替入力インターフェースの開発 ──────(寺師良輝) 157
　　1．障害者用ゲーム機コントローラー…157　2．市販の障害者用ゲーム機コントローラー…157　3．家庭用テレビゲーム機の代替入力方法…157　4．家庭用テレビゲーム機用代替入力インターフェース…158

III・病棟や治療室で使用する機器

1 手を使えない患者さん自身がナースコールを操作するための機器 ──(田中芳則) 163
　　1．ナースコールの現状と各接続部…163　2．自作マイクロスイッチについて…165
　　3．症例…165　4．本症例への導入…165

2 頸髄損傷者の手指機能改善を目的とした電気刺激の使用 ─────(岡本真一) 168
　　1．Simple Hybrid FES による頸髄損傷者の手指屈筋群筋力強化…168　2．不全型頸髄損傷者の手指伸展位拘縮に対する治療的電気刺激…171

3 滴下量カウント調整装置「てきかちゃん」 ──────────(本杉敦子) 174
　　1．「てきかちゃん」による滴下量調節と時計による滴下量調節にかかる時間の調査
　　…174　2．結果…175　3．考察…175

4 上肢挙上装置 ──────────────────────────(太田一重) 177
　　1．挙上装置の構成…177　2．吊り上げ力の調整…178　3．必要な吊り上げ力の測定
　　…178　4．挙上力を変えるための改良…179　5．スプリングバランサ改良後の引っ張り力の変化…179　6．改良したスプリングバランサを使用する挙上動作…180

5 浴室のシャワースタンド ──────────────────────(堀　香代子) 181

6 電動ベッドを足で操作できるように工夫 ─────────────(鈴木康雄) 182
　　　　製作と使用方法…182

7 誤作動を少なくするスイッチの改良 ──────────────(中村恵一) 184
　　1．安心感を得るナースコール…184　2．鳴りっぱなしのナースコールの原因は？
　　…185

8 車いすと丸便器間の段差の解消 ───────────────(江崎富士子) 187
　　1．動機…187　2．結果…188

9 歩行訓練のための吊り上げ装置付きトレッドミルの製作 ─現状と今後の展望
　　　　　　　　　　　　　　　　　　　　　　　　　　　　　　　(小山憲路) 189
　　1．方法…189　2．結果および考察…191

10 職業前作業療法と人間工学的援助 ──────────────(山中武彦) 192
　　1．症例の紹介…192　2．現職復帰への課題と対策…192

iv

⑪　下肢交互屈伸器の開発──────────────────────（村瀬正男）195

⑫　車いす走行抵抗可変装置の考案　－試作例と実用性──────（小山憲路）196
　　1. 開発のポイント…197　2. 製作のポイント…197　3. 駆動抵抗のメカニズム…198
　　4. 臨床評価…199　5. 問題点の改良…200　6. 今後の課題…200

⑬　低濃度オゾンを利用した室内脱臭装置の開発
　　　－空気清浄機タイプ（フレッシュケア 24）──────────（松尾清美）201
　　1. 研究方法…201　2. 研究結果…202

⑭　ズレ防止機能を有した体位変換マットの開発──────────（江原喜人）208
　　1. 基本仕様決定のための検討事項…208　2. 体位変換マットの構成…209　3. 使用
　　状況…211　4. まとめ…211

IV・身辺動作関係機器

① 女性脊髄損傷者の導尿時に使用する照明付きミラーの製作──────（前田朋子）215
　　1. 車いす上での導尿について…215　2. 従来より作製し提供していたミラーの固定
　　器具…215　3. 照明付きミラー（モデル 1）…215　4. 照明付きミラー（モデル 2）…216
　　5. 使用方法…216

② 頸髄損傷者が使用する箸の工夫────────────────（植手加奈子）217
　　1. 市販の箸自助具の種類…217　2. 市販の箸自助具の問題点…218　3. 症例①…218
　　4. 症例②…220　5. 今後の作製における課題…222

③ 脊髄損傷者がお茶を飲む際の逆流防止装置───────────（堀　香代子）223

④ 口腔ケア用品の開発───────────────────（池田眞由美）224
　　1. 照明付き歯ブラシ…224　2. 照明付きデンタルミラー…226　3. 吸引付き歯ブラ
　　シ…227　4. 使用結果…229

⑤ 頸髄損傷者が利用するマウススティックの改良─────────（伊藤ゆかり）230
　　1. 従来のマウススティックの構造と問題点…230　2. 症例…231　3. マウスステ
　　ィックの製作…231　4. 使用結果…233

⑥ ベッド柵へのテレビリモコンスイッチの取り付け　－製作事例と実用性
　　────────────────────────────（太田一重）234
　　1. 症例①…234　2. 症例②…235　3. 症例③…236　4. まとめ…237

⑦ 脳性麻痺児のコミュニケーション支援───────────（田中芳則）238
　　1. スイッチの選択…238　2. スイッチの製作…238　3. スイッチの使用について
　　…239

V・評価・情報処理

1 リハビリテーション科業務支援システム ────────────────(鈴木康雄) 243
 1．リハビリテーション科業務の管理システムについて…243 2．システムの概要
 …244 3．評価…250

2 大腿骨頸部骨折に至る転倒解析 ー転倒用ダミーを用いた
   ヒッププロテクターの評価──────────────────(小山憲路) 252
 1．方法…253 2．結果…255 3．考察…257 4．まとめ…258

3 ビデオカメラとパソコンで行う動作分析────────────(笠原富美雄) 259
 1．座標取得…259 2．応用結果…260 3．角度測定…262 4．Angle-Line の使用
 方法…262 5．応用結果…262 6．三次元計測…263 7．計測方法…264 8．結果
 …265 9．考察…266 10．まとめ…267

4 筋骨格システムのコンピュータモデルと臨床応用──────────(元田英一) 268
 1．筋骨格システムのコンピュータモデルとは？…268 2．具体的な方法…269
 3．応用例…271

5 車いすトイレマップのホームページ製作──────────────(田中芳則) 274
 1．車いすトイレマップ…274 2．コンテンツ作成…277 3．ユーザー使用結果・反
 響…279

この本を上手に使うための早わかりガイド
―リハビリテーション機器の種類別および疾患別―

A 上肢装具（上半身を力源とするものを含む）の工夫とアイデア

第5頸髄損傷者への手関節駆動式把持装具 …………………31
車いす駆動用手袋 …………………………………………………78
高位頸髄損傷者用デジタルカメラ操作の自助具 ……………131
高位頸髄損傷者のマウス操作 …………………………………139
頸髄損傷者のパソコン操作ソフトウエア ……………………143
頸髄損傷者のパソコン操作ハードウエア ……………………146
家庭用テレビゲーム機の代替入力 ……………………………157
マイクロスイッチコネクターのモジュール化 ………………163
頸髄損傷者へのスプリングバランサの使用 …………………177
人工呼吸器を装着している頸髄損傷者のナースコール ……184
女性脊髄損傷者の車いす上での導尿 …………………………215
頸髄損傷者が使用する箸 ………………………………………217
頸髄損傷者が利用するマウススティック ……………………230
ベッド柵へのテレビリモコンスイッチの取り付け …………234
空気圧スイッチを使用したメッセージメイト ………………238

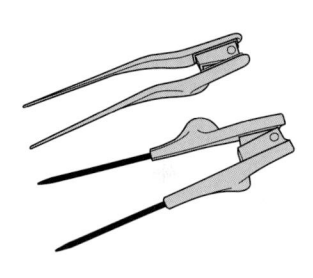

B 下肢装具の工夫とアイデア

脊髄損傷者の歩行再建の基礎知識 ………………………………34
脊髄損傷者への内側股継手付き長下肢装具 ……………………45
移乗動作のための膝固定装具 ……………………………………73

C 車いすの工夫とアイデア

車いす走行中の路面衝撃による痛みへの対応 …………………22
電動車いすを顎で操作するためのジョイスティック …………26
車いす固定装置の構造 ……………………………………………39
頸髄損傷者の移乗装具 ……………………………………………50
頸髄損傷者の座位姿勢の改善 ……………………………………55
車いす用クッションの基礎知識 …………………………………67
下肢駆動車いすの原理 ……………………………………………74
大車輪脱着と補助輪 ………………………………………………85
車いす用クッションの特性 ……………………………………107
チンコントロール操作シミュレーション ……………………127
脊髄損傷者の車いすと便器間の移動 …………………………187

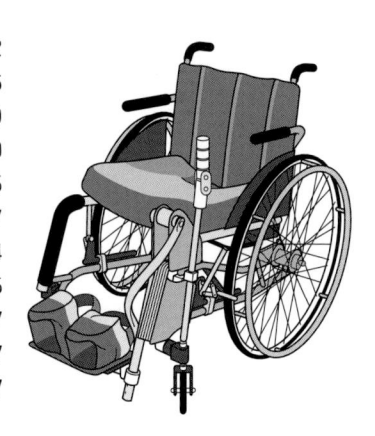

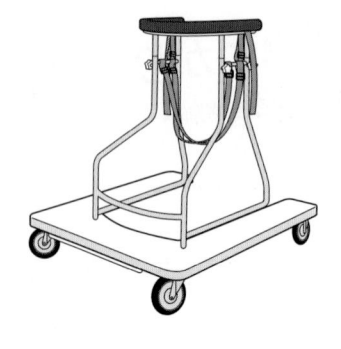

D 杖や歩行器やその他の移動機器の工夫とアイデア

頸髄損傷者の使用するロフストランド杖 …………………… 56
転倒しにくい歩行器 …………………………………………… 59
脊髄損傷者の移乗訓練補助 …………………………………… 61
電動起立補助機 ………………………………………………… 93
四肢機能障害と運転補助装置 ………………………………… 102

E 障害者住宅や公共建造物の工夫とアイデア

車いす使用者用エレベーター ………………………………… 99
頸髄損傷者の家屋改造シミュレーション …………………… 121
浴室のシャワースタンドの工夫 ……………………………… 181
足で操作できる電動ベッドのコントローラー ……………… 182
室内脱臭装置による脱臭効果の評価 ………………………… 204
携帯電話で閲覧できる車いすトイレマップ ………………… 278

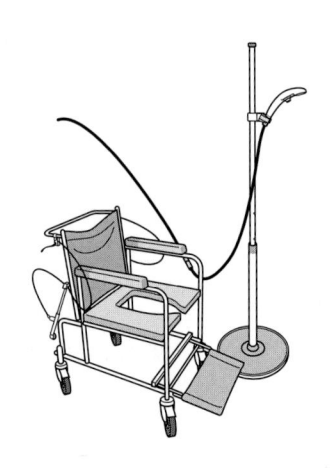

F 医療用治療器具の工夫とアイデア

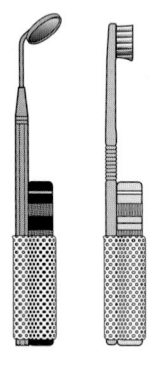

下垂足への機能的電気刺激 …………………………………… 111
ポータブル大腿四頭筋筋力測定器 …………………………… 115
頸髄損傷者のTESによる手指屈筋群の筋力強化 …………… 168
頸髄損傷者のTESによる手指伸展位拘縮の改善 …………… 171
滴下量カウント調整装置「てきかちゃん」の使用経験 …… 174
脊髄損傷者のトレッドミルを使用した歩行訓練 …………… 189
下肢交互屈伸器による下肢機能訓練 ………………………… 195
車いす走行抵抗可変装置による駆動訓練 …………………… 196
照明付き歯ブラシ ……………………………………………… 224
照明付きデンタルミラー ……………………………………… 226
吸引付き歯ブラシ ……………………………………………… 227
リハビリテーション科業務支援システム …………………… 243
転倒用ダミーを用いた転倒解析 ……………………………… 252
ビデオカメラとパソコンで行う重心動揺と角度計測 ……… 259
筋骨格システムのコンピュータモデル ……………………… 268

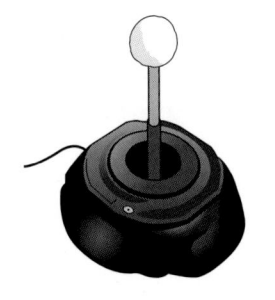

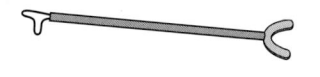

G 脊髄・頸髄損傷者への工夫とアイデア

ジョイスティックを胸当てに取り付け電動車いすを操作 ……26
改良フレクサーヒンジスプリントで把持機能を改善 ………31
車いす移乗のための固定装置の使用 ………………………42
装具を使用した立位バランスと立位姿勢 …………………45
車いす移乗ボードの使用 ……………………………………50
車いす座位についての基礎知識 ……………………………53
ロフストランド杖のグリップ ………………………………56
プッシュアップ動作の基礎知識 ……………………………61
褥瘡の基礎知識 ………………………………………………66
下肢駆動車いすの実用性 ……………………………………76
車いすの駆動方法 ……………………………………………81
車いすの制動方法 ……………………………………………82
車いす用公衆トイレの現状 …………………………………85
長期臥床の身体への影響 ……………………………………92
リモコン受信器とリモコン送信器 …………………………97
自動車改造の基礎知識 ………………………………………101
車いす用クッション（アジャストクッション）……………107
パソコンでの家屋改造指導 …………………………………121
電動車いす操作のシミュレーション ………………………127
デジタルカメラ操作のためのマウススティック …………132
テレビゲーム操作(1) ………………………………………134
テレビゲーム操作(2) ………………………………………157
パソコン操作（マウス操作）………………………………136
パソコン操作環境支援 ………………………………………143
在宅就労（SOHO）支援システム …………………………150
入院中の職業リハプログラム ………………………………155
上肢への治療的電気刺激 ……………………………………168
吊り上げ式上肢挙上装置の改良 ……………………………179
呼吸気センサースイッチを使用したナースコール ………184
車いすと丸便器間の段差解消 ………………………………187
歩行訓練のための吊り上げ装置付きトレッドミル ………189
低濃度オゾンを利用した室内脱臭装置 ……………………201
ズレ防止機能を有した体位変換マット ……………………208
導尿時に使用する女性用照明付きミラー …………………215
市販の箸自助具の種類 ………………………………………217
お茶を飲む際の逆流防止装置 ………………………………223
マウスピースをもつマウススティックの製作 ……………230

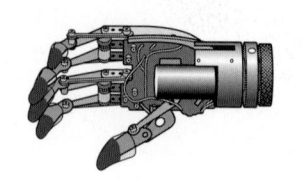

H 上肢切断者への工夫とアイデア

筋電義手の基礎知識 …………………………………… 16
能動義手の基礎知識 …………………………………… 18
ターンテーブル付き肘義手によるADLの改善 ………… 29
職業前作業療法 ………………………………………… 192

I 下肢切断者への工夫とアイデア

義足の基礎知識 ………………………………………… 3
高齢切断者のための義足 ……………………………… 4
両側下肢切断者のリハビリテーション ………………… 6
最先端の義足ソケット製作システム …………………… 13
脊髄損傷を合併した患者へのソケット ………………… 36

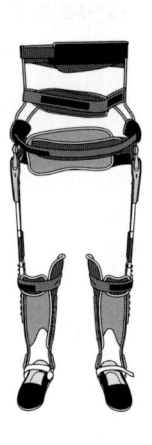

J 脳性麻痺児への工夫とアイデア

コミュニケーション支援 ……………………………… 238

K 大腿骨頸部骨折への工夫とアイデア

ヒッププロテクターの評価 …………………………… 255

I

REHABILITATION　　TECHNOLOGY

義肢装具関係

REHABILITATION TECHNOLOGY

1. ラポック義足

●●● はじめに──ラポック（LAPOC）義足開発の流れ

　1960年代当時、我が国の義足は欧米諸国に比べて著しく立ち遅れていました。そこで、機能的で日本の生活様式に適応した新しい発想の義足を開発するため、労働省（現厚生労働省）傘下の労働福祉事業団（現労働者健康福祉機構）によって1969年5月に労災義肢センター（名古屋市。後に労災リハビリテーション工学センターと改称）が設立されました。

　義足開発の第一歩は1971年から始まり、1997年にはラポック義足に対してグッドデザイン賞（中小企業長官賞）を受賞しました。

　"ラポック"は、1971年に当時の職員から名称を募集し、The Labor Accident Prosthetics Orthotics Center（労災義肢センター）の頭文字をとって"LAPOC"と命名しました。この名称は今でも引き継がれています。

　ラポック義足は開発以来今日まで、約4万人に使用されています。図1は一般的な下腿義足の組み立て例です。図2は大腿義足の組み立て例です。

　この義足はモジュラータイプの義足といって、部品を1つずつ組み立てる方式ですので、製作から組み立てまでの製作時間が短縮できます。

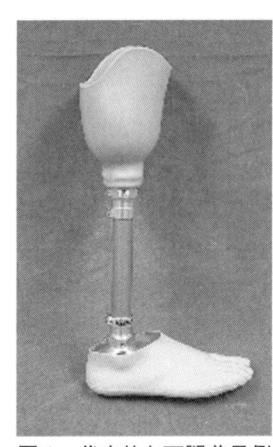

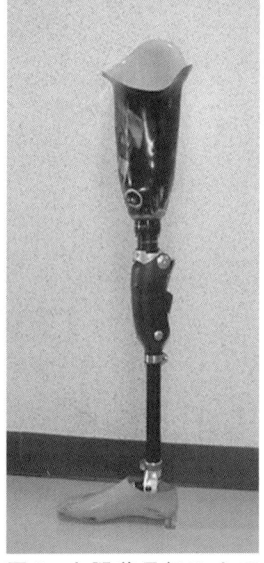

図1．代表的な下腿義足例　図2．大腿義足組み立て完成例

● ワンポイント　骨格構造義足

　骨格構造義足とは、人間の骨格を模した構造の義足です。すなわち、骨に当たる部分にパイプなどを使用しているものです。現在の義足はほとんど骨格構造になっています。この構造ですと調節可能な部品（モジュール）一つひとつを結合して義足をつくることができます。これをモジュラー義足と呼んでいます。適応の切断レベルは、下腿を切断した人が着ける下腿義足や大腿を切断した人が着ける大腿義足などがあります。これらは切断された部位の名称を義足の名称につけて呼んでいます。

① ラポック・エスエル義足

　1971 年から始まった骨格構造義足の開発が一段落し、1990 年代に入ると切断者の高齢化が進み、また新たな高齢の患者さんが徐々に増え始めましたので、簡単な構造（simple）で、しかも軽い（light）義足を開発する必要がありました。この義足を Simple＋senior＋safety、Light weight の頭文字をとって、LAPOC-SL（ラポック・エスエル）義足（以下：SL 義足）と名づけました。

　この義足は、活動度のあまり高くない高齢の患者さんに多く使われるようになりました。図3 は SL 義足を含む、ラポック義足の部品の一部です。

　最近では軽量でしかも単純構造に加えて、アライメントや長さの調節が簡単にできるという理由から、義足をつくり直す場合、この SL 義足が選択されるようになりました。

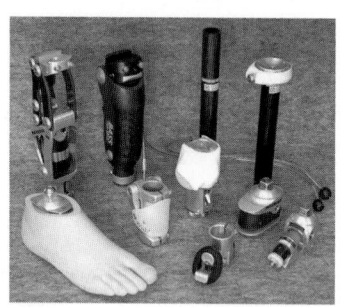

図3．ラポック義足の部品の一部

●キーワード

　大腿義足に使用される部品は以下のように名前がついています。
　大腿部（だいたいぶ）＝ソケットと膝継手を連結する部品。大腿骨に相当します。

　義肢＝手や脚の切断の際に着けるもの。手の切断には"義手"を、脚の切断には"義足"を着けます。

　下肢＝足を含めた脚のこと。

　上肢＝手を含めた腕のこと。

　継手（つぎて）＝関節のこと。

　膝継手（ひざつぎて）＝人間の膝関節に相当し、大腿切断以上の義足に使用します。膝の曲げ伸ばしができ、この義足では 135 度くらい膝が曲がりますので、トイレでもしゃがむことができます。また、義足に荷重が加わっている時に膝継手にブレーキが働く構造になっていて、膝折れを起こしません。

　下腿部（かたいぶ）＝人間の脛に相当します。パイプは丈夫で長持ちします。

　足継手（あしつぎて）＝人間の足関節に相当します。足継手と足部で踏み返しができます。

　足部（そくぶ）＝すべての義足に使用されます。人間の足関節に相当する部分です。安定性が要求されます。

　ソケット＝断端を収納するプラスチック製容器で、断端との合い具合が義足の性能を左右する重要な部分です。

2 義足のつくり方(モジュラー義足の場合)

①医師の診察を受け、製作する義足を相談します(図4-a)。

②義足を製作する場合、断端の寸法を測り、断端にギプス包帯を巻き付け、型を採ります。これを採寸、採型といいます。ギプス包帯が固まったら断端から外します。これが基本型(以下:陰性モデル)です。最終的によいソケットができるかどうかは、この採型技術が大変重要です(図4-b)。

③陰性モデルの内面全体に離型剤(型離れをよくするためのもので、ワセリンや石鹸水が用いられます)を塗り、水やぬるま湯で溶いたギプス泥を陰性モデルの中に流し込みます。その中心にパイプを立ててギプス泥の固まるのを待ちます。

④ギプス泥が固まったら、陰性モデルをはがします。できあがったものが断端そのものの型(以下:陽性モデル)になります。

⑤陽性モデルを患者さん個々の断端の特徴(断端の太さ、柔らかさ、傷の有無、骨の突出など)に合わせて、義足ソケットとしての形に修正します。この技術も採型と同様、最終的によいソケットができるかどうかに影響します(図4-c)。

⑥陽性モデルを乾燥機内で乾燥します。

⑦乾燥が終わった陽性モデルに離型の目的でPVAフィルムを被せ、その上からストキネット(メリヤス生地)を数枚被せます(図4-d)。

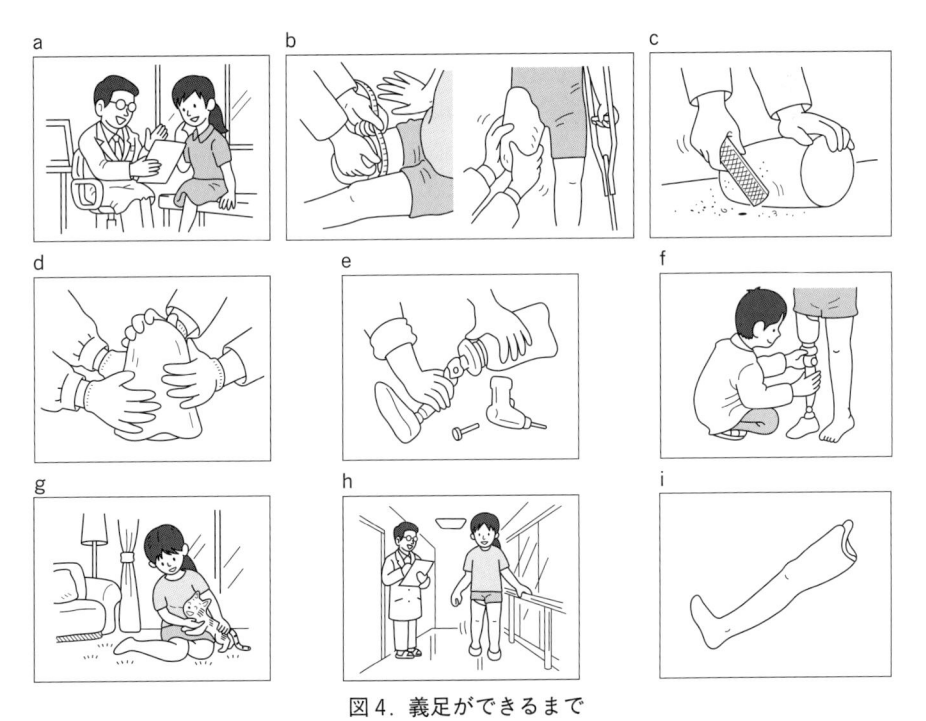

図4. 義足ができるまで
(労災年金福祉協会:義肢と装具;あなたの? にお答えします. 改訂版, p 36, 2002 より改変して引用)

⑧さらにその上から離型のためのPVAフィルムを被せます(図4-d)。
⑨フィルムとフィルムとの間のストキネットにプラスチック液を染み込ませます。この作業は強化プラスチック(FRP)をつくることが目的です。
⑩プラスチック液が固まったら、陽性モデルを取り除きます。
⑪プラスチックの形状を整えてプラスチック製のソケットが完成します。
⑫義足を組み立てます。使う部品は切断部位(大腿切断、下腿切断など)によって変わってきます。使用する部品の種類によっては義足の重さにも影響します(図4-e)。

〈義足のチェック〉
⑬患者さんに義足を履いてもらい、義足の長さやアライメント(重心バランス)、ソケットの適合などをチェックします(図4-f)。最初は立ったままでチェックし、次にいすなどに座って義足の長さやソケットの当たり具合などをチェックします。畳の上での生活が多い場合(図4-g)には、横座りなどして問題がなければ歩行時のチェックを行い、断端の痛み、不快感の有無をチェックします。また歩行した時の膝継手の振れ方も重要なチェックポイントとなります(図4-h)。
⑭悪いところがあれば手直しし、特に問題がなければコスメチック・カバーを被せて義足が完成します(図4-i)。

> ● ワンポイント
> 　人が歩く場合、足が床に着いている(接地)時間と、床から離れている時間があります。前者を立脚相、後者を遊脚相といいます。時間的にみると6:4で、義足が床に着いている時間の方が若干長くなります。義足のトラブルで多いのは、立脚相の時断端に痛みが生じる場合です。また、遊脚相の時に義足が回ったり(回旋)、ソケットが抜け落ちそうになる場合などがあります。そのほかにも歩き方が異常と思われることもあります。異常な歩行をする原因として、義足側に問題がある場合と断端そのものに問題がある場合があります。

3　義足の症例

　図5は糖尿病が原因で脚を切断した患者さんです。最初、左側の切断でしたが、その後右側も切断することになりました。最近の義足は、外側がプラスチック製のソケットで、内側には柔らかくて履き心地のよいシリコン製の内ソケットを入れて履きますからソケットと断端との当たりが柔らかです。この症例は杖なしで歩行することができました。
　図6は労災事故により右側の足が下腿切断、左側の足が大腿切断を受けた重複切断例です。大腿義足の膝継手には空気圧のシリンダーを使用し、膝継手の曲げ伸ばしをスムーズにしています。両方の義足を履いて、ロフストランド杖1本で歩行可能となりました。訓練の過程では膝継手の種類を変えて試歩行してもらい、この患者さんにとって最適な継手を選択しました。

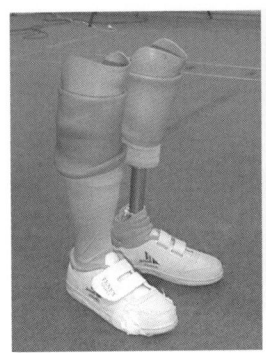

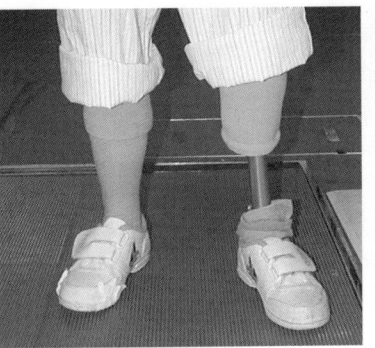

図5. ラポック義足を用いた両下腿切断者用義足例

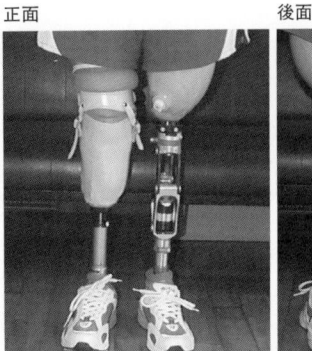

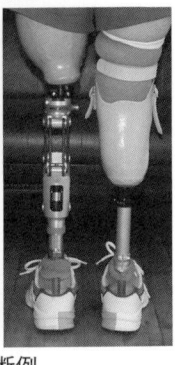

図6. 重複切断例
右：下腿切断、左：大腿切断

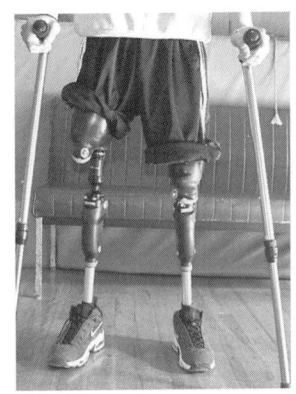

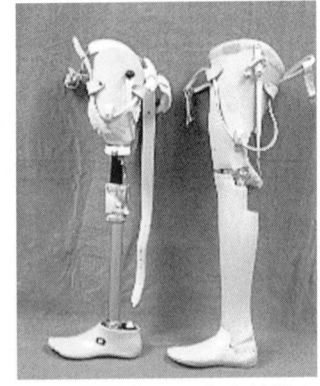

図7. 労災事故による両大腿切断例

図8. 肩吊りベルトを使用した在来式大腿義足（右）、ターンテーブルを使用したSL義足（左）

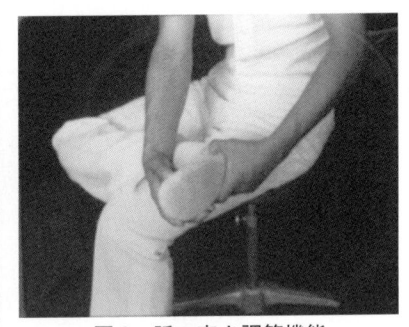

図9. 踵の高さ調節機能
靴を脱いで畳の上に上がっても後ろ倒れしません。

　図7は労災事故で両大腿切断を施行された男性です。両方の膝継手とも遊動膝継手を使用しました。体育館においてロフストランド杖を用いて連続2周（約100 m）以上歩行可能となりました。この患者さんにも膝継手の種類を変えて試歩行してもらいました。
　図8は以前から在来式の肩吊りベルトを使用した大腿義足を着けていましたが、その後SL義足に交換した例です。在来式の義足ではターンテーブルを付けることができなかったのですが、SL義足に変えてからは日常生活でターンテーブルを便利に使用しています。
　ほとんどの人は靴を脱いでから家の中へ上がります。しかし、そのまま上がりますと靴の踵の高さの分だけ義足が後ろ倒れしますから、あらかじめ靴の踵の高さを調節します。図9は後ろ倒れしないように踵の高さを調節しているところです。
　図10は両大腿切断者のソケット適合チェックです。このような症例では、いきなり両方に義足を着けて立つことは難しいので、図10のようにソケットのみでの適合チェックを行います。十分に立体バランスの訓練が進んだ段階で義足を長くします（図11）。図12は膝継手＋単軸足継手を取り付けています。このような症例にはターンテーブルは必需品です。

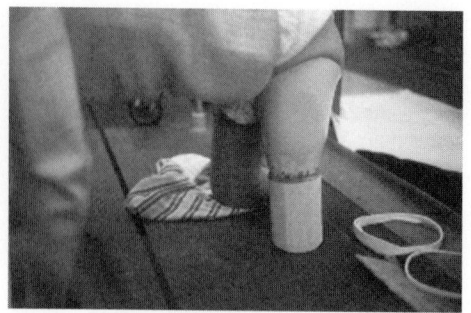

図10. 両大腿切断者のソケット適合チェック
この段階では長い義足は使用しません。

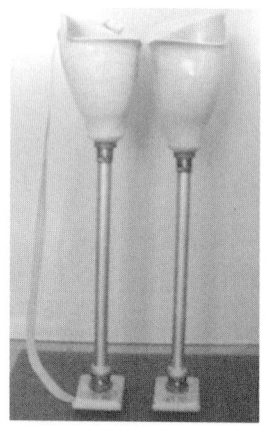

図11. スタビー
歩行訓練の進行に合わせて、義足を長くします（膝継手なし）。
＊スタビー(stubee)：両大腿切断者に用いる訓練用の短義足。

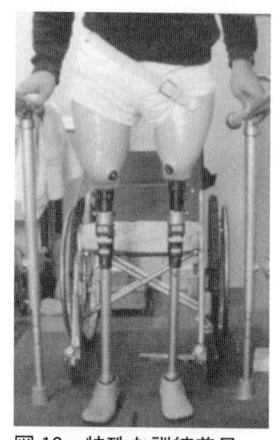

図12. 特殊な訓練義足
歩行訓練の進行に合わせて、義足を長くします（膝継手あり）。

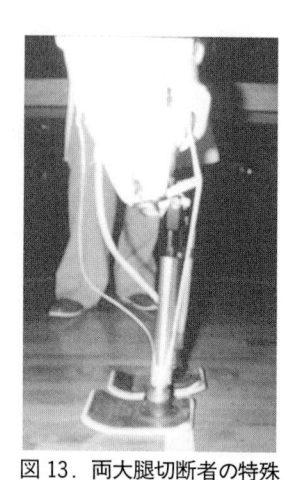

図13. 両大腿切断者の特殊な訓練義足
義足長を低くして安定性を考慮しました。膝継手の代わりに股継手を使用しました。右側が進行方向です。

●キーワード

　ターンテーブル＝あぐらをかいたり、横座りしたり、いすに座って靴の着脱の際にボタンを押して脚を回転させて日常動作をしやすくする部品のことで、大腿義足、股義足で使用されます。

　肩吊りベルト＝在来式の義足が断端から抜け落ちないように、義足を肩から吊り下げておくベルトのことです。

　モジュラー義足＝単一部品（モジュール）を組み合わせてつくる義足のことで、工具があれば義足の調整や組み立てが容易にできます。最近、このタイプの義足が増えてきました。

ソケット下端に取り付けられている継手は膝部が折れない(屈曲しない)よう股継手を代用しています(図13)。部品を組み合わせてつくるモジュラー義足は、リハビリテーションプログラムの過程で最適な部品を選択し、試すことができるのも利点の1つです。

このようなモジュラー義足は、あるメーカーの部品に他社の部品を組み合わせてつくることもあります。これをハイブリッド義足と呼んでいます。最近は義足の部品メーカーでも特殊な機能をもった部品を販売するようになりました。例えば、スポーツ用部品がそれに当たります。患者さんが希望すれば義肢製作所でつくることができます。

④ 断端と義足ソケットの合い具合(適合)、義足の重心バランス(アライメント)

切断された部分を断端といいますが、断端とソケットとがうまく合っていないと、痛くて立ったり歩いたりできません。断端とソケットの合い具合をソケットの適合といいます。

ソケットの適合では、義肢装具士が患者さんの断端の型を採る際の技術と、その型をもとに修正する作業の過程で、まずよいソケットか悪いソケットかが決まります。ソケットの合い具合は、患者さんが着けて、立ったり歩いたりして初めてわかります。具合の悪い時はソケットを手直しする必要があります。

立ったり歩いたりした時、義足が倒れないようにバランスよく組み立てる調整作業も大変重要です。これを"アライメント調節"といいます。最近の義足はアライメント調整装置が義足に組み込まれていますので簡単に調節することができます。

義足の長さを調節する場合、パイプの長さを変更したり、使用している部品を交換したりして調節ができます。

ソケットの不適合やバランスの崩れたアライメントなど悪い義足のまま歩き続けますと断端に傷ができてしまいます。特に切断して最初につくる義足は、将来うまく、きれいに歩けるかどうかに影響しますから、よい義足をつくるために専門家と相談しながら行うことが大切です。

断端と義足ソケットの合い具合(適合)、義足の重心バランス(アライメント)、どちらも義足の命といってよいでしょう。義足でうまく歩けない理由は義足側だけの問題ではなく、断端に傷があったり、反対側の脚に障害があったりしてもうまく歩けないことがあります。こうした場合にも医師と相談することをお勧めします。

> ● ワンポイント 義肢装具士
> 義肢装具士は国家資格をもつ医療職です。免許をもっていないと患者さんの型採りや仮合わせなどを行うことができません。

5　義足で何ができるか

　一般的な義足（常用タイプ）では部品を選択すればあぐらや横座りもできます。最近の義足は、日常生活を営むうえで不自由なく動作できるようになっています。
　最近では走ったり跳んだりできるスポーツ用義足も製作できるようになりました。一般的な義足では走ったり跳んだりすることは難しいと思いますが、義足の構造体と足部、ソケットに工夫を加えればスポーツを楽しむことができます。しかしいくら今の世の中でも、まだ義足が勝手に走ったり跳んだりはしませんので、運動に耐えられるだけの体力、強靭な断端と、その機能を発揮できるようなデザインのソケットと部品の選択が大切になります。日本でも義足装着者がトライアスロンに参加し、見事完走する例が見受けられるようになりました。
　義足は普段ズボンなどの中に隠れていて見ることはありませんが、最近の義足はずいぶんカラフルになりました。テレビでパラリンピック中継をご覧になればおわかりになると思います（図14）。
　最近の義足の材料にはカーボンファイバーやチタンが使用されますので、一層軽量化が進んでいます。

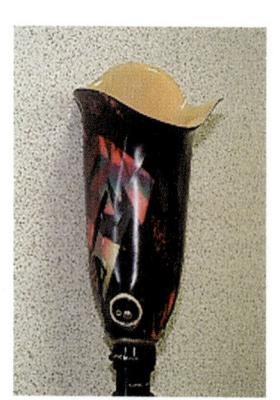

図14．カラフルなソケット

6　義足の価格と耐用年数

　以前は、義肢の種類によって1本1本の値段が決められていました。最近では部品を組み合わせることで義足が製作できるモジュラーシステムが圧倒的に多いので、義足1本の価格という考え方はなくなり、厚生労働省によって部品ごとに価格が決められています。
　義足の耐用年数も部品ごとに決められるようになっています。膝関節や足関節に相当する膝継手、足継手のように常に動かす部品は3年、パイプなど動かない部品は5年と、動く部品に比べて少し長く定められています。これらは「補装具の種目、受託報酬の額等に関する基準付）完成用部品等の指定基準」に記載されています。
　労災で怪我をされた場合は無償で支給されますが、身体障害者福祉法で義足を製作する場合は、収入に応じて自己負担金が必要となります。

7　義足の重さ

　部品を組み合わせることで完成するモジュラー義足は、選ぶ部品の種類で重さが変わるといってもよいでしょう。特に大腿義足は日常生活動作をしやすくするためターンテーブル（回転

盤)やトルクアブソーバー(ねじれ力吸収装置)を加えたり、膝継手の種類を変えたりすれば義足の重さは変わります。おおよその目安は大腿義足で2.5kg、下腿義足で1.5kgくらいです。しかし最近は新材料の開発で軽量の素材が入手できるようになりましたから、大腿義足で2kg、下腿義足で1kg以下のものが出現することも夢ではありません。

●●● おわりに

　義足の重量は昔に比べてずいぶん軽くなりました。機能的にもマイクロコンピュータを内蔵して、切断者の歩調を自動コントロールする膝継手も市販されています。また歩行中に不用意な膝折れを起こさないような構造の義足も国内外で販売されています。普段の生活の中で活動度の高い人を対象とした足部もあります。スポーツをするための義足部品も各種あります(図15、16)。

　ソケットも同様でここ10年くらいの間に想像を上回る進化を遂げました。このようにソケットや義足部品の種類が増えれば便利ですが、現実にはどのソケットとどの部品の組み合わせがよいのか選択に迷ってしまいます。それぞれの患者さんに最適な義足の組み合わせはいったいどれなのかよく考える必要があります。

　義足の開発が進む一方で、切断された部分の骨に親和性を考慮した金属を埋め込む研究も進められています。この方法ですと切断者自身の足で歩行できますので、ソケットや継手などは不要となります。しかしまだ研究段階であり実用化には至っていません。

　これからの義足は、まだまだ軽量化が進むと思われます。

　最近では高齢者が末梢循環機能障害により切断する症例が増えつつあります。また、医療保険システムも変わり義足歩行訓練には以前に比べて時間を割けなくなりましたので、これからは最小限の訓練で義足歩行が獲得できる義足や訓練のいらない義足の開発が行われると思います。そうすれば患者さんの社会復帰が早まり、病院側もメリットが大きいと思います。我々は

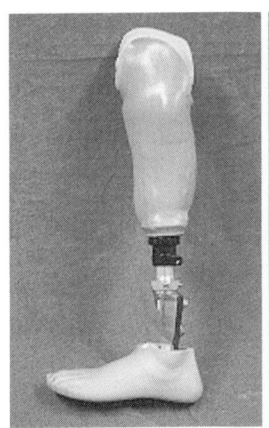

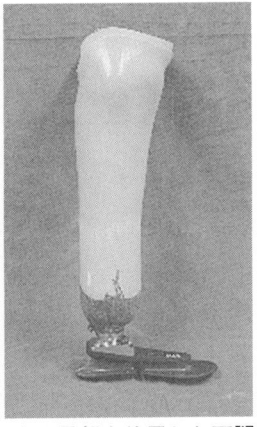

図15. 軽いジョギングができる足部を使用した下腿義足例
右は足部外装を外したところ。メーカーは別々。

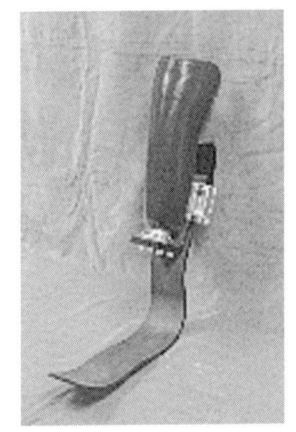

図16. 走ったり跳んだりできるスポーツ用義足

それを目指して努力していきたいと考えています。

(髙見健二、笠原富美雄、太田一重、小山憲路、鈴木康雄、

森本正治、青山　孝、西岡研一、林　　満)

【参　考】
　　ラポック義足は労災リハビリテーション工学センターと㈱今仙技術研究所との共同開発です。
◇労災リハビリテーション工学センター
　　〒455-0018　名古屋市港区港明 1-10-5　　TEL：052-652-5831　　FAX：052-652-6275
◇㈱今仙技術研究所
　　〒484-0083　愛知県犬山市大字犬山字東古券 419　　TEL：0568-62-8221　　FAX：0568-61-3752

REHABILITATION TECHNOLOGY

2. CAD/CAMシステム

●●● はじめに――CAD/CAM(キャド・キャム)システムとはどんなもの?

　コンピュータを使って義足のソケットをデザインし、義足のソケットの製作を行うシステムのことで、英語の頭文字(Computer Aided Design and Computer Aided Manufacturing)から CAD/CAM と呼んでいます。コンピュータ支援設計、コンピュータ支援製作と訳し、これらを行う一連の装置ということです。

　一般に行われている義足の製作手順は、①断端にギプス包帯を巻いて型をつくり(陰性モデルの製作)、②陰性モデルの中にギプス泥を流し込みます(陽性モデルの製作)。③それをもとに体重をかけても痛くないような義足のソケットに修正(デザイン)します。④修正が終わった陽性モデルからプラスチックソケットを製作し、⑤部品を組み立てて、重心バランスを調節すれば義足は完成します。ここまでの過程はすべて手作業で行います。

　CAD/CAM はこれら一連の製作工程をコンピュータで行いますから、装置を使いこなすためにはコンピュータの知識に加えて義肢装具製作の知識と経験が必要となります。製作時間は手作業に比べて短縮でき、半日もあれば義足が完成します。

　CAD は車のボディデザインや建築の世界では日常的に使用されていますが、義肢装具のソケットや整形外科靴への CAD/CAM の利用は、国内ではまだ 10 年ほどの歴史しかありません。

1　CAD/CAMシステムの構成

　CAD/CAM のシステムは以下の機器で構成されています(図1)。
　①データ処理のためのコンピュータ
　②ソケット形状の記憶装置(デジタイザーまたはスキャナー)
　③形状処理のための専用グラフィックソフトウエア(手作業で行っていることを、コンピュータのモニターを見ながらマウスを動かして、陽性モデルを削ったり盛り上げたりする修正作業ができます)
　④カーバー(石膏などをドリルで削って、陽性モデルを製作する装置のことです)
　専用グラフィックソフトウエアを使えば、下腿義足や大腿義足のソケットなどを短時間でデザイン(義足のソケットの修正

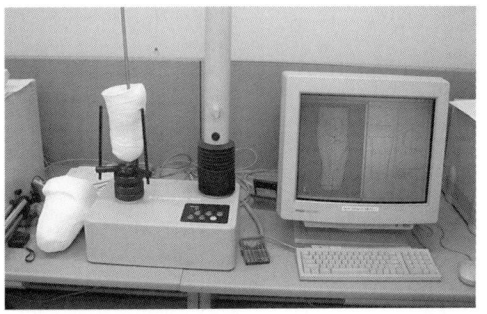

図1. 左:デジタイザー、右:モニター画面

加工)することができます。また、装具やコルセットをつくるソフトウエアもあります。

　形状記憶装置のデジタイザーは、陰性モデル(ギプスソケット)の内面または外面の形を短時間に測定できる装置です。この装置は義肢装具士が患者さんの断端の型をギプス包帯で採ったものを計測してコンピュータに三次元データとして蓄積します。これを使えば常に患者さんのデータが必要な時に利用できますから、陰性モデルを倉庫に保管しておく必要もないわけです。

　スキャナーは、断端や体幹の形状を対象物に触れることなくレーザー光を利用して、短時間で大きさや太さを計測することができます。

　2種類の形状記憶装置の中で、デジタイジング方式は接触型、スキャニング方式は非接触型といわれています。

　形状記憶装置に蓄積された三次元形状データ(立体像として見ることができる)がコンピュータに送られ、それを使って切断者個々のソケット修正を行います。

　CAD/CAMシステムは多種一品生産である義肢装具の分野に取り入れることにより、一定の品質のソケットを、迅速にしかも低コストで生産することが期待されるものです。

② 労災リハビリテーション工学センターのシステム

　近年導入したシステムは、レーザー光を用いて断端形状を計測する、いわゆる非接触型ポータブルスキャニングシステムです(図2)。

　このシステムはカナダから導入したもので、特徴は非接触型で可搬式のシステムです。2台のCCDカメラを備え、レーザー光からの距離と形状を情報として、断端に触れずに短時間に形状計測ができるものですから、特に女性や感染の危険性のある患者さんの採型を行うには有効です。携帯型ですから病棟へ出向いて型を採ることもできます。データはフロッピーに記録できますから、アフガニスタンやイラクなど海外の被災地で使用すれば、ギプス型(陰性モデル)を持ち帰る必要もありません(図3)。

　形状データは従来から使用しているアメリカのソケットデザインソフトウエアとの互換性があり、システムを導入すれば直ちに使用できます。但し、現状では2,000万円と価格が高いの

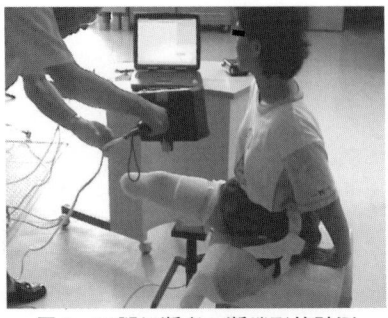

図2. 下腿切断者の断端形状計測　　　図3. ポータブルCAD

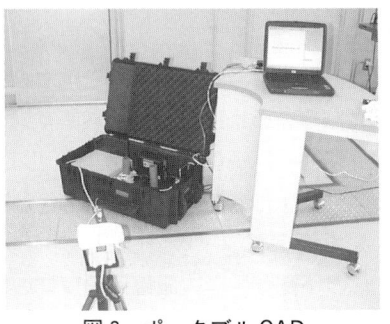

が難点です。

　現在、工学センターでは2種類のCAD/CAMシステムが稼働しており、適合のよいソケットを製作する研究を行っています。

③ 国内の状況と将来展望

　CAD/CAMシステムは、製作速度、正確さ、作業の標準化、断端形状データと製作法の互換性、将来の技術改良の基礎となることが利点として挙げられます。

　近年、山梨県工業技術センターを中心に新しいシステムが開発されました。このシステムは陰性モデルのデータからソケット形状をつくります。この形状データから薄い層にスライスして二次元の断面層を計算した後、光硬化性樹脂に紫外線レーザーを照射してソケットを造形する方法です（図4）。

　CAD/CAMシステムに断端のMRIデータを用いれば、断端形状だけでなく骨の形状や骨の位置、筋肉や軟部組織の量や硬さのデータを情報としてソケットをデザインすることができるので、これまで以上に正確なソケットデザインが可能になると期待されています。

　断端のデータは他機種との互換性を考慮されるようになりましたので、データを各地に送り、他社のシステムを使って修正や製作が可能となりますから、断端データが入ったフロッピーを持っていれば外国で製作することも可能です。将来は1ヵ所に製作機械が設置されていれば、全国どこからでもデータを送ってつくってもらえるような、中央生産システム（central fabrication system）の考え方ができます。

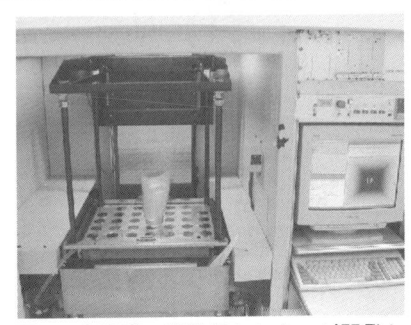

図4．山梨県工業技術センターが開発したCAD/CAMシステム

【2002年現在、国内で稼働しているCAD/CAMシステムは以下のとおり】
◇労災リハビリテーション工学センター　　http://www.lwc-eirec.go.jp/
　〒455-0018　名古屋市港区港明1-10-5　TEL：052-652-5831　FAX：052-652-6275
◇川村義肢㈱　　http://www.kawamura-gishi.co.jp/
　〒574-0064　大阪府大東市御領1-12-1　TEL：072-875-8000㈹　FAX：072-875-8005㈹
◇中村ブレイス㈱　　http://www.nakamura-brace.co.jp/
　〒694-0305　島根県大田市大森町51-1　TEL：0854-89-0231　FAX：0854-89-0018
◇アルケア㈱
　〒130-0013　東京都墨田区錦糸1-2-1　アルカセントラルビル19階
　TEL：03-5611-7822　FAX：03-5611-7827
◇㈱冨金原義肢製作所　　http://www.fukinbara-gishi.com/
　〒571-0039　大阪府門真市速見町13-17　TEL：06-6909-6528　FAX：06-6909-6260
◇山梨県工業技術センター　　http://www.yitc.go.jp/
　〒400-0055　山梨県甲府市大津町2094　TEL：055-243-6111　FAX：055-243-6110

（髙見健二、鈴木康雄）

REHABILITATION TECHNOLOGY

3. 筋電義手(Myoelectric Hand)

●●●はじめに——筋電義手の開発

1977年に㈱今仙技術研究所(愛知県犬山市)が、早稲田大学理工学部によって考案されたワセダハンドを基本形としたものを改良し、WIMEハンドとして開発しました。開発過程で労災義肢センター(当時の名称)もフィールドテスト機関としてこのプロジェクトに参画しました。図1は開発当時のWIMEハンドです。WIMEハンドはWaseda-Imasen Myoelectric Handの頭文字をとって名づけられました。

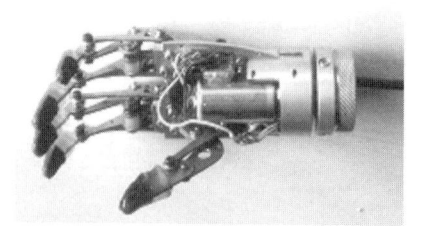

図1. 開発したWIMEハンドの骨格部分(5指駆動タイプ)

1 前腕用筋電義手はどうして動くの?

[1] ON-OFF制御

人間が自分の筋肉を動かすと微弱な電気が発生します。その大きさは1万分の1～2ボルトです。その電気は電極を介してモーターを動かせるように増幅して取り出されます。これを筋活動電位(以下:筋電位)といいます。

一般的に筋電義手の場合、筋電位がある一定以上発生するとスイッチがONとなり、モーターが駆動して義手の指や手の関節を動かすことができます。一定以下ではスイッチが入りませんから、モーターが駆動せず、指などは動きません。

[2] 比例制御

筋肉への力の入れ方、すなわち筋電位の強弱によって指を開く速さを変化させることができるものです。しかし、ON-OFF制御の筋電義手に比べて操作を覚えるのに訓練を要します。

最近では指先にセンサーを装備し、摑もうとする物によって自動的に把持力を調整するものも市販されています。

どちらの制御方式を使用するにしても、筋電位信号を拾うための電極は、指を開く側の筋肉に1ヵ所と、指を閉じる側の筋肉に1ヵ所ずつ取り付ける必要があります。電極は一番筋電位が発生しやすいよい位置に取り付けなければなりませんので、位置探しに技術と時間を要します。

WIMEハンド開発当初は5指すべてが動きましたが、機構が複雑となり、重い、音が大きいなどの理由で3本指駆動が主流となりました。

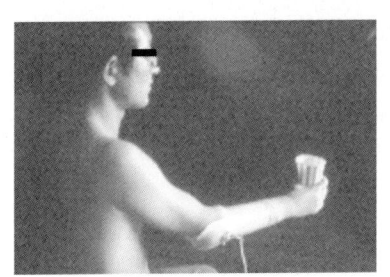

図2. 紙コップ把持テスト

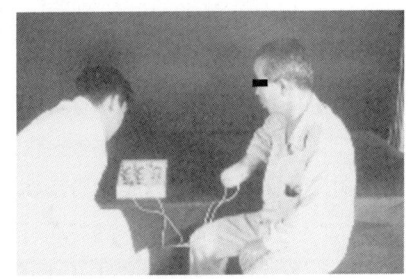

図3. 1980年代の筋電位採取テストならびに手の開閉訓練方法
メーターを見ながら訓練する。

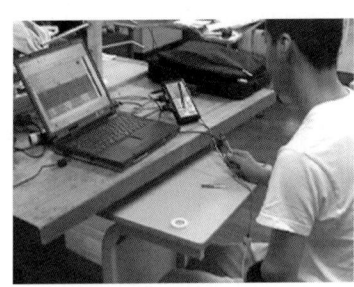

図4. パソコンを利用した訓練風景

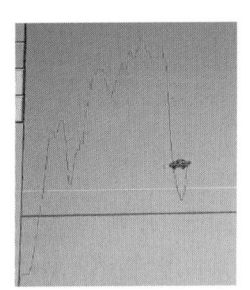

図5. 自動車レースのゲーム

② 筋電義手の操作訓練

　診察により筋電義手の装着が決定したら、訓練はリハビリテーション科の作業療法士（OT）が担当します。
　訓練は、筋肉を動かして確実に指の開き・閉じができるよう装置を用いて行います。これができないと、物を落としたり、必要な時に必要な動作ができません（図2）。
　筋電義手の操作訓練は、10年くらい前までは電流メーターを見ながら行っていました（図3）が、針が振れるのを見ているだけですから、おもしろくありませんでした。しかし、最近の訓練はパソコンを用いてゲーム感覚で行いますので、楽しく、知らず知らずのうちに訓練プログラムが進むようになります（図4、5）。

③ 筋電義手の製作

　筋電義手の場合、装着中に断端から義手が抜け落ちないよう厳密な適合が要求されます。普通の義手のソケットより採型も製作も難しくなります。ソケットが完成したら、良好な適合が得られるまで調整を繰り返します。筋電義手の完成重量は1kgくらいですが、慣れないと先端が重い感じがします。慣れるまで1～2週間はかかります。

筋電義手も断端とソケットの適合が重要です。適合が悪い場合、筋電義手が抜けやすくなり、肘の部分に痛みが生じます。そうなると断端と電極との接触が悪くなり、手先具の開き・閉じの動作ができなくなります。そのような時は医師に相談してください。筋電義手のソケットのつくり替えや電極のソケットへの埋め込みなどは特に技術を要しますから、義手を製作した会社で手直しすることになります。

> ● ワンポイント　顆部懸垂式のソケット
>
> 前腕切断者に筋電義手を製作する場合、肘関節にぴったり適合するようにデザインされたソケットの総称です。このソケットは、採型はもとより陽性モデルの修正にも技術が必要となります。

④ 筋電義手のスイッチ類

筋電義手のバッテリーはソケットの外側に埋め込む方式で取り付けられます。今のバッテリーは8ボルトが一般的となりました。普通の使い方であれば8時間くらいは使えます。充電時間は8時間くらいです(図6)。万一に備えて予備バッテリーを持つことをお勧めします。

筋電義手には、断端が短く筋電位が採取できない時や、筋電位が出ない場合のために各種スイッチ類が用意されています。筋電義手処方の段階で、症例に合ったスイッチを選択します。上腕切断の場合は、肘継手は能動肘継手を使い、ハンドだけを電動にするハイブリッド義手も製作できます(図7)。

> ● ワンポイント　能動義手
>
> 残った関節の動きを利用して義手を操作します。この義手はバッテリーをもっていませんので、体内力源義手ともいいます。筋電義手のようにバッテリーで動かす義手を体外力源義手と呼びます。

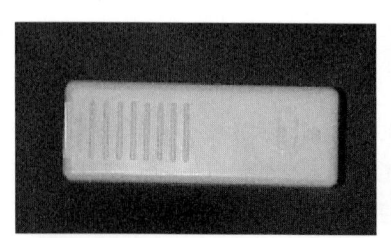

図6. Otto Bock社のバッテリー

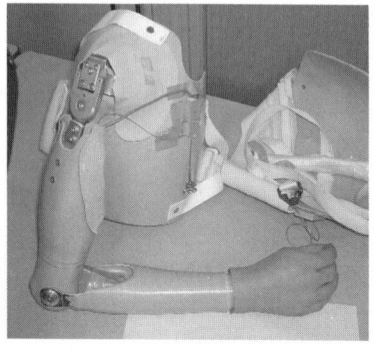

図7. 肘継手はHosmer社製能動肘継手
手はOtto Bock社製の筋電義手を使用したハイブリッド義手で、ハーネススイッチと電極の両方を備えています。

5 コスメチック・グラブ

義手に被せるコスメチック・グラブ（化粧手袋）は塩化ビニール製が一般的です。最近は色も形も手に近いシリコン製が販売されていますので、反対側の手の型を採って、それを反転しコスメチック・グラブがつくれるようになりました。この結果、自分と同じ手のコスメチック・グラブが義手に使われていることもあります（図8）。

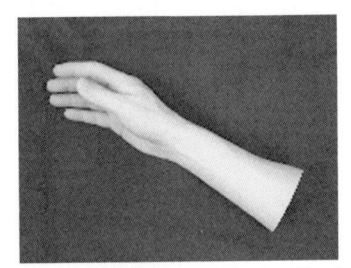

図8．シリコン製コスメチック・グラブ

6 筋電義手の価格は？

筋電義手の価格は150万円くらいです。労災保険法では支給が認められてはいませんが、身体障害者福祉法では基準外交付で認められていますので、医師とよく相談してください。

筋電義手は電気製品と同じ扱いです。乱暴な取り扱いや水濡れは故障の原因となります。修理が一番多いのはグラブの破れです。次いでバッテリーに関すること、断線によるトラブルなどがあります。

> ● ワンポイント　筋電義手支給基準
> 労災による筋電義手支給基準は、両側上・前腕切断のみに限られ、しかも切断肢の片方だけ年間10例の筋電義手支給が認められています。

7 筋電義手の症例

図9は感電事故による電撃症で片側前腕切断、片側下腿切断を施行された症例です。この症例は義足の歩行訓練と同時に筋電義手装着訓練を行いました。

図10は労災事故で両上腕切断を受けた症例です。この症例には片側の手先具は筋電義手、反対側には上腕能動義手を装着して、ハイブリッド義手の先駆けでした。普通は前腕部に取り付ける電極を上腕二頭筋（力こぶ）と上腕三頭筋（力こぶの反対側）に取り付け、うまく筋電義手を動かしています。両方の義手は必要な場面で使い分けています。この症例の筋電義手装着歴は20年以上に及んでいます。

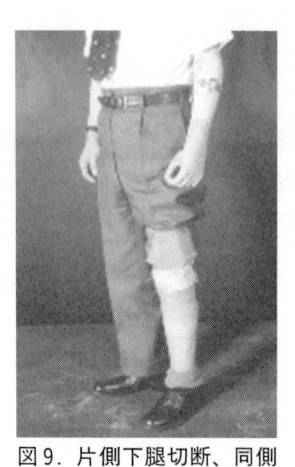

図9. 片側下腿切断、同側前腕切断例
前腕部には筋電義手を着けています。

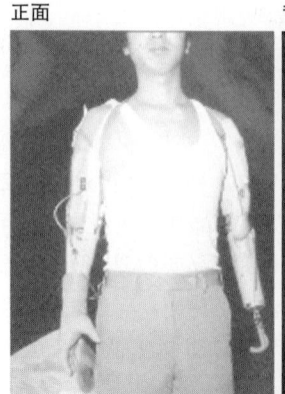

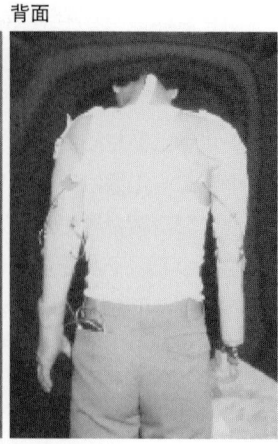

図10. 両側上腕切断例
右側は上腕能動義手で、手先具は能動フックを使用。左側は上腕能動義手で、手先具は筋電義手使用（筋電は上腕二頭筋の屈側と伸側から採取する）。

> ● キーワード
> 前腕切断＝肘関節から手関節までの間での切断です。
> 上腕切断＝肩関節から肘関節までの間での切断です。
> 前腕切断者は前腕義手を、上腕切断者は上腕義手をそれぞれ着けます。

8 最近の筋電義手

　図11はイギリスのSteeper社製の前腕用筋電義手です。
　現在、筋電義手は外国の各社が開発を行っています。しかし、残念なことに国産の筋電義手は20年以上前のWIMEハンド以後実用化されていません。
　図12はOtto Bock社製筋電義手を用いた木工作業の場面です。このような比較的軽い作業であれば筋電義手は職場でも十分使用できます。
　図13はOtto Bock社製の小児用筋電義手です。図14はOtto Bock社の部品を使って製作した標準の前腕用筋電義手で、下の作業用手先具（電動）は必要に応じて交換して使用できます。
　これらの部品は下記の代理店で取り扱っていますが、代理店からは情報が入手できるだけで個人に部品販売はしていません。
　また筋電義手に関することは、最寄りの義肢装具製作所でお尋ねください。

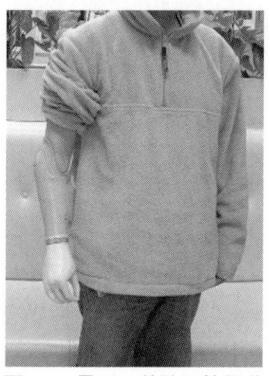

3 筋電義手(Myoelectric Hand)

図11. 最近の前腕用筋電義手(Steeper社製)

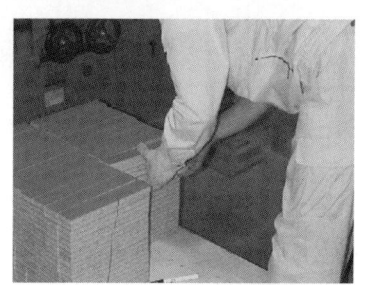

図12. Otto Bock社製筋電義手を用いた木工作業(左が切断肢)

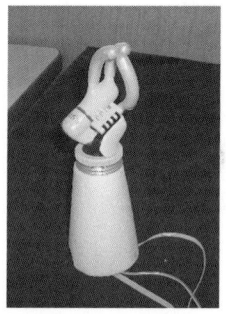

図13. Otto Bock社製小児用筋電義手
制御方式を変えることができる。

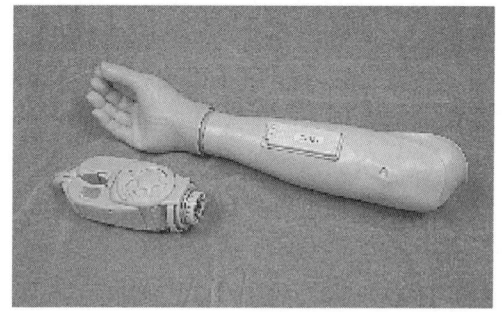

図14. 上：Otto Bock社製の標準の前腕用筋電義手、下：Otto Bock社製の作業用筋電義手(手先具)

【筋電義手の研究に関する問い合わせ先】
◇労災リハビリテーション工学センター
　〒455-0018　名古屋市港区港明 1-10-5　TEL：052-652-5831　FAX：052-652-6275
◇㈱今仙技術研究所
　〒484-0083　愛知県犬山市大字犬山字東古券419　TEL：0568-62-8221　FAX：0568-61-3752
【筋電義手取り扱い代理店の紹介】
◇Otto Bock社代理店：オットーボック・ジャパン株式会社
　〒106-0047　東京都港区南麻布 3-19-23　オーク南麻布ビル2F
　TEL：03-5447-1511㈹　FAX：03-5447-1512
◇RSL Steeper社代理店：株式会社田沢製作所
　〒113-0034　東京都文京区湯島 2-5-4　TEL：03-3814-7535㈹　FAX：03-3818-6027
◇Motion Control社代理店：株式会社小原工業
　〒158-0097　東京都世田谷区用賀 2-18-9　TEL：03-3700-4631　FAX：03-3708-2511

(髙見健二)

REHABILITATION TECHNOLOGY

4. キャスター部分に免震装置(路面衝撃吸収装置)を配した車いすの試作例と効果

●●● はじめに

　衝撃吸収装置付き車いすの試作は、車いす使用者が路面から受ける微細な振動をキャスター部で吸収することにより、異常感覚(痛み・しびれ)や不快感の発生を防止することが目的です。

① 試作することになったきっかけ

　中部労災病院入院中の脊髄損傷の患者さんから、車いすに乗って歩道を走る時、脚に痛みが生じるとの訴えをお聞きしました。

　試しにフットレストに柔らかいスポンジを置いて、その上に脚を乗せて試乗してもらったところ、脚への振動も痛みも少しは軽くなったとの評価を得ました。しかし、患者さんが評価するほどの効果はありませんでした。

　その頃、名古屋市リハビリテーションセンターでは、装具の足底部に弾性剤を挿入し、床からの衝撃を和らげる研究をしていましたので、その素材を少し分けて頂きました。同時にスポーツ靴に衝撃吸収材を使用している㈱アシックスへも相談しました。

② どんなことをすればいいのか──試行錯誤の繰り返し

　差し当たりの解決策としてスポンジよりもう少し硬い素材(軟性ゲル材)をフットレストと脚の間に置けば解決できるのではないかと考えました(図1)。

　効果のほどをみるため衝撃吸収材を置き、実際に走行して頂きました。患者さんはいくぶん

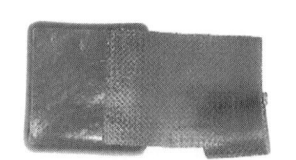

図1. テストした軟性ゲル材

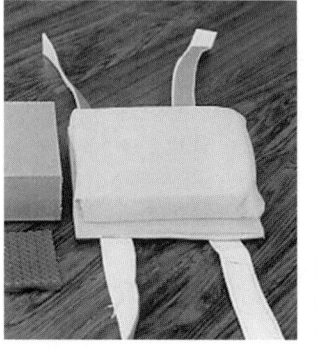

図2. 軟性ゲル材を皮で包み、フットレストへ取り付けられるようにしたもの

痛みが和らいだとの意見でしたが、それでもまだ効果はありませんでした。そこで、メーカーから3種類の硬さの素材を送って頂き、いろいろ組み合わせた中で"柔らかいもの"だけの組み合わせが比較的高い評価を得ました。しかし、衝撃吸収材は柔らか過ぎて、そのままですと変形してしまうため皮で包んでフットレストに置き（図2）、1週間ほど実走行して頂きましたが、脚の痛みは消失しませんでした。その後、ほかのメーカーから入手した乳癌用のシリコンパッドも試しましたが、期待した結果は得られませんでした。

③ メーカーとのタイアップ

　衝撃吸収材ではさほど効果がないことが確認できました。そこで、愛知県にある杖ストレッチャー、車いす、義肢装具パーツなどを製作・販売している東陽精工㈱に相談し、協力が得られることになりました。
　研究費は愛知県の「平成9年度愛知県新製品・新技術掘り起こし研究開発促進事業費補助金」で申請し、車いすのキャスター部分に免震装置を取り付ける研究を共同で行うことにしました。共同研究者として名古屋大学医療技術短期大学部（現名古屋大学医学部保健学科）の協力も得ました。
　図3は免震装置の試作図面で、図4は免震装置のスプリング部分、図5は実際に車いすに組み込んだものです。
　最初、横型の免震装置を取り付ける計画でしたが、縦型の方が垂直力を吸収する効率がよいということで変更しました。車いす用の免震装置をつくる場合、免震効果があることは当然で

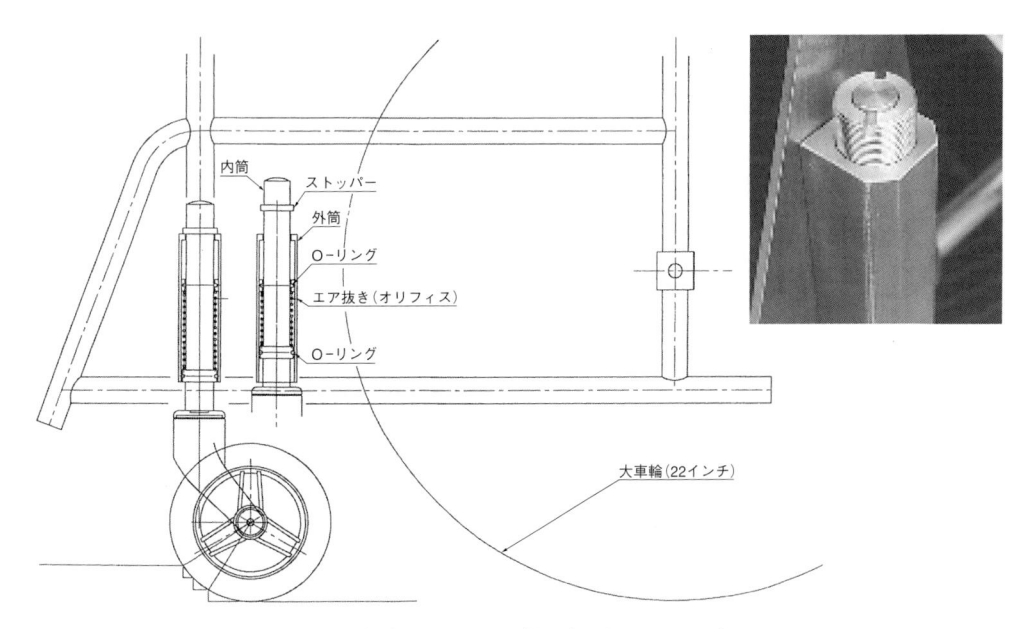

図3．試作車いすの図面（縦型）と組み込んだ部分

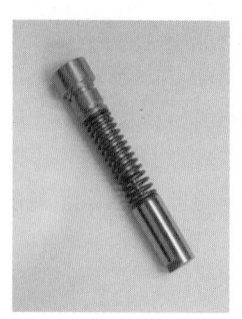

図4. 免震装置のスプリング部分

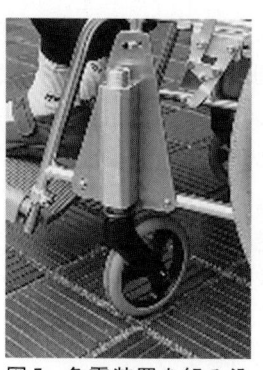

図5. 免震装置を組み込んだ車いす

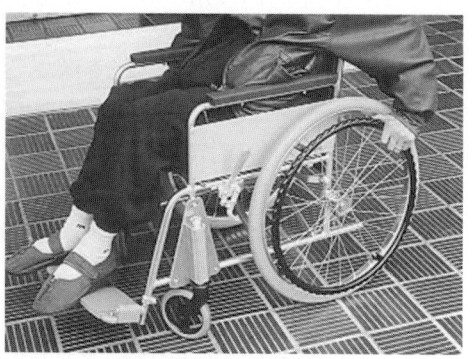

図6. 試作した車いす
キャスター部分に免震構造を有している。

すが、①既存の車いすに取り付けることができる、②安全性が確保できる、③小型で軽量なこと、④販売価格が低く抑えられる、⑤デザインがよいこと、が必要条件です。

今回の相談内容は、歩道を走行中に車いすに振動が伝わり、脚に痛みが生じるということでしたので、試乗は屋外で行いました。図6は患者さんが試乗している場面です。結局、患者さんからは、試作品も衝撃吸収材の効果が少ないとの評価しか得られませんでした。

4 開発を断念した理由

我々が免震装置を試作し、試乗テストしている最中に、他社がウレタン製キャスターを開発し始めました。これはコストも低く、免震効果もあることが確認できました。さらに㈱カヤバからも免震構造を備えたキャスターが発売されました。我々とほかの2社の開発時期は似通っていましたが、もし仮に我々の試作品が商品化されたとしても大手メーカーには価格などの点で太刀打ちできなかったと思っています。

●●●おわりに

限られたスペースの車いすに快適な乗り心地の機能を加えることは大変だと思いますが、メーカーは良質なものを提供しようと研究を重ねています。ROHO(66頁)に代表されるクッションの研究も進められていますので、今後は乗り心地のよい車いすが出現することは間違いないと思っています。

(髙見健二、小山憲路、隅谷　政、山本　靖)

協力：東陽精工㈱

5 頸髄損傷者が電動車いすを顎で操作する際に使用する胸当ての製作実例

●●● はじめに

リハビリテーション科から、C4、5レベルの頸髄損傷の患者さんが電動車いす(ヤマハ製JW-1)を操作する際に、手でジョイスティック(車いすの操縦桿)の微妙な操作ができないので、何かよい方法はないかとの相談がありました。

そこで、剣道で使用する"胴"のようなもの(以下：胸当て)を身体に取り付け、それにジョイスティックを取り付けて、顎で操作すればうまくいくという判断で試作することになりました。

1 胸当ての製作法

"胸当て"は、義肢や装具と違って身体にぴったり合う必要はないので、患者さんの身体からは型を採らず、ダミー人形の胴体(図1)を借用し、それにラップを巻き付けギプス包帯で型を採りました。

採った型からギプス製の胴体をつくり、それに熱可塑性プラスチック(アクアプラスト®)3mm厚をオーブンで約100℃に加熱し、柔らかくなったところでギプス製胴体に巻き付け成型しました。プラスチックが冷めてから不要な部分を切り取り、胸当てが完成しました。

胸当ては胴周り全体を覆うものではなく、ちょうどプラスチック製よだれかけのような形です。プラスチック部分は胴の前面だけにとどめ、背中側は覆わないようにしました。体幹側面は身体から浮き上がらないように、胸当て下部にマジックテープを取り付け締め具合を調節できるようにしました(図2)。

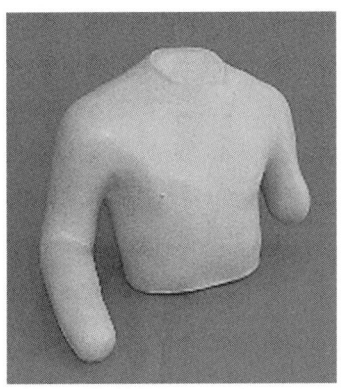

図1. 採型に使用したダミー人形 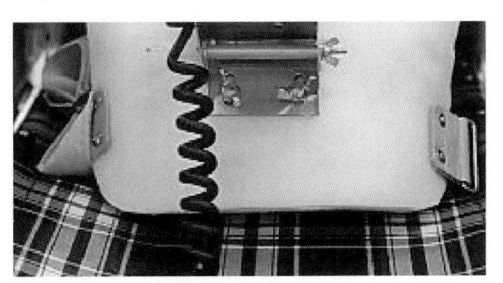　　図2. 胸当ての両側下部に取り付けたマジックテープ

胸当ての内側には、適合の緩さをカバーすると同時に、柔らかい感触を得るため厚さ10mmのスポンジを全面に貼りました。

② ジョイスティック取り付けと試乗

　胸当てにはジョイスティックを操作しやすい位置に取り付ける必要がありました。使用する電動車いすにはジョイスティックが取り付けられているので、取り付け部でネジを外しました。ジョイスティックに付属する電気コードは螺旋状でしたので、ジョイスティックを胸当てのほぼ中心まで移動する際には邪魔にならずよい長さでした（図3）。

　胸当てへのジョイスティック取り付けの際、一度で最適な位置をみつけることは極めて難しかったので、位置を調節できるようにしました。

　ジョイスティック取り付け台は、加工がしやすい3mm厚のアルミニウム板を使用し、前後・左右の移動と傾きが調節できるよう蝶ネジ取り付け用の穴を楕円形にしました。こうすることで調節のたびに穴を空け直す必要もなく、調節範囲内に収めることができました（図4）。

　患者さんに取り付ける前に、職員に手伝ってもらって装着テストを行い、実際に電動車いすを動かしてもらいました（図5）。最初、ジョイスティックのレバーを顎で操作する際に、レバーと顎の間で滑ってうまく操作できないのではと考えていましたが、そのような問題はありませんでした。

　試乗した職員は、ジョイスティックが顎の部分で滑らず、またジョイスティックの高さを調節できるので、前方を見据えることができて安全に操作できるという評価でした。

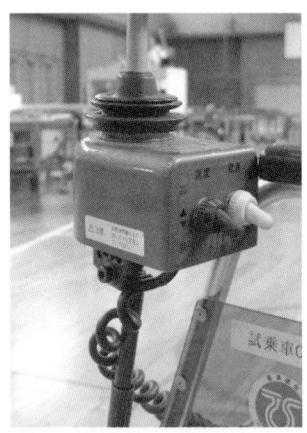

図3．電動車いすのジョイスティック
下部に螺旋コードが見える。

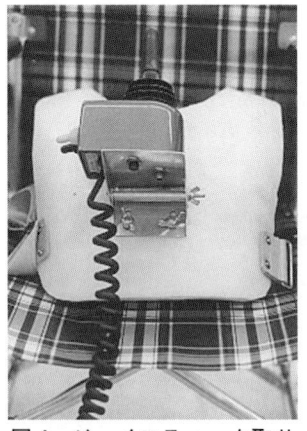

図4．ジョイスティック取り付け台（アルミニウム製）

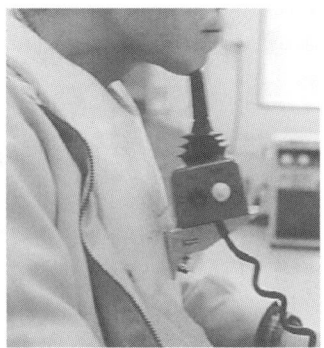

図5．職員による装着テスト

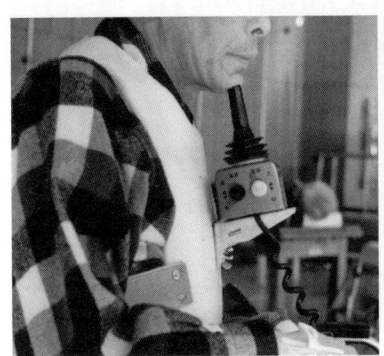

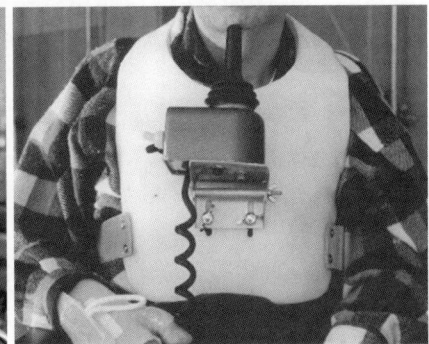

図6. 患者さんへの装着

③ 患者さんへの装着

　完成品を患者さんに着けてもらって、ジョイスティック取り付け位置の確認と、"胸当て"と身体の適合具合を確かめました（図6）。
　ジョイスティックの胸当てへの取り付けは、アルミニウム板を前後・左右・傾き調節ができるようにしたことで、セラピストも家族の方も容易に位置が変えられるようになりました。
　胸当てに使用したプラスチックは、ベージュ色で光沢があるものでしたが、患者さんの「なるべく目立たないようにしてほしい」との希望で、プラスチックの表面に黒い布を貼りました。
　以前から頸髄損傷の患者さんが手で電動車いすのジョイスティックを操作する場合、把持力が弱く手での微妙な操作が難しいことが指摘されていましたが、この胸当て方式を用いると、顎の先でも微妙な操作ができます。

● ● ● おわりに

　試乗した職員は、顎で車いすを操縦しても患者さんの視線は真正面を見ることができて、車いす運転に危険が伴わないことを挙げていました。
　患者さんの意見では、ジョイスティックが胸当てに固定されているため、道路に左右の傾斜（かまぼこ道路）があっても、顎とジョイスティックとの位置関係が変わらないので、安定して操縦ができるようになったと評価して頂きました。改良点として、胸当てに穴空きプラスチックを使用すれば、夏期の蒸れ対策になったのではないかと考えています。
　ジョイスティックを胸当てに固定する際に、アルミニウム板の受け台を製作しましたが、院内ではアルミニウム板の加工が難しいので、作業療法で用いる熱可塑性プラスチック板で代用できると思っています。

（髙見健二、鈴木康雄、太田一重、萱野　稔）

6. 上腕長断端または肘離断者に使用可能なターンテーブルの開発と臨床応用

●●●はじめに

　従来上肢切断の部位として、肘離断や上腕長断端はその後の義手装着の問題から、好ましくないとされてきました。以前にはブロック肘継手を使用できる断端の長さに切断していた時期もありましたが、現在は断端長は最大限に長く残すことが基本となっています。肘離断や上腕長断端の切断者が能動義手を装着する場合、能動肘ヒンジ継手(Outside locking elbow hinge)を用いるか、上腕部が長くなってもターンテーブル機能の必要性から、ブロック肘継手を用いるかの選択肢しかありません。能動肘ヒンジ継手を選択した場合、ターンテーブルがないため内外旋は肩関節の動きのみとなります。しかし、上腕ソケットがその動きをすべて伝えることは困難なため、ADL(Activities of Daily Living)上不自由を強いられています。肘離断や上腕長断端の切断者が使用できる、外観に支障の少ないターンテーブルの開発を、義肢装具士の西尾らとの協力で行いました。

1 ターンテーブルの構造

　図1に示すように、上腕ソケット末梢部に取り付けた円形のソケットベース、肘継手を取り付けるターンテーブル本体、前腕ソケットとターンテーブルを結合させるベースプレートから構成されています。素材はソケットベースとターンテーブルがジュラルミン、ベースプレートはポリプロピレンが用いられています。ターンテーブルのサイズは外径が68 mm、厚さ約10 mmです。

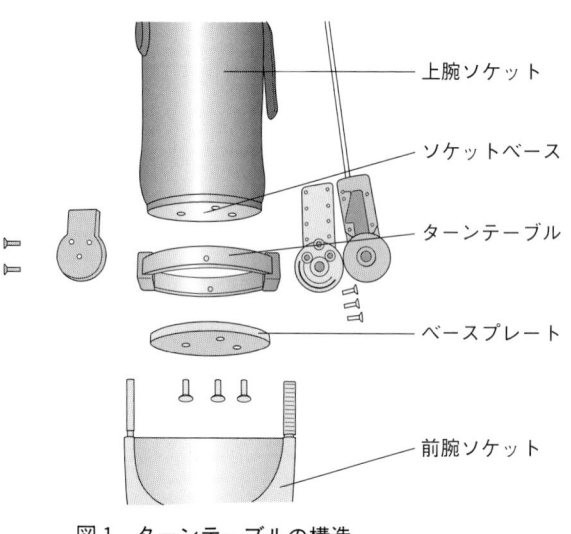

　肘継手とターンテーブルの接続は、肘継手のロック機構のある内側は3 mmボルト3本、外側は3 mmボルト2本で固定されています。回旋に対する抵抗は、ソケットベースとベースプレートを結合している4 mmボルト3本の締めつけ加減で調整されます(図2)。

　図3に示すように、ターンテーブルの肘継手取り付け面の初期設定は75 mmとなっていますが、断端形状により調節が必要です。

図1. ターンテーブルの構造

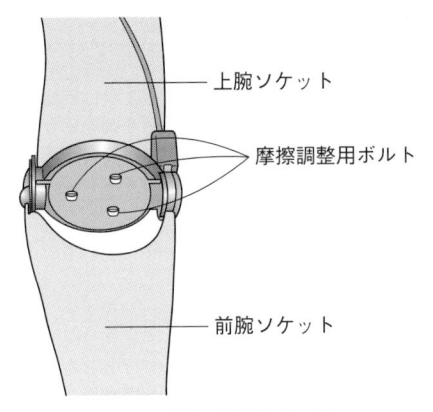

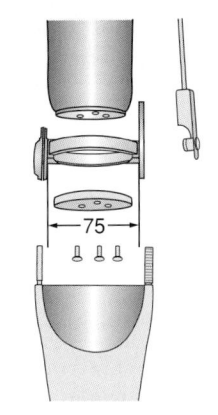

図2. 摩擦調整用ボルト　　　　　　　図3. 肘継手取り付け面の幅

② ターンテーブル付き肘義手を用いた症例

　63歳の女性、プレス機に挟まれ受傷し、右前腕切断。前腕義手を作製しましたが、肘関節の屈曲制限のため実用性が低く、肘関節で再切断。受傷後退職し、独り暮らしのため、ADL、APDL(Activities Parallel to Daily Living)の自立が必要でした。
　この症例にターンテーブル付き肘義手を作製しました。ハーネスは8字ハーネスで上腕ソケットは有窓ソケット、前腕ソケットは殻構造のソケットです。手先具はDorrance型フックとDorrance重作業用フックを併用しました。

③ 従来の肘義手とターンテーブル付き肘義手のADL能力の相違

　表1に示す項目において、特に両者の相違が明らかとなりました。
　更衣では、「胸元のリボンを結ぶ」「ファスナーを締める」「ブラジャーの着脱」「ズボンを履く」「ズボンのファスナー・ボタンをはめる時にズボンを持つ」の項目で従来の肘義手では不可能あるいは努力を要していましたが、ターンテーブル付き肘義手では可能あるいは容易に行えるようになりました。これらの動作の手先具の位置をみてみると、体幹に接しているか、ごく近い位置で使用されていました。「ズボンのファスナー・ボタンをはめる時にズボンを持つ」項目は、以前より"トイレの時に困っている。ズボンも限られたものしか履けない"という訴えがあり、これらの動作が可能になったメリットは大きいといえます。
　食事では、「茶碗を持って食べる」項目で、従来の義手ではなんとか手元を口に近づけることはできましたが頚部の代償運動が大きく、不自然な姿勢となっていました。ターンテーブル付き肘義手では、あらかじめ前腕部を十分内旋位にしておくことで、口まで茶碗を近づけることができ、お茶漬けも食べることが可能になりました。
　整容では、「ドライヤーをかける」項目で従来の肘義手ではドライヤーを髪から離した位置

表1. 従来の肘義手とターンテーブル付き肘義手のADL能力の比較

	評価項目	従来の肘義手	ターンテーブル付き肘義手
更衣／上衣	胸元のリボンを結ぶ	手先具が胸元に近づかないため、リボンを左右対称に引っ張り、しっかり結ぶことができない	手先具は終始胸元にあるため、常に義手を補助手として使え、リボンを左右対称に引っ張り、しっかり結ぶこともできる
	ファスナーを締める	手先具でファスナー金具の一方を持つが、手先具が身体に密着できないため、常にファスナー金具は引っ張られた状態となり、手先具から外れやすい	手先具を身体に密着させて行うため、動作が安定して確実に行える
	ブラジャーの着脱（フロントホックのブラジャーを使用）	手先具が胸元に近づかないため、金具の一方を持つことができない	手先具で金具を持ったまま手先具を近づけることができ、身体の中心で金具を留めることができる
更衣／下衣	ズボンを履く	ズボンのウエスト部分に上衣の裾をしまう時、ズボンが落ちないように保持ができない	ズボンのウエスト部分に上衣の裾をしまう時、ズボンが落ちないように保持できる。また義手側の体側の上衣の裾をズボンの中にしまうのを補助することもできる
	ズボンのファスナー・ボタンをはめる時にズボンを持つ	手先具でズボンのウエスト部分の一方（ボタン側）を持つが、身体から離れた位置での固定となってしまい、ボタン穴側に近づけることができない	手先具でズボンのウエスト部分の一方（ボタン側）を持ち、身体の中心で密着させて保持することができるため、ボタンを楽にはめることができる
食事	茶碗を持って食べる	茶碗を口に近づけるために肘を最大屈曲し、上肢帯を外転させるため、肩関節の屈曲、外転が困難となり、口までのReachは辛うじて可能ではあるが、頭部の代償運動が大きく、不自然な姿勢となる	ターンテーブルを用いて肩関節を十分内旋させ、前腕を体幹に平行にさせるため、口までのReachは肩関節の屈曲、外転運動で行え、頭部の代償運動も少なく、比較的自然な姿勢で行える
整容	ドライヤーをかける	ドライヤーを髪から適当に離した位置に保持することができない	ターンテーブルを用いて肩関節を十分外旋させ、肩関節90°外転、肘関節90°屈曲、前腕回外位でドライヤーを手先具で保持すると、髪から適当に離れた位置になる

で保持することができなかったのが、ターンテーブル付き肘義手では前腕部を外旋しておくことで、適当な位置に保持できるようになりました。今まで使用できるドライヤーは、ブラシ付きのものに限られていましたが、選択の幅が広がりました。

●●● おわりに

　従来の肘義手にはなかったターンテーブルを付加することにより、体幹に密着した位置で義手を使用することが可能となり、ADLが拡大されました。また、外観においてもソケット長が10 mm程度長くなるだけで大きく影響されることはありません。現在このターンテーブルは㈲三協義肢にて西尾らの手づくりで提供されていますが、適応のある症例には広く使用して頂きたいと思います。

（前田朋子、藤田悦子、西尾敏実）

7 第5頸髄損傷者へのフレクサーヒンジスプリントの応用

●●● はじめに

　手関節駆動式把持装具（以下：フレクサーヒンジスプリント）は手関節背屈運動を利用し母指と示指、中指での把持機能を改善する目的で利用されます。一般的にこの装具の使用には手関節背屈筋力が徒手筋力測定法で3以上、実用的使用には4以上が必要とされ頸髄損傷者への適応では第6頸髄損傷者が主な対象とされています。今回筆者はフレクサーヒンジスプリントをほかの身体部位の運動を代償することで第5頸髄損傷者に応用し、患者のニーズであった把持機能の改善を行ったので、その経過および方法を以下に報告します。

１　症　例

　症例は25歳男性の外傷性頸髄損傷者です。発症後約8年経過していました。評価の要約はフランケルによる神経症状の分類Aで運動と知覚喪失、筋力は徒手筋力測定法で両側とも三角筋・大胸筋・上腕二頭筋・腕橈骨筋が4、長短橈側手根伸筋・円回内筋・橈側手根屈筋・上腕三頭筋および以下の筋はすべて0でありザンコリーの上肢残存機能分類では両側Ｃ５Ｂでした。また筋力が損傷部の上下で残存筋が4、麻痺筋が0と乖離していました。日常生活能力はFunctional Independence Measureで60/126点、食事および整容、移動の一部が自立する以外はほぼ全介助でした。

２　経過および方法

　第6頸髄損傷者の把持訓練を観察した症例が、自己の可能性について模索し、把持動作に対する希望をもつようになりました。把持動作の目的は部分介助での麻雀への参加であり麻雀パイの並べ替え程度の把持でした。把持装具は動作の巧緻性と能動性、装着の簡便さが要求されました。第4頸髄損傷者の頭頸部、口腔を代償運動とするアクティビティーに発想を得て、2種類の方法を症例に試行し検討しました。
　①フレクサーヒンジスプリント（エンゲン型）の手背のベルクロ®に安全ピンで1mm径のナイロン紐を留め、もう一方をマウスピース状のオルソプラスト®に留め、歯で噛んで保持しました（図1、2）。
　②帽子のひさしを逆にして被り前額部でナイロン紐を安全ピンで留め、もう一方に直径12mm、重量約1gの金属性のリングを付けました。また、義肢装具士がフレクサーヒンジスプリントの手背部に金属性のフックと磁石を埋め込んだプラスチック性のフック台を設けまし

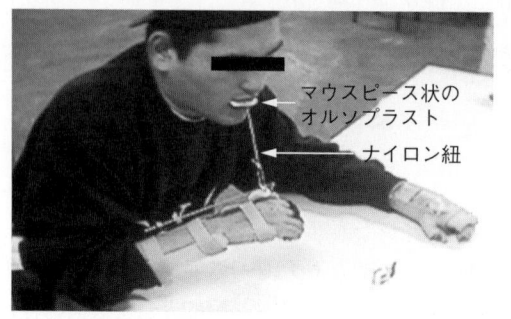

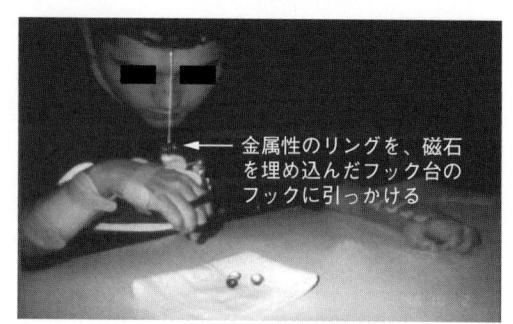

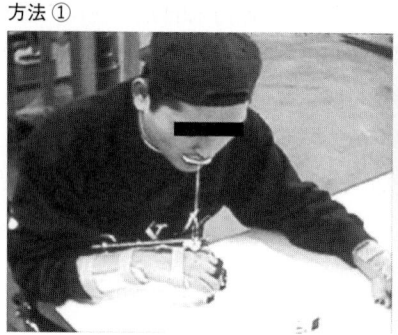

図1. ①の方法 — マウスピース状のオルソプラスト／ナイロン紐

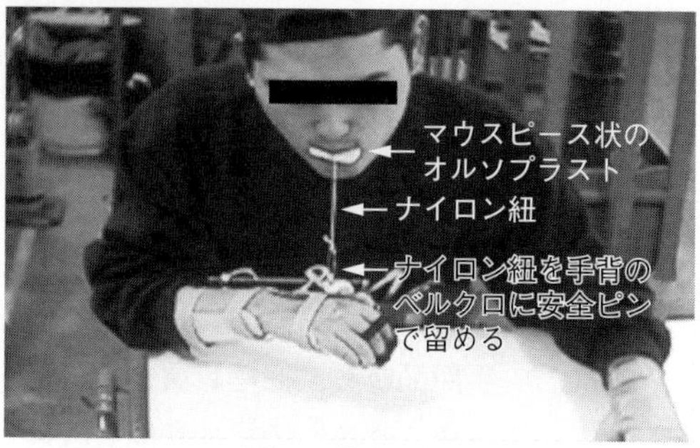

図2. 前方より — マウスピース状のオルソプラスト／ナイロン紐／ナイロン紐を手背のベルクロに安全ピンで留める

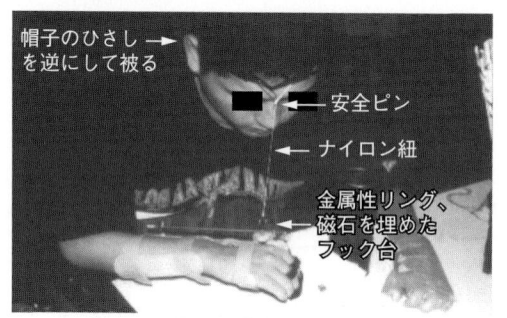

図3. ②の方法 — 帽子のひさしを逆にして被る／安全ピン／ナイロン紐／金属性リング、磁石を埋めたフック台

図4. 前方より — 金属性のリングを、磁石を埋め込んだフック台のフックに引っかける

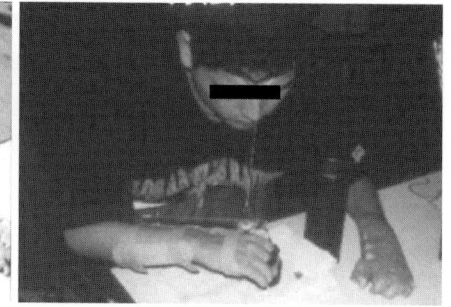

図5. 方法の検討
頭頸部、肩、肘を複合、協調させ発生した力源をナイロン紐で伝達し手関節を背屈させた。

た。フック台の磁力はリングのはめ外しが容易で、操作中にナイロン紐が弛んだ状態でもリングがフックより外れない程度としました（図3、4）。

　2種類ともフレクションバーで指尖間の距離、昇降テーブルの高さおよびナイロン紐の長さを調整しました。頭頸部の屈伸・回旋および肩の屈伸・内外転、肘の屈伸を複合、協調させ生じた力源をナイロン紐により伝達し手関節を背屈させました。フレクサーヒンジスプリントおよび②の場合の帽子の着脱には介助を要しましたが、一度装着、調整後は介助は不要でした。長時間使用時に身体に疲労が出現した場合でも①はマウスピースの着脱、②はリングとフックのはめ外しで休息がとれ自立が可能でした。①に関して装具使用中に会話ができないという問題が生じました。以上の2種類の方法を試行、検討した後、選択は症例が行いました（図5）。

3 結　果

症例は装具使用中に会話可能という理由で②を選択しました。1回約20分、10日間の訓練の結果、最大1πcm²あたり200gの把持力および麻雀パイの把持が可能となりました。装具の調整および条件により部分介助で麻雀に参加でき、本人のニーズに到達しました。これにより本人用の装具の作製に至りました（図6）。

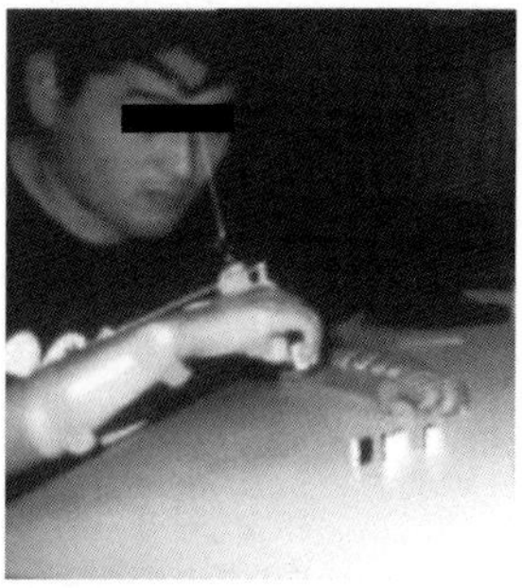

図6．麻雀パイの把持

4 考　察

リハビリテーションでは機能、能力障害に対しほかの身体部位の代償運動を用い、目的の動作や活動を行うことが多くあります。症例では手関節屈伸運動を頭頸部、肩、肘関節の運動を複合、協調させ発生した力源をマウスピースまたは帽子、ナイロン紐で伝達させ代償しました。これにより生じた手関節運動で第5頸髄損傷者（C5B）がフレクサーヒンジスプリントを操作して把持動作を可能にし、最大1πcm²あたり200gの把持力を得ることができました。これは条件により手関節背屈筋力が把持装具の操作に十分でない第5および6頸髄損傷者へのフレクサーヒンジスプリントの応用の可能性を示唆しました。なお、フレクサーヒンジスプリントの把持機能とナイロン紐の長さおよび各部の運動に関しては症例の体格、机の高さや把持する物品などの環境の影響やテノデシスバーの調整により一定でなく、力源とする各部の運動が多く周期性もないため詳細な動作分析は困難でした。

●●●おわりに

第5頸髄損傷者にフレクサーヒンジスプリントを応用して良好な結果を得ました。機能再建術などを希望せず保存的に装具にて把持機能を改善したい症例への応用に可能性があると考えます。今後は、日常生活および生活の質に関するほかの動作への把持機能の応用を課題とします。

（岡本真一、西尾敏実）

REHABILITATION TECHNOLOGY

8 脊髄損傷者が大腿切断を伴った症例に対するソケットの工夫

●●●はじめに

　近年、救急体制の整備や救急医療の高度化により、災害や事故における救命可能な外傷の程度も重度化してきています。それ故、残る障害も重く、複雑となっています。この重度・複雑化した障害へは、必ずしも既存の知識で対応できるとは限らず、症例に応じて試行錯誤が必要な場合も多くあります。ここでは、脊髄損傷による対麻痺者に大腿切断を伴った稀な症例に、起立歩行訓練のために作製した装具に行った工夫について解説します。

1 脊髄損傷者の歩行再建

　脊髄損傷による神経麻痺の治療は、血液幹細胞などを利用した組織工学的な神経再生技術の開発が進み、遠い夢物語ではなくなってきているとはいえ、すぐに臨床の場面で応用する段階には至ってはいません。現在でも、対麻痺者の多くは、リハビリテーションによって生活動作の代償方法を身につけることにより、日常生活の自立を達成しています。対麻痺者は、車いすの使用で家庭復帰はもとより復学・復職を実現することが可能です。しかしながら、「車いすに頼らず歩きたい」という願いは多くの脊髄損傷者に共通した思いであることも事実でしょう。

　一般に完全対麻痺患者の歩行再建[1]には、①装具を利用した方法、②機能的電気刺激(Functional Electrical Stimulation；FES)を利用した方法、③装具とFESを組み合わせた方法(Hybrid Assistive System；HAS)があります。

　装具を利用した歩行は、関節を固定し、自由度を減らすことで安定した起立が可能となります。従来は、松葉杖と長下肢装具を使い、揃えた両足を手の力で前方へ振り出して進む"大振り歩行"や"小振り歩行"を行ってきました。しかし、この歩行方法では、両足の間に固定がないため安定感がなく、両足が浮いている間は手の力のみで完全に身体を持ち上げているため、多くのエネルギーを必要としました。そのため、多くの訓練を必要とし、上部胸髄レベル以上の損傷や上肢筋力の弱い場合は歩行の獲得が困難でした。

　しかし、股継手付き交互歩行装具の出現により事態は一変しました。長下肢装具に股継手を付けることで、必ず一方の足が接地する歩行を行うため重心の上下動が小さくなり、エネルギー効率や安定性が格段に改善されました。1960年代に利用され始めたRGO(Reciprocating Gait Orthosis)は、股関節の外側に継手を備え、2本のケーブルで左右に連結しています。このケーブルにより、一方の股関節を屈曲すると他方が伸展して、下肢を交互(reciprocal)に振り出すことができます。さらにこのケーブルを1本にまとめて、膝継手の伸展機構を改良したARGO(Advanced Reciprocating Gait Orthosis、図1)が現在よく使われています。

また一方1992年にMckayらは、両下肢の内側に新しい股継手"Walkabout®"を導入しました。内側股継手は、継手の着脱が可能なため車いすとの併用が容易であり、装具がコンパクトになります。しかしながら、交互の振り出しの補助機構がないため、歩行スピードの点ではRGOに劣ります。また、Walkabout®では装具の継手軸が本来の股関節軸と一致しませんが、Saitoらは、股継手が前後にスライドできる"Primewalk®"(図2)を導入し、仮想軸を利用することで一部解決しています[2]。

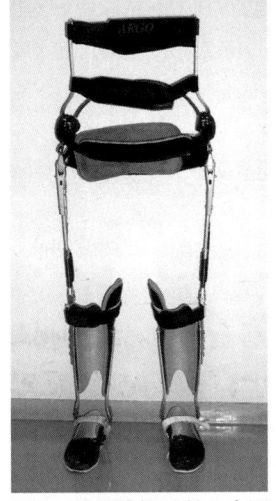

図1. 外側股継手付き交互歩行装具(ARGO)

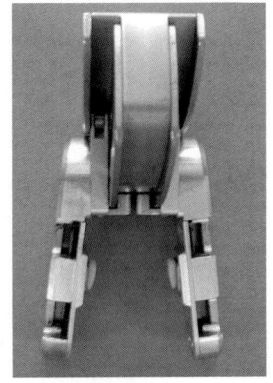

図2. 内側股継手(Primewalk®)

次に挙げる症例を担当した当時、中部労災病院においてはWalkabout®およびPrimewalk®を合計約60例に導入していました。しかしながら、切断を伴った脊髄損傷者に股継手付き長下肢装具を使用した症例は、経験がありませんでした。

2 症例の現症および経過

症例は26歳男性、職業は公務員です。1999年6月10日、オートバイの自損事故により受傷し、近医へ救急搬送されました。第7頸椎椎弓骨折、外傷性脊髄損傷(図3)、左大腿骨骨折の診断にて、初期治療を開始されました。当初より両下肢の完全麻痺を認めていました。Crush syndrome(組織が打撲や圧迫などの強い外力により破壊されて血液中に流れ込む病態)の併発により腎不全をきたし、6月12日に左大腿切断術を行いました(図4)。12月1日より当院に転院、リハビリテーションを継続しました。Th1レベルまで機能が残存した痙性対

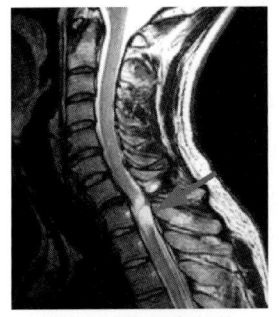

図3. 脊髄損傷部位

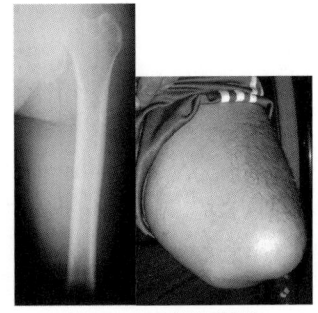

図4. 左大腿切断端

麻痺の状態で、切断端の治癒は良好でした。車いすを利用した日常生活動作の確立を目標にリハビリテーションを進め、装具による立位歩行訓練を検討しました。

③ 装具・ソケットの選択

　本症例での歩行再建用装具の選択には、①切断端に褥瘡発生の危険性、②切断側の痙性、③体幹筋麻痺による姿勢保持力低下、④装具着脱の不便さ、⑤歩行訓練の意義、など一般的な脊髄損傷者とは異なった問題点を考慮する必要がありました。

　脊髄損傷者の歩行再建には限界があり必ずしも満足できる結果が得られるとは限りませんが、本症例では装具による歩行再建の限界を理解し、歩行訓練に対する意欲が十分高くありました。車いすを併用し活動性が高いことを考慮すると、装具着脱が容易であることが望ましく、内側股継手のPrimewalk®を選択しました。また、機能残存が高位胸髄レベルで体幹の安定性が低いため、体幹コルセットを併用しました。

　切断端には感覚障害を合併しているため、ソケットの選択は重要な点でした。脳卒中片麻痺と切断の重複障害における歩行訓練の例は多く報告をみます[3]が、脊髄損傷との合併の報告は稀です。Taliaら[4]は、Th12の対麻痺を合併した大腿切断患者に坐骨収納型ソケット(CAT-CAM)を作製し、階段昇降まで可能となったことを報告しています。また、Shinら[5]の症例では、大腿切断を伴うL2の対麻痺に坐骨収納型ソケットの義足を作製し50m程度歩行が可能となっています。しかし、以上の報告された例では、経過中に麻痺が改善し股関節屈曲が可能となっています。本症例では障害部位から考えるとこの股関節屈曲筋の回復は期待できませんでした。シリコン内ソケットの使用は、切断端とソケットの適合を向上させますが、感覚障害に伴う褥瘡の発生の可能性があります。しかしながら、Taliaら[4]の症例では、シリコン内ソケットを使用していますが褥瘡の発生を認めていません。

　過去の症例や研究報告には切断例に対する交互歩行再建用装具の使用例がないため、ソケット選択の基準がありませんでした。そこで適切なソケットを選択するために2種類の装具を作製し、その比較を行いました。治療用装具は医療保険にて作製するため、同時に2つつくることはできないので、労災リハビリテーション工学センターの協力を得て研究用として作製しました。1つは、図5-Aの内側股継手(Primewalk®)付き交互歩行装具に差し込み式のソケットをもつもの(装具型)です。もう

A：装具型　　　B：義足型

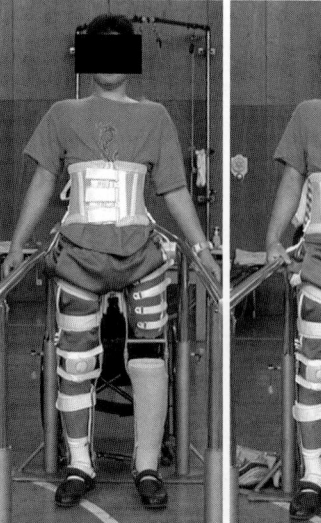

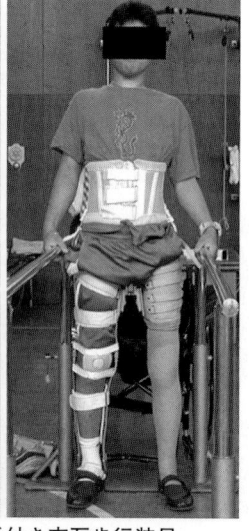

図5. 内側股継手付き交互歩行装具

1つは、図5-Bの内側股継手（Walkabout®）付き交互歩行装具に、シリコン（ICEROSS®）内ソケットと骨格型大腿義足を組み合わせたもの（義足型）です。また、義足型の膝継手は固定膝、足部はSACH足を使用しました。

4　2つの装具の比較

　いずれの装具も平行棒での起立訓練から使用を開始し、歩行器を利用した歩行訓練まで進めることができました。装具型の方が義足型（図6）に比べ軽量で装着も楽でした。
　装具型では、歩行訓練中に支柱の一部が破損し、ねじれに対する強度の点で問題がありました（図7）。そこで、支柱間に筋交いを入れて補強しました。一方、義足型でも、継手部分の動きが不自然になる故障がありました。労災リハビリテーション工学センターで調査したところ、Walkabout®継手内部のベアリングが破損していました。しかし、内側股継手は、かなり強固につくられていてベアリングを破損しても継手が変形や分解することはありませんでした。いずれの破損も修理後に再発は生じていません。
　両者の装具を十分使用し、慣れてから歩行解析[6]を行いました。左右方向の重心の動揺の程度で比較すると、装具型（図8-A）では約5％の揺れに比べ、義足型（図8-B）では8％でした。内側型交互歩行装具の歩行再建では、片足ずつに体重を移動して進むため（図9）、重心の左右方向の揺れは健常者（3％）に比べむしろ大きくなります。つまり、重心の揺れがある程度大きい方が、十分な体重移動が可能であること示しています。実際の歩行スピードも義足型の方が速いことは、このことを裏づけています。以上のことより義足型の方が重量や装着の点では劣ってはいますが、歩行効率の点ではよいことがわかりました。また、本人は主観的にも、義足型の方が総合的によいと判断しました。
　この評価後、義足型の装具を利用し、固定式歩行器での歩行耐久性は上がりましたが、ロフストランド杖を利用した実用歩行には至りませんでした。その後、車いすにて復職を果たし、健康維持のために義足型装具を利用した起立歩行訓練を続けて行いました。経過中、切断断端部に褥瘡の発生を認めませんでした。

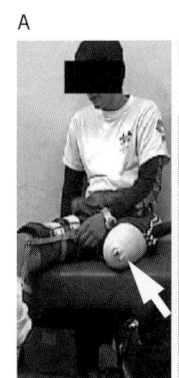

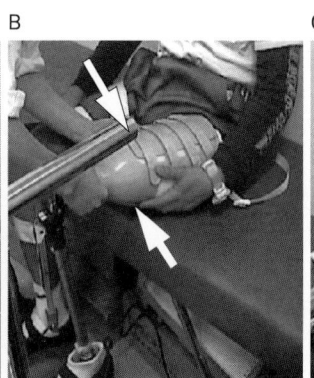

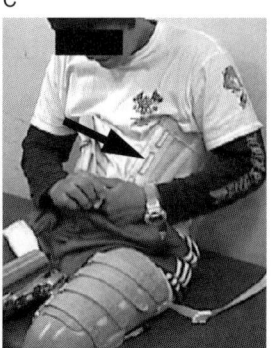

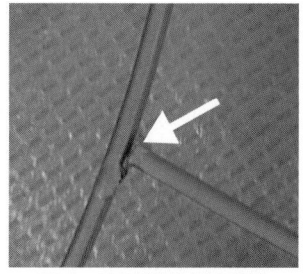

図6．装具の装着（義足型）

図7．破損箇所（装具型）

A：装具型　B：義足型

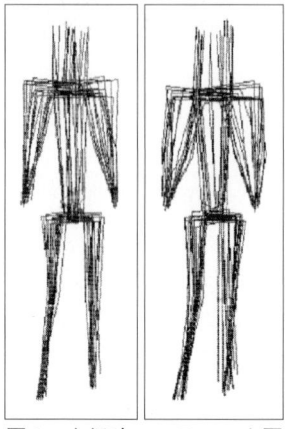

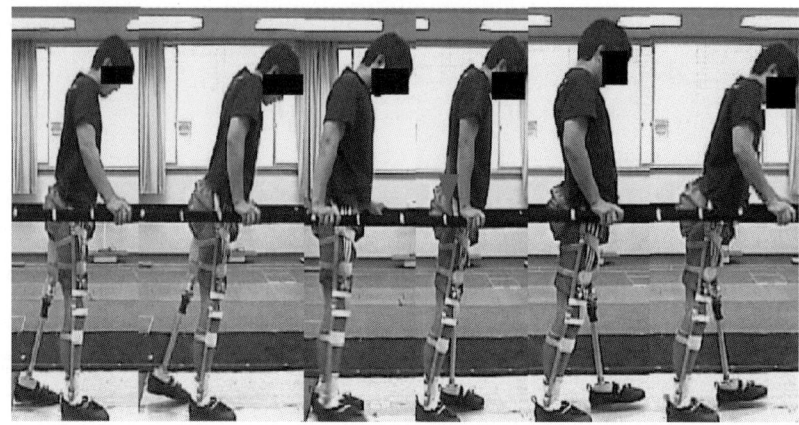

図8．歩行時のスティック図　　図9．歩行の様子(側面：義足型)

●●● おわりに

　外傷性脊髄損傷による対麻痺に大腿切断を合併した稀な症例に対して、工学センターと連携して装具による歩行再建を行った経過を解説しました。内側股継手付き交互歩行装具に差し込みソケットを利用した装具型とシリコン内ソケットと骨格型大腿義足を利用した義足型とを作製し、歩行解析の手段を用いて比較検討しました。問題点を修正後、義足型を選択し、起立・歩行訓練が円滑に進行しました。

　医療者・工学者・義肢装具士との連携により、重複障害の特殊な症例に対しても対応が可能となります。工学者を含めたチームアプローチを進めていくことは、領域が広いリハビリテーションの分野での治療・問題解決手段の幅をさらに広げていくことが期待されます。

（和田　太、越智光宏、井上虎吉、髙見健二、笠原富美雄、中村　稔）

【文　献】

1) 都築　晃, ほか：脊髄損傷の立位・歩行装具. 義肢装具とリハビリテーション, 千野直一, ほか(編), pp 167-172, 金原出版, 東京, 2003.
2) Saito E, et al：Clinical experience with a new hip-knee-ankle-foot orthotic system using a medial single hip joint for paraplegic standing and walking. Am J Phys Med Rehabili 75：198-203, 1996.
3) Chun-chieh Chiu, et al：Influencing factors and ambulation outcomes in patients with dual disabilities of hemiplegia and ambulation. Arch Phys Med Rehabil 81：14-17, 2000.
4) Talia H, et al：Prosthetic fitting and ambulation in a paraplegic patient with an above-knee amputation. Arch Phys Med Rehabil 76：290-293, 1995.
5) Shin JC, et al：Prosthetic ambulation in a paraplegic patient with a transfemoral amputation and radial nerve palsy. Yonsei Med J 41：512-516, 2000.
6) 笠原富美雄, ほか：健常者の歩行時における体重心動揺. 日本臨床バイオメカニクス学会誌 16：245-249, 1995.

REHABILITATION TECHNOLOGY

9. 移乗のために車いすを固定する装置の開発①

●●● はじめに

　脊髄損傷者が側方アプローチ（車いすをベッドに斜めに付けて）にて移乗する時、訓練開始当初や上肢筋力の弱い症例では、車いすを横方向に押してしまうことがあります。この時、ブレーキをかけていても前輪（キャスター）にはブレーキがないため、車いすの前方を横方向に押すと簡単に動いてしまいます。このように車いすが動いてしまうと安全に移乗ができず、最悪は車いすとベッドの間に転落してしまうことがあります。今までは介助者が車いすを固定したり、S字フックを利用したりして対応していました。しかし、介助者が必要だとベッドから降りたい時に降りられないし、S字フックだと固定性が弱く、手指機能が低下した頸髄損傷者には取り扱いが困難でした。そこで、ベッドと車いすを簡便に固定する装置があればより早期に移乗動作が自立できQOLの向上も望めると考え、ベッドに簡単に取り付けられ、自力で車いすとベッドの固定と解除が簡単にでき、車いすがベッドから離れない機構をもつ装置の開発を労災リハビリテーション工学センターに依頼しました。

1　車いす固定装置の構造

　開発された車いす固定装置を図1、2に示しました。車いす固定装置は3つの部品から構成されています。
　①固定装置をベッドに固定するためのパイプ支柱と、側面を押し付ける固定ネジが一体になった基台
　②軸の回転を一方向にするラチェット機構（逆回転防止）と固定フック軸の回転方向の正逆切り替えができるレバー

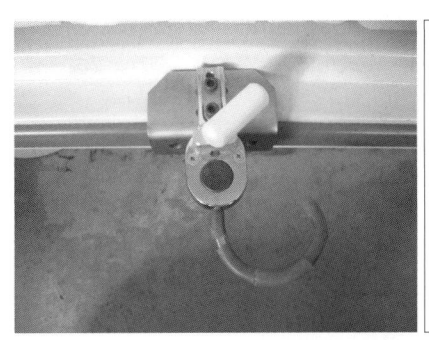

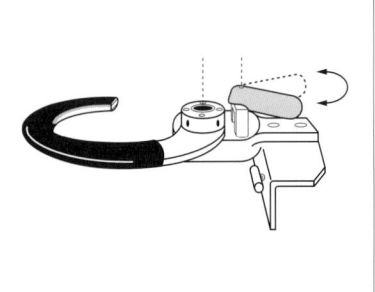

図1．車いす固定装置

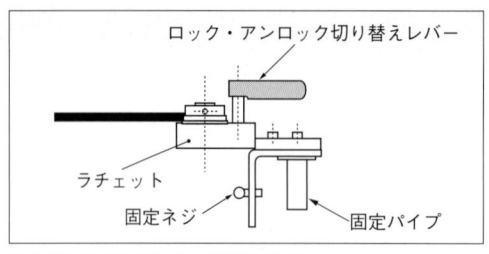

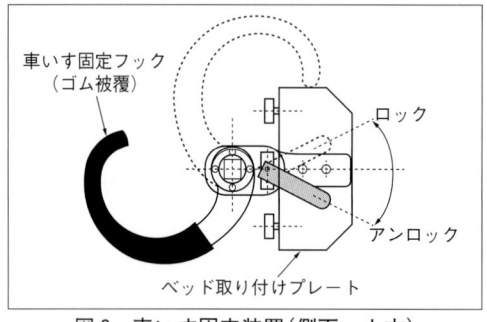

図2．車いす固定装置（側面、上方）　　　　図3．車いす固定装置の部品

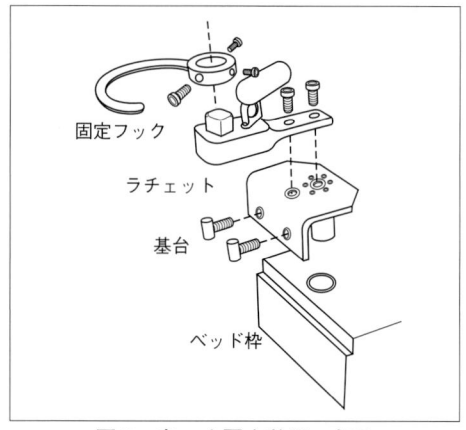

③車いす前部のフレームに引っかける固定フック

　これらはそれぞれネジで組み付けできます（図3）。この装置の最大の特徴は、車いすの操作とレバーの切り替えができれば使用可能なことです。このため手指機能が低下している頸髄損傷者にも使用が可能になりました。また、逆回転防止機構がついたラチェット機構を使用しているため、ロックのかけ忘れやロックが不十分などの問題が発生しないことから安全性も確保されました。素材は身体に触れるため錆の出にくいステンレス材、チタン材を使用しました。重量は全体で約0.6 kgです。この車いす固定装置は特許出願をしています。

② 使用方法

　ベッドへの取り付けは、ベッド柵用の穴に基台のパイプ支柱を差し込み、側面から固定ネジを使用して固定します。ネジが当たるベッド側面に補強板を入れる場合もあります。次に移乗する時の車いすの向きに合わせて固定フックの向きを決め、フックを固定します。これで使用する準備は完了です。

　操作は車いすからベッドに移る場合、レバーを固定フックの巻き込み側に固定されるようにセットし、車いすのフレームを固定フックにて固定すれば安全に移乗ができます（図4）。ベッドから離れる場合はレバーを切り替えて車いすを動かせば固定フックから外すことができます（図5）。

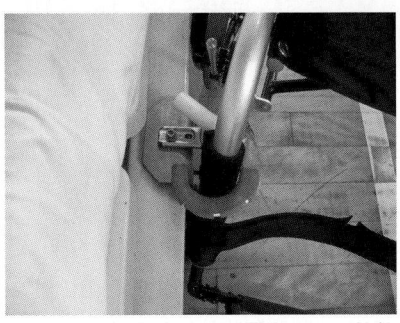

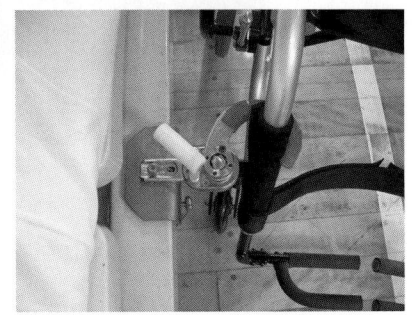

図4. ベッドと車いすが固定された状態　図5. ベッドから車いすが解除された状態

3　対象者

　ベッドと車いすの移乗動作(側方アプローチ)時に車いすが動いてしまう症例に用います。特に訓練開始当初や頸髄損傷者が対象になります。また、上肢筋力の弱い高齢の対麻痺者にも有効です。

●●● **おわりに**

　今回、この装置を開発して頂いたおかげで、より早期に病棟での移乗訓練が開始できました。また、安全性も向上したため早期に移乗動作が自立でき、病棟でのADLやQOLが向上しました。早期より移乗動作を行えたことにより、退院時には装置を使用しなくても移乗が自立できた症例もありました。具体的な症例の提示は、「移乗のために車いすを固定する装置の開発②」(42頁)にて行います。

(原田康隆、長谷川隆史、鈴木康雄、太田一重、小山憲路)

REHABILITATION TECHNOLOGY

10 移乗のために車いすを固定する装置の開発② ―実際の症例に使用して

●●● はじめに

　中部労災病院においてベッドから車いすへの移乗の際に車いすが動いてしまい転落の危険性のある四肢麻痺の患者さん7例、対麻痺の患者さん2例に対して車いすを固定する装置を訓練開始時に導入しました。結果、四肢麻痺の患者さん5例、対麻痺の患者さん2例では入院期間中に固定装置を使用しなくても移乗動作が自立しました。四肢麻痺の患者さん2例では固定装置使用により移乗動作が自立しましたが、固定装置なしでは自立しなかったため、在宅においても固定装置の使用を継続しました。

　今回は在宅においても固定装置の使用を継続した四肢麻痺の患者さんに対して行った工夫について紹介します。

1 アタッチメント

　各ベッドメーカーによってベッド柵を固定する台の形状が若干異なりますので、メーカーごとにアタッチメントを作製する必要があります。

　我々が作製したアタッチメントは柵を固定する台の外側面に対してネジ留めすることにより固定されるようにできています。今回のケースで使用したパラマウントベッド®は柵を固定する台の外側面が中空のプラスチック板でできています。このためアタッチメントを固定する際にネジ留めをするとプラスチック板が破損する危険があります。そこで、このプラスチック板

在宅で使用されるベッド柵の固定台

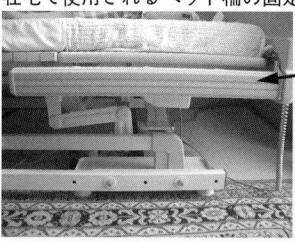

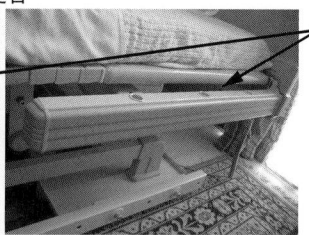

外側が中空のプラスチック板で覆われている

作製したプラスチック板の模型

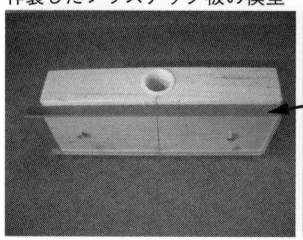

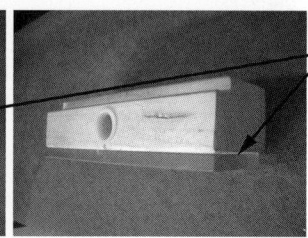

硬く厚みのあるプラスチック板を使用

図1. プラスチック板

の代わりにネジ留めをしても破損しない硬く厚いプラスチック板を作製し使用しました（図1）。

② フック

　車いすのパイプ径を考慮し、動作時にフックと車いすのパイプがよくかみ合い、また、固定時にフックの中で車いすのパイプの遊びがあまり生じないように設計しました。
　四肢麻痺の患者さんでは手指機能が消失しており、上肢で固定装置を操作することは困難です。このため車いすのパイプを固定具のフックに引っかけておいてから車いすを操作することにより、フックを動かし車いすを固定します。外す時は、方向回転レバーを逆方向へ向けてから車いすを操作し、フックを外します。動かす時の車いすのパイプとフックとの摩擦を増やし

①レバーを写真の位置にすることにより、フックが矢印の方向にしか動かなくなる　　②車いすのパイプをフックに引っかける

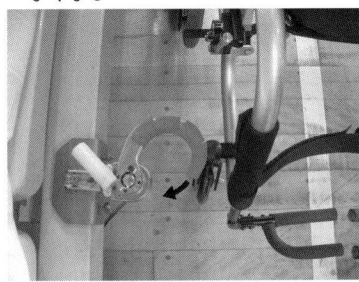

③車いすを操作しフックを動かす　　④固定完了

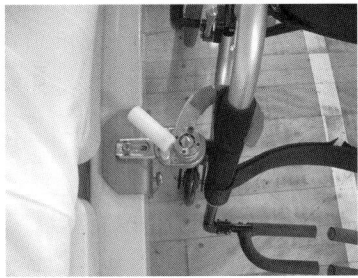

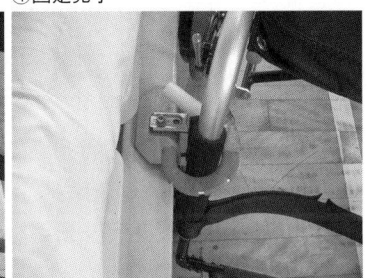

図2．車いすを固定する手順

①レバーを固定時と逆方向に向ける　　②車いすを操作しフックを動かす　　③固定具を外す

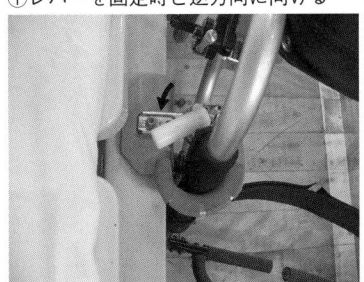

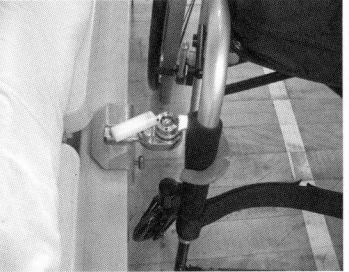

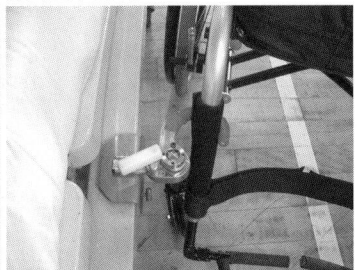

図3．固定具を外す手順

干渉する複数のパイプがある　　干渉するパイプがない

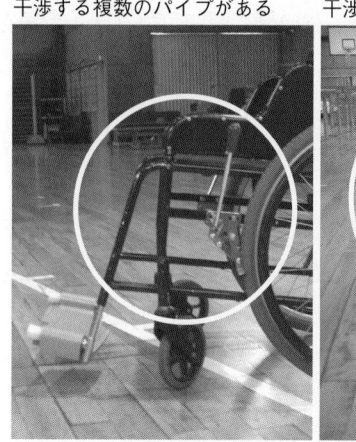

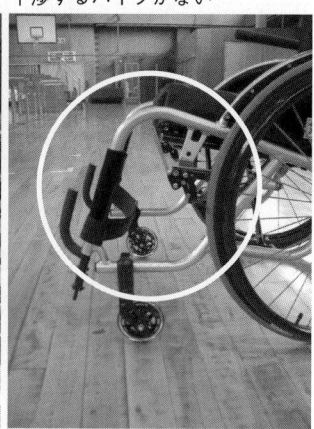

図4．車いすのパイプの形状

動きをよくするためにフックにゴムを巻きました（図2、3）。

③ 方向回転レバー

　四肢麻痺の患者さんでは手指機能が消失しているため、ラチェットの回転方向を変更するレバーを把持して操作することが困難です。このため、レバーの形状を太く長いものに改良し、レバーを横方向に押すだけでラチェットの回転方向が変更できるように工夫しました。

④ 使用できる車いすの形状

　固定具のフックが引っかかる車いすのパイプ部分のクリアランスが大きいことが適応条件となります。クリアランスが小さく複数のパイプがあると、固定装置のフックが車いすのほかのパイプと干渉し、固定が不十分になることがあります（図4）。

⑤ ラチェット

　ラチェットの目が細かいものの方が固定時のフック内での車いすのパイプの遊びを減らすことができ、車いすの固定性がより増します。

●●● おわりに

　今回、在宅においても固定装置の使用を継続した2症例のうち1症例は、在宅復帰後に固定装置なしで移乗が自立しました。

（長谷川隆史、原田康隆、鈴木康雄、太田一重、小山憲路）

REHABILITATION TECHNOLOGY

11　脊髄損傷者におけるWalkabout立位の検討
―足関節角度による立位バランスと立位姿勢の変化について―

●●● はじめに

　中部労災病院では、脊髄損傷者の立位・歩行訓練において、1992年オーストラリアで開発された内側単一股継手付き長下肢装具システム(以下：Walkabout®、図1)を1995年より使用しています。現在ではPrimewalk®(図2)を使用しています。当院のWalkabout®の足継手部分はダブルクレンザック継手になっており、この角度の変化によってかなり立位バランス・立位姿勢の違いを臨床的には感じます。そこで今回、足継手角度と立位バランスとの関係とそれに伴う姿勢の変化を、肩峰・大転子・外果を結んだ線の成す角度(以下：反張角度C-posture)の変化、足継手角度と立位時の足関節背屈角度の変化、立位時の装具のたわみを検討してみました。

● 参考資料

　Walkabout®は1992年にオーストラリアのMcKayによって開発され、PolyMedic社が製造している内側股継手付き長下肢装具システムです。内側股継手の重量は800gで、軸の可動域は屈曲－伸展方向に50度です。構造は両側の長下肢装具を脱着可能な1つの継手で連結するというシンプルなものです。この構造により股関節の軸が1軸(屈曲－伸展方向)に制限され、立位の側方安定性が劇的に向上しました。さらにこの装具の登場により、従来交互歩行が不能であった高位の損傷レベルまで平地交互歩行が可能となりました。これは下肢に随意性がなくても、片側下肢に重心を移動することで連結された反対側の下肢は離床し、慣性により振り子様に振り出されるためです。しかし、Walkabout®の軸は股関節の位置よりも平均130mm程度下方に位置するため、遊脚期に骨盤の回旋が起こり、このため安定性を損い、下肢を大きく振り出すことができずに歩行速度が遅いという問題点があります。

　この点を改良したスライド式内側股継手(Primewalk®、立松製作所)が才藤らにより開発されました。Primewalk®は、スライド式の股継手を用いることで仮想軸を会陰直下より60mm上方に設定し、さらにベアリングを使用し、スライド部の摩擦を軽減しました。小野木らはWalkabout®との比較にお

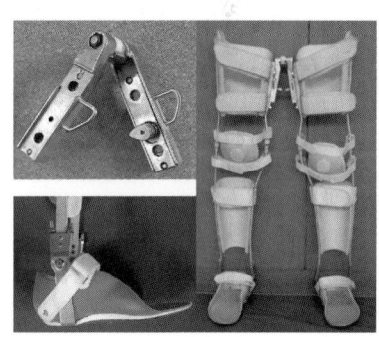

図1. Walkabout®(股継手、足継手、キャリパー)

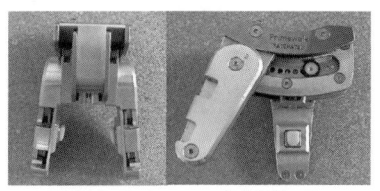

図2. Primewalk®(股継手)

いて、歩調、歩幅、歩行速度が向上したとしています。継手の重量は668gとWalkabout®より軽量で、軸の可動域は屈曲－伸展方向に最大40度可能（角度調節機構があり歩幅を3度ずつ調節可能）です。長下肢装具部の特徴としては、一般的には大腿部は四辺形のプラスチック製で、スイスロック膝継手、プラスチック製の短下肢装具からできています。装具の価格は、長下肢装具部と股継手合わせて約50万円で、各種保険より給付を受けることができます。

1 症　例

- 症例1：37歳、男性、障害高位L2の完全損傷患者。訓練期間は5ヵ月、立位訓練期間は2ヵ月でした。
- 症例2：20歳、男性、障害高位Th4の完全損傷患者。訓練期間は6ヵ月、立位訓練期間は2ヵ月でした。

2 方　法

　立位バランスは、床反力計（キスラー社製）上にてクロステストを行い、重心移動範囲を求めました。事前に立位可能な足継手角度を測定しておき、最小背屈角度から1度ずつ増加していき最大背屈角度までを測定しました。測定は約5秒間の安静立位の後、前後左右の順で身体の重心を随意的に最大移動させ、最後に数秒の安静立位をとり、全体で45秒間の測定時間としました。サンプリング周期は100 msとしました。得られた重心移動距離は、体格差をなくすため両踵部を結んだ線から足尖までの垂線距離を求め、その距離との百分率を求めました（以下：％重心移動距離、図3-a）。また、前後方向の支持基底面の中心を求めて（図3-b）、安静立位時の重心位置と支持基底面の中心との差（以下：中心差）を絶対値で求めました。

　立位姿勢は、赤外線座標計測装置（アニマ社製）を肩峰・大転子・外果に付け安静立位時の反張角度（図4-a）・立位時の足関節背屈角度（床面と大転子・外果を結んだ線の成す角度、図4-b）・装具のたわみ（立位時の足関節背屈角度－足継手角度、図4-c）を求めました。

3 結　果

　立位可能な足継手角度は、症例1では背屈1〜5度、症例2では背屈1〜6度でした。重心移動可能な足継手角度は、各症例とも背屈1〜5度でした。

　％重心移動距離が最大だったのは、症例1では足継手角度2度の時で22.0％、症例2では足継手角度4度の時で24.4％が最大でした（図5-a）。

11 脊髄損傷者におけるWalkabout立位の検討 —足関節角度による立位バランスと立位姿勢の変化について

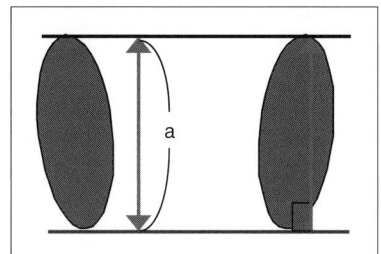

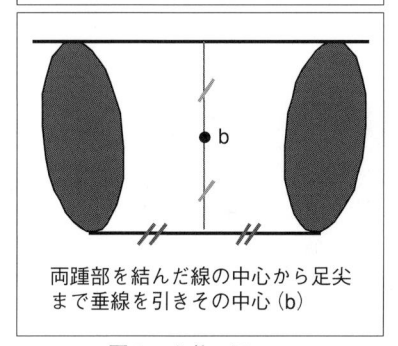

図3．立位バランス
a：％重心移動距離、b：支持基底面の中心

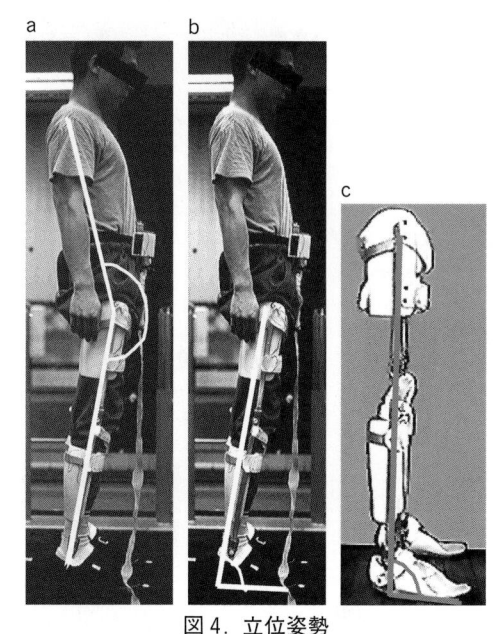

両踵部を結んだ線から足尖までの垂線距離（a）と重心移動距離との百分率

両踵部を結んだ線の中心から足尖まで垂線を引きその中心（b）

図4．立位姿勢
a：反張角度、b：立位時の足関節背屈角度、c：足継手角度

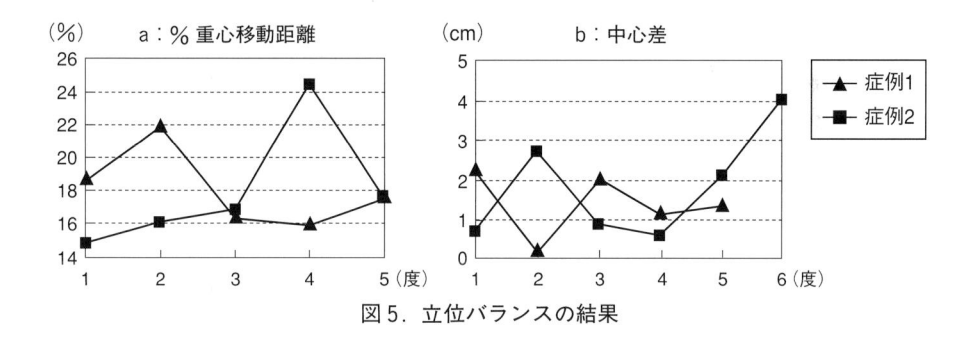

図5．立位バランスの結果
a：％重心移動距離
b：中心差

中心差が最小だったのは、症例1では足継手角度2度の時で0.3cm、症例2では足継手角度4度の時で0.6cmでした（図5-b）。

被検者が主観的に最も安定し安楽な足継手角度は、症例1で2度、症例2では3度でした。

立位時の足関節背屈角度・反張角度は、足継手背屈角度の増加とともに増加していましたが増加率は一定ではありませんでした（図6-a、b）。これは、両症例とも同様でした。装具のたわみは症例1で足継手角度2度の時に7.87度、症例2で4度の時に7.45度で最小値を示しました（図7）。

図6. 反張角度と立位時の足関節背屈角度

図7. 装具のたわみ

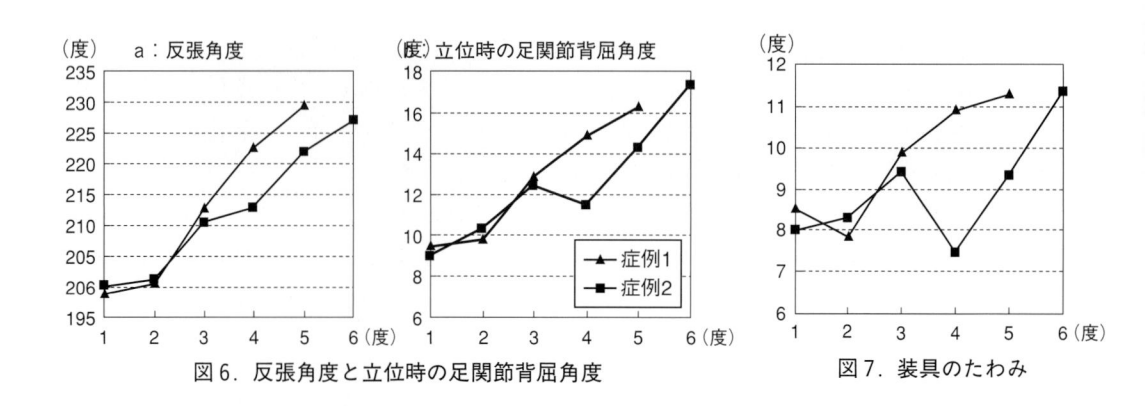

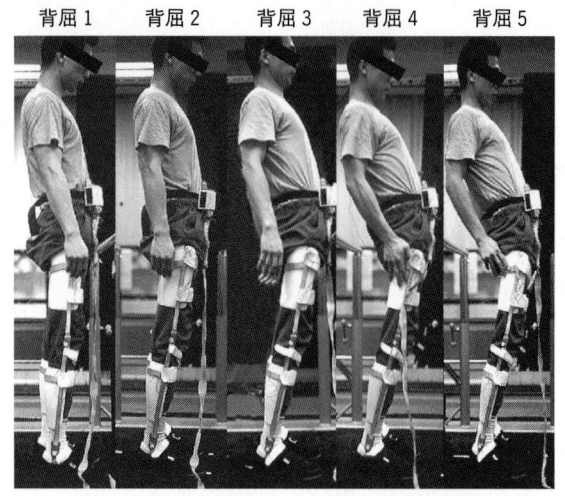

図8. 足継手角度変化による立位姿勢の違い

4 考　察

　Walkabout®は、従来のLLBでは3軸だった股関節の運動軸を両側のLLBを1軸の内側股継手で連結することで、立位時の股関節の運動軸を減少させることにより、極めて安定した立位バランスを得ています。従来のLLBで立位をとるためには、足関節は10度程度背屈位で固定するのが最も安定するといわれていました。今回の研究では、立位可能な足継手角度は1～6度の範囲内にあり従来の装具より減少したように思われました。しかし、立位時の足関節背屈角度は、装具のたわみにより約9～17度の範囲にあり従来の装具の背屈角度とあまり変わりがありませんでした。しかし、クレンザック継手の背屈角度は従来のLLBの時よりも減少して設定しなければならないことがわかりました。

　各症例の足継手背屈角度が最大時と最小時では反張角度に30度前後の違いがあり（図6-a、図8）、腰部にかかる負担や重心位置もかなり異なってきます。中村は、支持基底面内の重心

の位置が中心に近いほど安定性はよいと述べています。今回の研究でも支持基底面の中心に最も近く重心があった足継手角度の時、2症例とも％重心移動距離が最大であり、装具のたわみも最小値を示しました。このことより、重心が安定している時、前足部にかかる荷重量が少なく前後方向により重心を移動できたと考えられました。

　今回の研究において、各症例間で主観的にも計測結果においても最も安定する足継手角度は異なっていました。これにより、脊髄の損傷高位や各個人により最も安定する反張角度や足継手角度は異なることがわかり、今後の訓練場面においても注意していかなくてはならないことを感じました。

● ワンポイント

　臨床場面でも、なかなか立位が安定しない症例に足継手角度を調整するとその場で手放し立位がとれることをよく経験します。当院では、足部にダブルクレンザック継手を用いていますが、一般的にはプラスチック製の短下肢装具が多く用いられます。この時、前方へ倒れやすい場合は前足部に何か挟み少し高くするようにするとバランスがよくなることがあります。

● 参考資料　当院における立位・歩行機能獲得状況

　1995年から2001年1月31日までに当院にて、内側股継手付き長下肢装具を処方され、歩行練習を行った62例の脊髄損傷者（Frankel A・B）を対象に立位・歩行機能獲得状況を調査しました。

　年齢は平均32.5歳（17〜65歳）で、男性57例（91.9％）、女性5例（8.1％）でした。残存レベル別の症例数は、頸髄損傷7例（11.3％）、上位胸髄損傷17例（27.4％）、下位胸髄損傷27例（43.5％）、腰髄損傷11例（17.7％）でした。継手の種類ではWalkabout® 36例（58.1％）、Primewalk® 26例（41.9％）でした。当院での理学療法期間は、6.6ヵ月（1.9〜15.9ヵ月）であり、立位・歩行練習期間は3.15ヵ月（0.4〜11.8ヵ月）でした。

　装具の脱着は60例（96.8％）が可能であり、不可能であった2症例は頸髄損傷でした。立ち上がりは、平行棒の使用で55例（88.7％）が可能であり、歩行器10例（16.1％）・杖4例（6.5％）の症例が可能でした。立ち上がりが不可能であった症例は、頸髄損傷4例、上位胸髄損傷2例、下位胸髄損傷1例でした。立位保持は全例が可能であり、そのうち49例（79.0％）で手放し立位が可能でした。手放し立位が不可能であった症例は、頸髄損傷4例、上位胸髄損傷5例、下位胸髄損傷3例、腰髄損傷1例でした。交互歩行は、平行棒内58例（93.5％）・屋内歩行器歩行49例（79.0％）・屋内杖歩行14例（22.6％）・屋外歩行9例（14.5％）の症例が可能でした。階段昇降は、6例（9.7％）が可能でした。屋内の平均歩行距離は、82.4m（5〜500m）でした。

（原田康隆）

REHABILITATION TECHNOLOGY

12. 縦乗り用トランスファーボードの作製

●●● はじめに

　頸髄損傷者のベッドと車いすの移乗動作の方法には、縦乗り（前方アプローチ）と横乗り（側方アプローチ）があります。縦乗りとは、車いすをベッドに直角に付けて行います。この時、スタンダード車いすだとベッドと車いすの間に大きな隙間ができてしまいます（図1）。このため、一般的には縦乗り用の車いすやスイングアウト式の車いすを用いてベッドとの隙間を少なくします（図2）。しかし、縦乗り用の車いすやスイングアウト式の車いすが施設にないことも多く、訓練開始時に困ることがよくあります。また、縦乗り用の車いすは、レッグサポートのフレームを垂直にするため、フットプレートの位置が高くなり、それに伴い座高も高くなってしまうし、車いすのデザインも決められてしまいます。

　今回、頸髄損傷の症例でリフトカーに乗るために車いすの座高を低く設定なければならず、縦乗り用の車いすの処方が困難であったため、縦乗り用のトランスファーボードの開発を労災リハビリテーション工学センターに依頼し、製作して頂いたので紹介します。

1　ボードの機構、特徴

　工学センターが製作したボードを図3に示しました。ボードの構造は、①車いすの形状に合わせて切り抜いた板に摩擦の少ないシートを貼り付けたボード、②そのボードの裏側に、ベッドの柵の穴に入れるためのパイプが2本、③ボードの強度を保つための支柱が2本、④車いすを固定するためのカンヌキ式のストッパー、にて構成されています。今回、製作を依頼した症例は座幅が広かったので少し大きめの設定になっています。実際に使用している様子を図4に

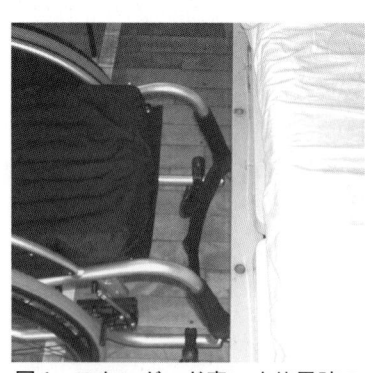

図1. スタンダード車いす使用時のベッドとの隙間

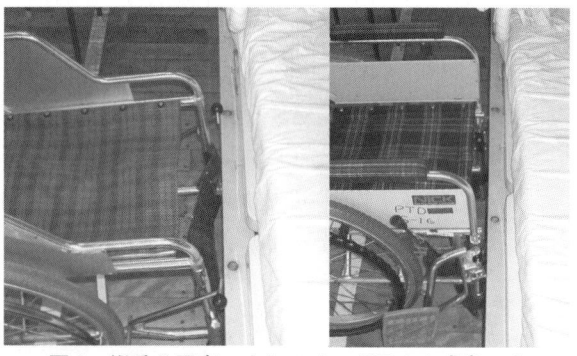

図2. 縦乗り用車いすとスイングアウト式車いす

示します。この症例は、ボードを利用することで移乗動作が自立しました。

2　ボード作製時の注意点

工学センターに開発して頂いたボードを参考に入院患者用のボードを簡易的に作製したので紹介します（図5）。

[1]　板の長さや板の幅の決定

前方移動しやすい手の位置に合わせて長さや幅を決めます。
車いすの幅に合わせてボードに切り込みを入れます。

[2]　板に貼るもの

現在は、厚さ5mmのフェルト製の布を2枚重ねて使用しています。

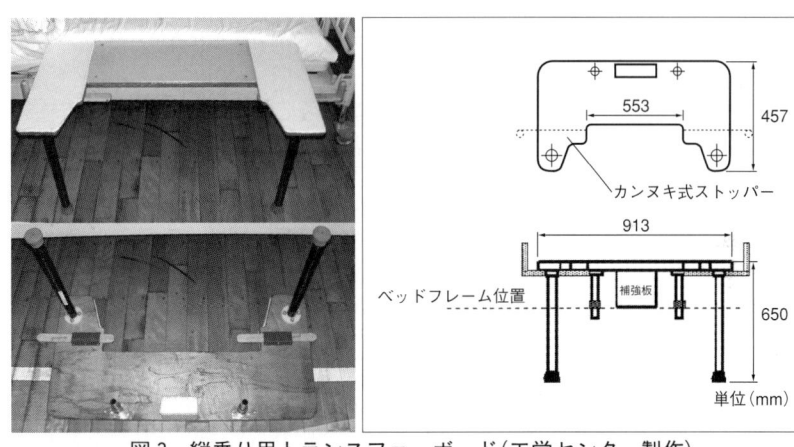

図3．縦乗り用トランスファーボード（工学センター製作）

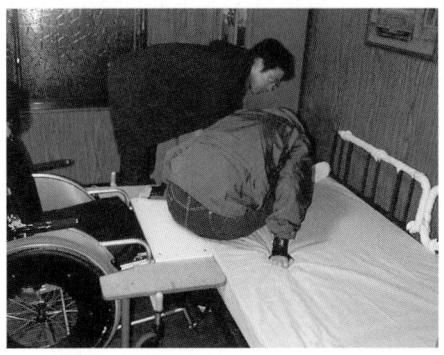

図4．実際のトランスファー場面 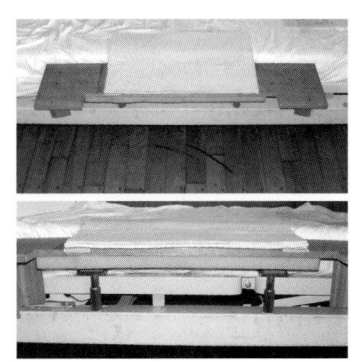　　図5．縦乗り用トランスファーボード（入院患者用）

図6．ベッドとボードの接合部の部品　　図7．ボードの補強方法の例

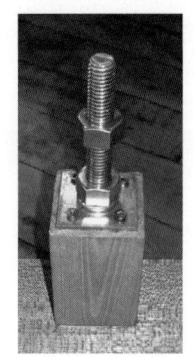

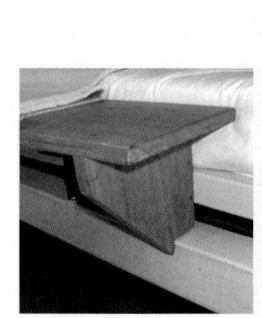

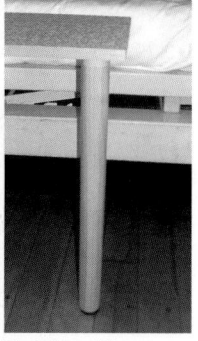

[3]　ベッドとボードの接合部

　ベッド柵の穴を2つ利用してベッドとボードを固定します。ベッドとボードの接合部の部品を図6に示しました。この部品は市販のものを利用しました。
　ベッド柵の穴の幅は、ベッドの種類によって違うので注意が必要です。

[4]　ボード自体の強度をどう保つか

　ボードの強度を保つために、図7に示すように、ボードの両端に支柱を付けたり、ベッドのフレームで荷重を受けるような補強を行っています。

（原田康隆、鈴木康雄、太田一重、小山憲路）

13. 頸髄損傷者に対するシーティングの工夫

●●● はじめに

　健常者は日常、臥位・座位・立位などさまざまな姿勢を必要に応じてとることができます。
　しかし、重度な四肢・体幹筋障害を伴う頸髄損傷者においては、相当な時間座位姿勢でいることが強いられます。また限られた残存筋や骨支持面によって座位のバランスをとらなければならないため、受傷からできるだけ早い段階で各個人に合った車いすでの座位を獲得させてあげることが重要となります。
　障害の状況によって差はありますが、起き上がりや移乗動作などの日常生活動作訓練は、発症からの日数がある程度経過しないと積極的には行えません。しかし、座位保持訓練については比較的早期より取り組めます。頸髄損傷者に限らず、ここで紹介した工夫がさまざまな疾患を原因とする障害者において早期に座位姿勢をとることの重要性を考慮して頂くきっかけとなればと思います。

1　頸髄損傷者の車いす座位

　頸髄損傷者は、四肢・体幹の運動・感覚麻痺を伴うため姿勢保持能力は極めて低くなります。多くの頸髄損傷者では、臀部をやや前方に出し、骨盤を後傾して座位の安定性を得ています。この結果体幹は前傾位（円背）となり、内臓は常に圧迫を受けた状態となります。また重度の体幹筋麻痺のために体幹の側屈（脊柱の側弯）も多くみられます。これは身体の対称性を障害するのみならず、褥瘡の発生や車いすでの活動性を低下させる原因ともなります。

2　シーティングの工夫

　シーティングを行う際には、活動性や介助量、褥瘡の有無などを考慮して日常生活動作に支障が出ないようにしなければなりません。良好な座位姿勢がとれていても、日常生活動作が困難になるようであれば、その姿勢は長く保てません。
　まず初めに座位をとる患者さんの訴えを聞き、現在の座り方を評価するということが重要です。その次に座位姿勢を少しずつ変化させ、その患者さんに適した姿勢をみつけていきます。
＜症例＞
・頸髄損傷四肢麻痺
・受傷後、2ヵ月からアプローチ開始
・運動障害：Zancolliの分類で右C4、左はC5A

右上肢では軽い介助にて肘の屈曲が可能、左上肢では軽い抵抗をかけても肘の屈曲が可能。
・感覚障害：左右ともC6は鈍麻で、C7領域以下は脱失
・座位についての本人の訴え：身体が傾かないようにしたい、車いすをこぎたい

③ 車いす座位評価

[1] 安静時車いす座位

座位保持は、スタンダード車いすを使用すれば30分以上可能ですが、背もたれがないと困難でした。

骨盤は座位の安定性を向上させるため、後傾位であり、坐骨と尾骨により体重を支持していました。脊柱は、右凸の軽度の側弯がみられ、体幹が左側に傾いていました。また骨盤の後傾に伴い、円背傾向でした。肩の位置は、左右が非対称でした。筋のアンバランスにより右肩は挙上位であり、左肩は左側への体幹の傾きにより、やや下制位でした。頭部は正中位より若干左側に傾いていました。骨盤や下肢の関節可動域に著明な制限はありませんでした。

[2] 車いす駆動時の車いす座位

右側に比べ左側の上肢機能がよいために、左側の上肢を主に使う傾向がありました。そのため車いす駆動の際には、左側への体幹の傾き（側弯）の増強がみられました。同時に頭部も左側への傾きが増強され、左側へ体幹が倒れることがしばしばありました。

④ 車いすへの工夫

今後、車いす駆動など活動性が向上すれば、さらに進行すると予想される左側への体幹の傾き（側弯）に対してアプローチを行いました。

[1] 車いす座位保持姿勢の修正

まず骨盤が傾いていないか、臀部が前方に出過ぎていないかなど骨盤の位置を確認しました。骨盤の位置が不適切だと、側弯や円背が増強されるからです。

次に体幹の側屈を徒手的に生理的な位置へ近づくように矯正しました。症例は胸椎部で右凸の軽度の側弯がみられたため、その部分を押さえ、左腋窩に右方向への力を加えました（図1）。それにより体幹の傾きが矯正できたので、徒手的に力を加えた部分にエッジを接着しました（図2）。このエッジは硬いウレタンにて作製し、長さ

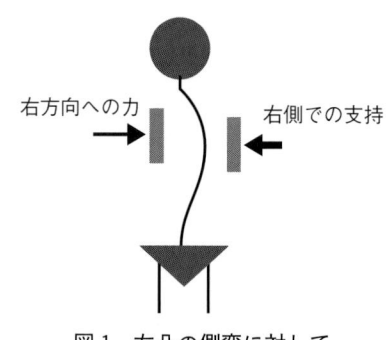

図1. 右凸の側弯に対して

20 cm、幅・奥行きはともに 10 cm です。ウレタンでも柔らかいものであると固定性も耐久性も低くなります。

次に実際の動作を行いエッジの位置を修正していきました。今回は車いす駆動への意欲が高かったため、より駆動しやすいように位置を変化させました。実際に車いす駆動を行い、左のエッジが左上肢の駆動動作を妨げていたので、力を加えた位置から少し下げました。このようにエッジの位置を変える際は大きく変化させるのではなく、座位の安定性を確認しながら少しずつ変化させていきます。

最後にエッジを使用した後、体幹に発赤がないか確認しました。今回は 2 週間経過をみましたが、発赤などはみられませんでした。頸髄損傷者の場合、体幹の感覚が脱失しているため、この確認が重要となります。

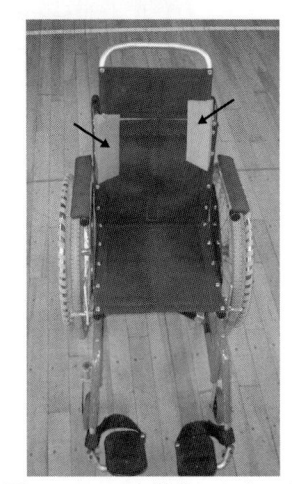

図2．エッジを装着した車いす

[2] 車いす座位姿勢の改善

エッジを挟んだことで座位姿勢に改善がみられました。安静時座位姿勢においては、左側に傾いていた頭部の位置が正中位に保たれるようになりました。

また体幹の左側への傾きが改善されました。アプローチ前は車いす座位をとる際に、必ず骨盤の位置や体幹の傾きを徒手的に矯正していました。アプローチ後は、以前ほど徒手的に矯正しなくても、比較的良座位が保持できるようになりました。

車いす駆動時の座位姿勢においては、左側への体幹の傾きが減少しました。アプローチ前は車いす駆動中に左側に体幹が傾き、それをその都度良座位に矯正していました。アプローチ後は車いす駆動時に座位を徒手的に矯正する回数が減少し、さらに左側へ体幹が傾きが減少した結果、側弯の増強も抑制されました。

[3] 変化への対応

今回は、エッジを使用することで、車いすでの座位姿勢が安静時・車いす駆動時ともに改善されました。しかし現在よりも車いす駆動時間が長くなり、活動性が向上すれば、その都度条件が変化していきます。その変化の時期を見極め、的確に評価し、その都度アプローチしていかなければならないと思います。

●●● おわりに

現在ではシーティングという言葉がよく聞かれるようになり、外国のものが主流ではありますが、車いす座位での姿勢保持を考えた車いすの背もたれやシートクッションが市販されています。それらも活用しながら脊柱変形や褥瘡などの問題が発生する前に、早期から車いすでの良座位姿勢を確保することが重要です。

(山下美紀)

REHABILITATION TECHNOLOGY

14. ロフストランド杖のグリップの改良

●●● はじめに

　不全頸髄損傷者の歩行補助具としてロフストランド杖をよく用いますが、症例によっては手の把持力が弱いため、杖のグリップを握ることができないことがあります。

　この解決策として、杖のグリップ部から手部が離れないようにベルトで固定する工夫もありますが、手部が杖に固定されるために転倒などの場合、とっさに杖を離すことができず危険を伴います。

　そこで今回、握力が不足する場合でも安定して使用でき、患者さん自身が着脱できるような杖のグリップを労災リハビリテーション工学センターの協力のもとで改良しました。

1 対象者

　T. M 氏（44歳）、身長165 cm、体重50 kg、残存機能レベルC5残存 Frankel D、両下肢に強度の痙性を伴っています。
・ASIA：motor score　右27／50、左30／50
　　　　sensory score　右86／112、左92／112

　握力は左右ともに0 kgで、両手指とも伸展（指を伸ばす動作）筋力も低下しています。下肢に装具は使用せず、両側にロフストランド杖を使用し歩行します。

2 改良のポイント

　図1は、労災リハビリテーション工学センターで開発された、杖に手部を固定するために使用していたグラブ式固定具です。

　2カ所のマジックベルトを用いて、杖の把持部に対して握った状態で留め、さらに手首と杖のシャフト部もベルトで留める方式です。この固定方式は装着に介助者の手助けを必要とし、手部を拘束するため危険でもあります。そこで、患者さん自身が着脱できるように杖の改良を行いました。

　改良のポイントは、左右の手部の残存機能を考慮し、改良によって杖の重量が重くならないよう軽量化と手部の保持性に配慮しました。

　具体的には、手部が横から逃げないように把持部の先端

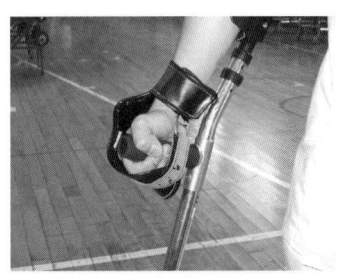

図1．グラブ式固定具

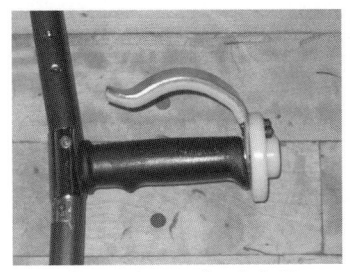

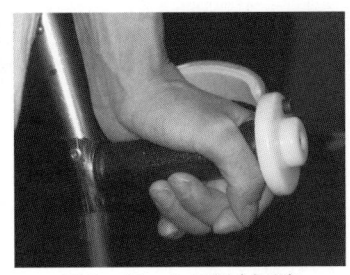

図2．グリップの改良部　　　図3．握った状態（内側）　　　図4．握った状態（外側）

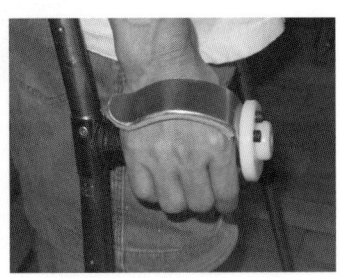

に鍔(つば)を設けました。手甲部ガイドは、アルミ材にフェルトなどの軟質材を貼ったサンドイッチ構造とし、クリップ型のガイドとしました。

　このガイドは、鍔にネジ留めで取り付けられるため、手甲部のサポート性が満たされていない場合にはほかのものと交換できる構造としました。また、手首の位置に対して、ガイドが相対的に動くように把持部の軸回りに回転が可能となる調整機能を設けました（図2、3、4）。

3　臨床評価

　改良した杖は、患者さん自身で把持部に沿って滑らせることで着脱が容易に行うことが可能となりました。

　以前と比べて手部が強く拘束されないため、手部の位置が合っていない場合でも患者さん自身で調整し歩行がしやすくなりました。

　その結果、4点支持での歩行の歩幅が広くなり平地室内での歩行スピードは15m/分となりました。また、階段昇降は16cm段差が可能になり、屋外不整地、傾斜地での歩行も可能となりました（図5）。

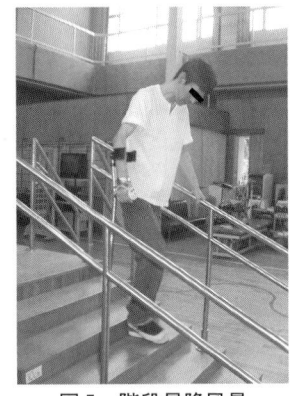

図5．階段昇降風景

4　使用者の感想

＜利点＞
・手首が安定して、歩行訓練をすることができる。
＜欠点＞
・グリップがより太い方が、握りやすくてよい。
・転んだ時にすぐに抜けないことがあった。

＜今後の課題＞
・手甲部ガイドが歩行中に動くことがあるため、止めたい位置で容易に止められる調整機能があるとよい。

●●●**おわりに**
　グリップの改良によって、歩行器のみでしか歩行可能でなかった不全頸髄損傷者がロフストランド杖で歩行できるようになりました。
　そしてリハビリテーション訓練過程で歩行能力が向上し、難易度の高い歩行路に対して意欲的に取り組むようになり、これらの歩行が自立レベルで実現できるようになりました。
（池村友里、小山憲路、太田一重、髙見健二）

REHABILITATION TECHNOLOGY

15. 転倒しにくい歩行器の改良

　松葉杖や杖と違い、歩行器は人が支えなくても倒れません。そのため、松葉杖や杖での歩行が困難な症例でも、歩行器を使用した歩行訓練は可能となることを多く経験します。しかし、歩行器使用の場合でも歩行能力によっては監視なしでは危険な場合があります。筋力低下などによる膝折れや、動揺が激しく歩行器と共倒れになる恐れがある場合に、転倒しにくい歩行器の必要性を感じました。

　通常の4輪型歩行器から主に3点の改良を加えました。

　①通常の歩行器に幅広の台座（幅110 cm・全長120 cm）を取り付けました。これにより歩行器とともに転倒することはありません（図1、2）。

　②大腿部内側を通るベルトを装着することで、膝折れに備えました（図3）。

　③後方へ転倒しかけた際に、下腿部が台座前部の下に入らぬようにウレタンガードを取り付けました（図4-a）。台座の縁が下腿前面に当たると痛みを感じるからです（図4-b）。

　前腕での支持も可能なので、脊髄損傷などによる不全四肢麻痺の歩行訓練にも適応となります。監視しなくても転倒の不安はなくなりました。しかし、この歩行器を使用する場合には、以下の条件を満たすことが必要です。

　①総重量が約27 kgと重いので、下肢筋力低下が著明な場合には使用が困難です。

　②台座が大きいので広い場所でしか使用できません。

　③歩行時の蛇行傾向が強く制御が困難な場合は、ほかの患者さんがいない場合でしか使用できないか、あるいは監視が必要となります。

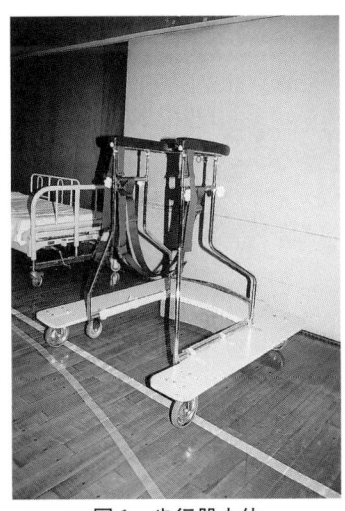

図1. 歩行器本体 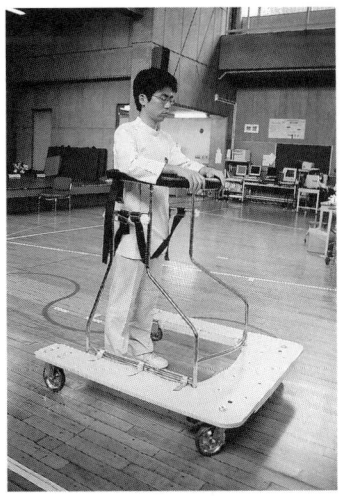　　　図2. 立位　　　図3. 膝折れ

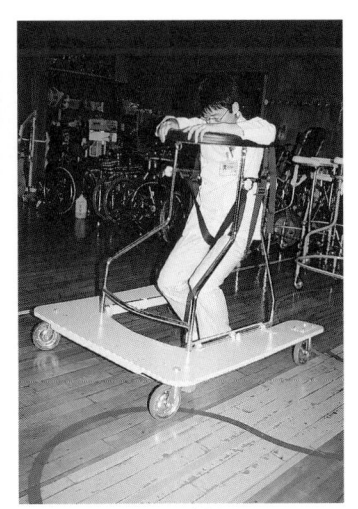

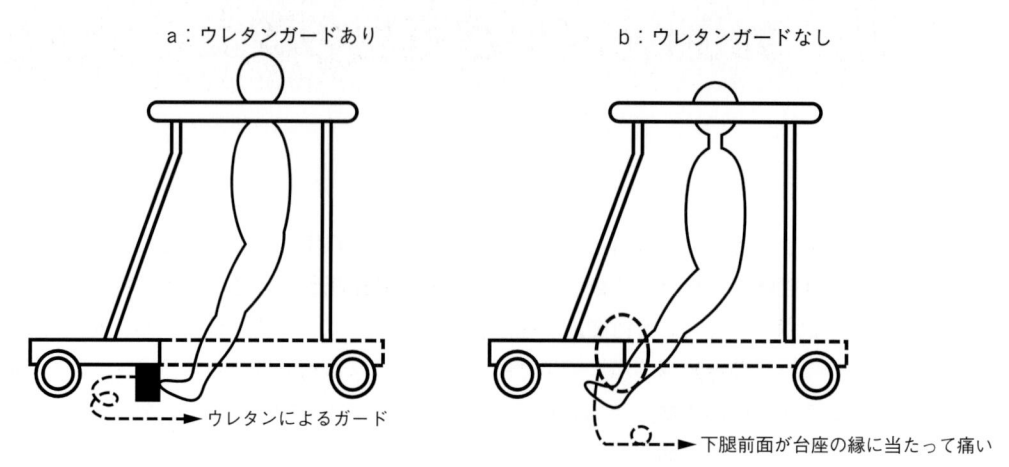

図4．後方へバランスを崩した場合

　このような使用可能な条件下でのみ、この歩行器を使用した訓練を施行することが可能です。

（村瀬正男、鈴木康雄、太田一重、小山憲路、隅谷　政）

REHABILITATION TECHNOLOGY

16. 対面支持による移乗訓練補助装置の紹介

●●●はじめに

　車いすやベッドサイド、自動車などに乗り移る動作は、基本的にプッシュアップ動作の獲得が重要なポイントになります。移乗訓練は、一般にセラピストが乗り移る対象者に対して前方に位置し、対象者がプッシュアップによって殿部を持ち上げ、乗り移る側に体幹の重心を移動させる手法を用います。この場合、前方で対象者の膝を支え、頭部の前傾姿勢をコントロールすることで移動がしやすくなります。

　今回、移乗補助用に試みとして訓練室で使用するタイプとベッドサイドで用いるタイプの移乗補助装置を製作したので紹介します。

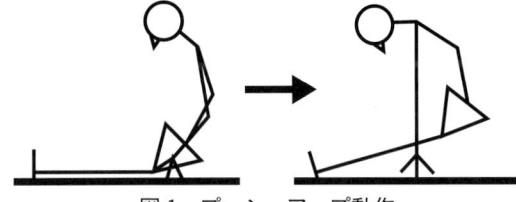

1 プッシュアップ動作と開発の目的

　脊髄損傷になると、手足が麻痺するので移動が困難になります。足が動かない場合両手でお尻を持ち上げることで、ベッドの上や訓練室のマットを移動します。

　このお尻を上げる動作のことを、プッシュアップといいます(図1)。手の長さは、腰から肩までの長さと同じくらいなので、お尻を高く持ち上げるためには、頭や上半身を前に傾け重心を前方に移動して、お尻をより高く上げます。しかし、リハビリ訓練を始めた当初は前後方向のバランスが悪く、前に倒れるのが怖いのでなかなかお尻が上がりません。

　プッシュアップ動作は、脊髄の損傷程度で獲得の困難さや期間が変わりますが、できるだけ早く移動動作が自立するようにセラピストは訓練をします。

　そこで、プッシュアップ動作の練習を開始する頃に、前方で頭部を支えてくれる安定した台があれば安心して訓練ができると考え、移乗訓練補助機器を開発しました。

図1．プッシュアップ動作

2 移乗訓練補助装置(その1)

[1] 対面支持装置

　この装置は、製図用機械であるドラフターに改良を加え、装置全体のコンパクト化を図りま

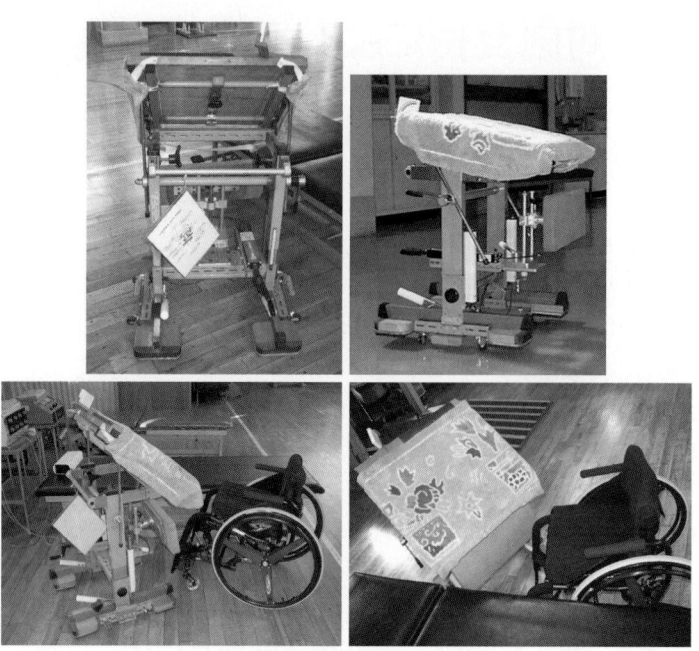

図2．移乗訓練補助装置外観図

した。板面上に連泡スポンジとマットを併用した頭部保護マット、膝押さえパッド、ベースの要素から構成されています（図2）。また、スライド機構や高さ調節パワー・アクチュエーターを取り付けたことで、頭部保護マットの前後方向、上下移動の操作性が向上し、低い位置からの使用にも対応できるようにしました。

[2] 開発過程

❶ 一次試作

製図用機械の1つであるドラフターを改良しました。
・移乗対象者を考慮したサイズに変更。
・頭部保護マットは、板面上に連泡スポンジとマットを併用した構造。
・膝押さえは、位置調整が可能であるアングル材とウレタンの構成。
・ベースは裏面に滑り止めゴムを用いました。

❷ 二次試作

・板にスライド機構を加え、傾き調整の保持のために板面に取手を設置。
・マット交換ができるようにゴムバンドによる固定方法を採用。
・頭部保護マットの前後方向の移動用に調整ネジを設置。

❸ 三次試作

・上下スライド部を150 mm切断し、低い位置にも対応できる設定としました。
・板面が水平位置になるように、前後移動の調整ネジを横位置に変更。
・板面の傾きの確認のため、角度計を設置しました。
・膝押さえの位置決め調整の自由度を増やしました。

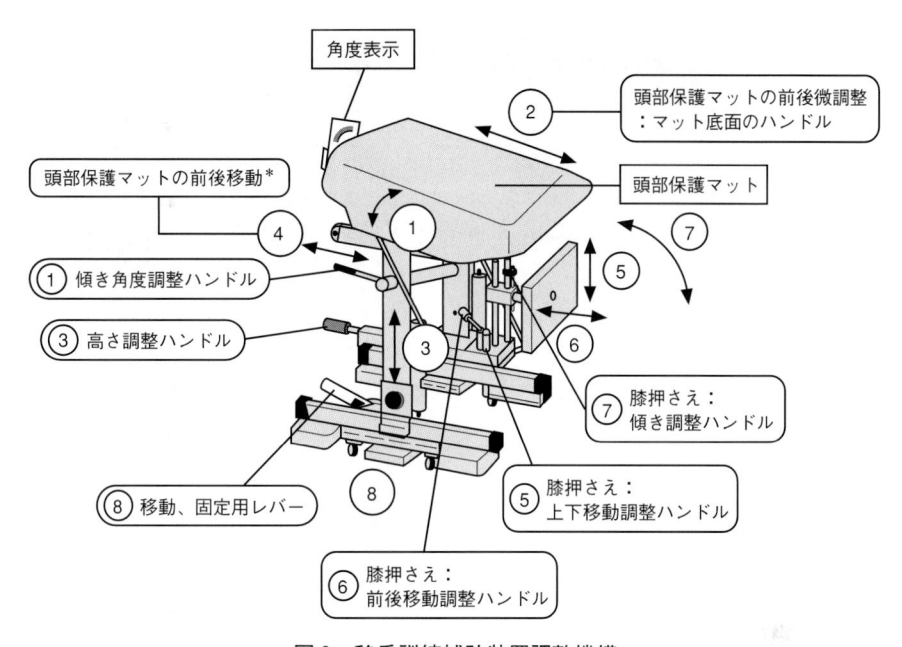

図3. 移乗訓練補助装置調整機構
＊支柱両側のハンドルと傾き角度調整ハンドルを緩めた後、移動。

❹ 四次試作
・支柱の幅を100 mm切断し、装置全体をコンパクトにしました。
・頭部保護マットの上下移動が滑らかに操作できる油圧方式パワー・アクチュエーターを設置（可動距離150 mm）。
・装置の移動が楽にできるようにベース部に可倒式キャスター機構を設置。

❺ 五次試作
・膝押さえ部の位置決め機構の強度と操作性を高めました。
・送りネジによる縦型ステージ製作。

[3] 装置の特徴

装置の調整機構詳細図を示します（図3）。

装置の特徴として、①装置は安定した重量があり、プッシュアップ動作で上半身を前方に倒しても十分支持することができます。②プッシュアップ動作の練習中に前方転倒の危険性がある場合は、頭部保護マット面を広く設定しているので、身体が左右上下に流れても安全に練習できます。③利用者の体型や座位バランスの状態に合わせて、台の高さや支持面の角度などを三次元的に細かく調整できます。そして、移乗動作訓練の進行度に応じて、設定を変えて練習できます。

試作を重ねて、リハビリ訓練の場面で脊髄損傷の方に使用しました（図4）。

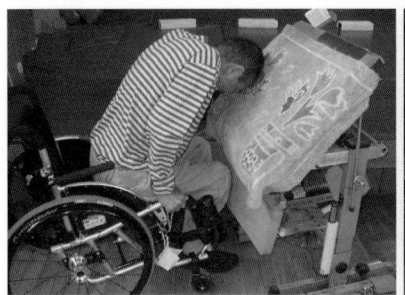

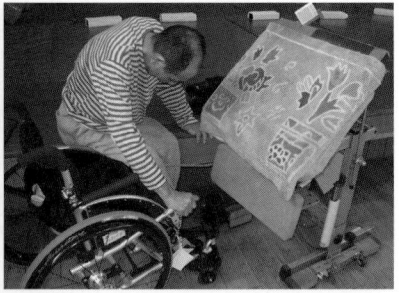

図4. 移乗訓練

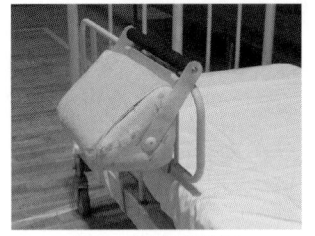

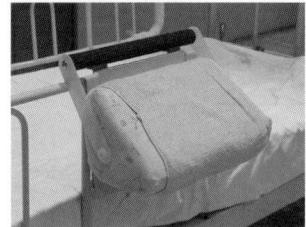

図5. 簡易型装置 図6. 回転式三角マット

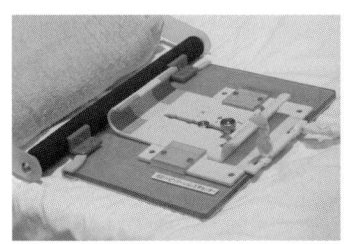

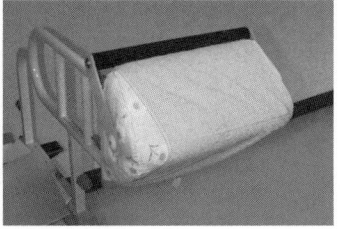

図7. 簡易型装置調整機構

3　移乗訓練補助装置（その2）

[1]　対面支持装置簡易型の開発

　ベッドサイドで側方アプローチを行う際に、ベッド柵などを利用する場合があります。病院のベッドは入院している患者さんにとっては生活の場であるため、大型の移乗補助機器を使用するには、場所が狭いとか重いので動かすのが難しいといった、いくつかの制約が発生します。特に、日常の看護の妨げにならないように、装置の着脱が簡単にできる形状および安全性を十分に考慮する必要がありました。我々は、この問題を解決するため、次の試作としてベッド柵の取り付け穴を用いたリンク可動式の支持装置を試作しました。

[2]　三角マットの工夫

　リンク機構よりさらに検討を重ねた結果、ベッド柵に固定して使用する、シンプルな三角形状マットの製作を進めました（図5）。三角マットは回転し、頭部を支持する角度が変えられま

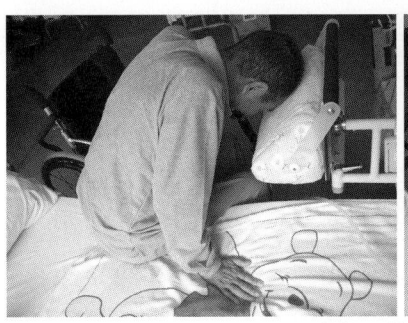

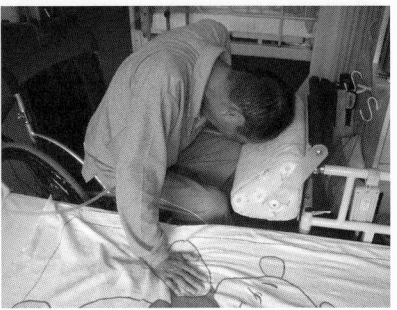

図8. 移乗訓練

す（図6）。
　このマットは取り付けに際して、日常の看護の妨げにならないように寸法、素材を選択しました。就寝時には足を伸ばせるように、妨げとなる三角マット部分をカットした設計としました。ベッド柵に固定するプレートはプラスチックを使い、取り付け位置を微調整できるように板は二重で、上下のフックでベッド柵に固定します（図7）。病院で利用しているベッドであれば、ほとんどのタイプに固定して移動動作を練習できます（図8）。

4　移乗訓練補助装置の適応

　今回、試作した対面式移乗訓練補助装置について、どんな状態の人に使用するとよいのかを考えてみます。
　脊髄損傷になられた患者さんは、そのほとんどの場合足が動きません。脊髄の損傷度（損傷高位）に応じて、座位バランス能力は障害されます。その評価には、ストークマンデビル方式（鷹野改）を用います。これは、座位バランスを正常からゼロまでの6段階で表します。この評価でいうと、Poor：可またはFair：良から始めるとよいでしょう。
　座位がとれてもプッシュアップ動作が不安定な場合、前方で頭部を支えることができたら、転倒の不安を少しでも減らすことができます。それによって、腕の力を最大限発揮してプッシュアップ動作を練習できることでしょう。損傷高位については、上限としてはC6レベルです。移動動作が実用的になる高位と考えます。

●●●●おわりに

　プッシュアップ動作は、移乗動作の基本となる重要な動作です。これを獲得するためには、座位バランスや残された筋肉の力を十分強化する必要があります。リハビリ訓練では、比較的初期の段階でこれを練習します。失敗すれば転倒する危険があり、慎重に練習します。恐怖心が強ければ練習に時間がかかり、入院期間はその分長くなります。ここで、対面式移乗訓練補助装置を利用することで不安や危険が少なくなり、早期の移乗動作の自立も可能となります。
　今後はより軽量化・簡便化を図り、幅広く臨床で利用できるように改良したいと思います。
　　　　　　　　　　（横井克佳、前田朋子、太田一重、小山憲路、鈴木康雄、堀　香代子）

REHABILITATION TECHNOLOGY

17 ROHOクッションの空気圧と座圧との関係

●●● はじめに

　ROHOクッションはエアーセル構造で体圧分散に優れ、軽量であることや耐久性のよさ、失禁時の取り扱いが簡便であるなどの利点が知られ、中部労災病院でも1980年代から脊髄損傷の患者さんに多く処方されています。しかしバランスが悪い、空気圧の調整がわかりにくいなどの欠点もあり、特にクッション内の空気圧調整については、患者さんが車いすに乗った状態では「坐骨結節とクッションの底の間で指先が1cm動く程度（坐骨結節とクッション底部が2～3cm）」という取り扱い説明書の方法ではつぶれたセルのゴムなどのためにわかりにくく、また四肢麻痺の患者さんでは坐骨部に指を入れることが難しいものです。

　そこで今回我々は、ROHOクッションについてクッション内空気圧の違いによって座面の圧力や分散がどう変化するのか、また測定方法について健常成人を対象として検討したので報告します。

● ワンポイント　脊髄損傷者の褥瘡

　褥瘡は骨突出部へ圧力・張力・摩擦・剪断力が作用することによる皮膚と皮下組織の阻血性壊死です。物理的な圧迫では皮膚毛細血管圧を超える圧力が加わると虚血となり、変性します。圧力の大きさと加圧時間の間には相関関係があり、強い圧力では短時間で、弱い圧力でも長時間の圧迫では褥瘡発生の危険性があります。脊髄損傷者に限らず、脳卒中、神経疾患、高齢などによって身体的・精神的に活動性の低下した場合に生じやすい症状です。脊髄損傷者では、運動および知覚麻痺や麻痺域の筋萎縮による骨の突出、内的要因としての皮膚微小循環の乱れなどにより麻痺領域に褥瘡を生じやすいとされます。労災データベースによれば脊髄損傷者の褥瘡の好発部位は仙骨部が圧倒的に多いようです。仙骨部の褥瘡は急性期の安静固定や合併症の治療など仰臥位を強いられる時期にできやすいといわれます。次いで踵部、坐骨部と続きます。坐骨部の褥瘡は車いすで日常生活を送る脊髄損傷者で多くみられ、難治性となりやすく、観血的治療を行っても退院後に再度褥瘡を形成する頻度が高いとされています。また、褥瘡部にはMRSAなどの感染が合併しやすいことが難治性、治癒遅延の原因として問題になっています。

　また褥瘡は短期間で生じやすいのですが、その治癒には観血的治療・保存的治療ともに長期間を要するため、本人および家族の苦痛、時間・社会および経済的損失などは計り知れないものです。社会復帰を果たす前の入院中には褥瘡の治療のためにリハビリテーションが円滑に進まず社会復帰を遅らせ、社会復帰した後でも治療のために入院を必要とし社会生活を継続することができない、などは頻繁に経験するところです。このため、褥瘡に対しては予防対策に優る治療方法はないとして、ブレーデンスケールに代表される褥瘡発

生予測アセスメントスケールが開発され、また圧力の分散を目的とした車いす用クッションやマットレスが、多数開発、販売されています。しかし、優れたクッションであっても褥瘡防止のためには定期的な除圧は必要です。

褥瘡は原因が明確であり、その予防のための教育研究も進められていながら、発生が後を絶たない重大な合併症です。

● ワンポイント　車いす用クッション

日常生活を車いすで送ることの多い脊髄損傷者にとっての車いすには、長時間快適な座位を保ち、上肢の機能を十分に活用できる安定性が求められます。特にいまだ脊髄損傷者の再入院の原因の多くを占める褥瘡の予防は大きな課題です。脊髄損傷者では筋萎縮と骨の突出のために座位で坐骨部にかかる圧力は健常者よりも明らかに高く、除圧・減圧を目的として多数販売されている車いすクッションからそれぞれ個人に合ったクッションを選択することは重要な問題です。そのため、各施設で圧力の測定がなされ検討されています。褥瘡の原因は圧力だけではありませんが、剪断力の測定は難しいのが現状です。

車いすクッションは大別して、①ウレタンフォームクッション、②エアークッション、③ゲルクッション、④コンビネーション、⑤その他の特殊タイプ、があります。中でもエアークッションは圧力分散効果が高いとされています。

1　対象と方法

対象は BMI≧20〜＜24（普通）に該当する健康な成人4名（男性2名、女性2名）、平均年齢28.25±3.6歳としました。

2　測定機器

車いすは標準型車いすとし、クッションは ROHO ワンバルブ、ハイタイプ10 cm（図1）としました。座面圧力測定には測定①でニッタ社製体圧分布測定装置 Tecscan Pressure Measurement System の BIG-MAT シートを使用しました（図2）。シートはクッションに合わせて40 cm×37 cm にカットしました。この時のセンサー数は1,480個でした。測定②ではターレー社製の skinpressure evaluater SD 500 を使用しました（図3）。センサーは直径約10 cmでした。

クッション内の空気圧測定には測定①、②とも小型圧力センサー（共和産業㈱/歪みゲージ式小型圧力センサー PS-2 KB：最大2 kgf/cm²）を使用しました（図4）。

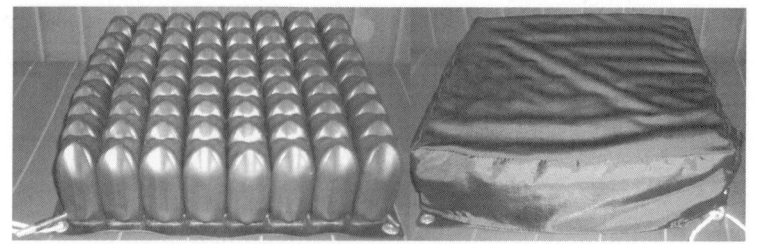

図1. ROHO クッション

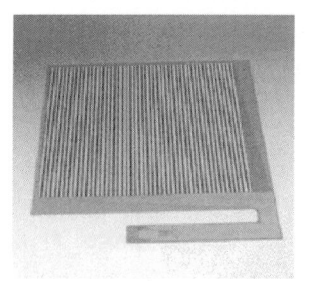

図2. BIG-MAT シート

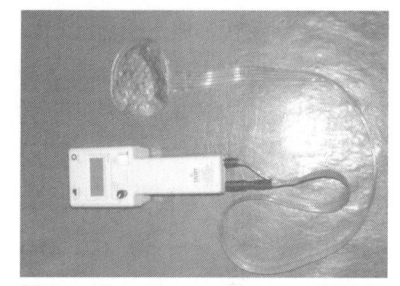

図3. skinpressure evaluater SD 500

圧力センサー

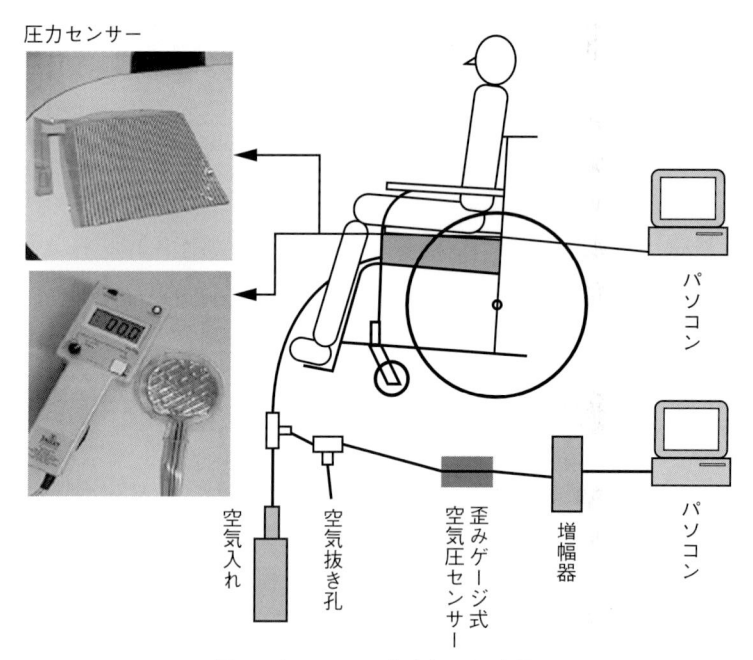

パソコン

パソコン

空気入れ
空気抜き孔
歪みゲージ式空気圧センサー
増幅器

図4. クッション内空気圧測定器

3 測定方法

　測定開始時は車いす上のクッションがアーチ型になるまで空気を入れ、被検者には前方の目印を見るように指示しました。
　測定①では準備したクッションの上にセンサーシートを置いて着座し、空気圧を約 100 mmH$_2$O ずつ減少させ、その時の体圧分布と空気圧を測定しました。
　測定②では測定器を 2 つ使用し、両坐骨部に当てて準備したクッションの上に着座しました。空気圧を約 100 mmH$_2$O ずつ減少させ、その時の空気圧と座圧を測定しました。同じ空気圧でセンサーを当て直し測定を 3 回繰り返しました。

4 解析方法

　測定①では、各々の平均値について坐骨を中心とする 9 cm×9 cm（センサー数 81 個）の圧力の平均値から、マット全体の平均値を差し引きます（以下、この値を等圧差とする）。左右差を考慮して、坐骨の値は左右の平均としました。この値がより小さい方が坐骨部の分散がよいものとしました。
　測定②では各々の空気圧について 3 回測定し平均値を求めました。
　測定①、②とも各々の等圧差または座圧と空気圧の関係について相関を求め、等圧差または座圧の最低値を示す空気圧については平均値を求めました。
　圧力の単位はすべて Pa に換算しました。

●一口メモ　国際単位系（SI）、圧力の換算

　近代的な社会を迎える間に極めて多くの単位が必要となり、同じメートル法でもいくつかの単位系に分かれ、国や専門分野によってそれぞれ異なる単位系を使うようになってきました。そうした複数の単位を合理的なものに整理しようということから、ここに「1 つの量に 1 つの単位」として登場したのが SI（国際単位系）です。しかし、馴染みのある単位を変更しようというのは容易なことではなく、これまで馴染みのある kgf/cm^2、mmH$_2$O、mmHg は Pa や N/m^2 あるいは bar に変更しなければなりません。論文を読んでいてもいろいろな単位があって混乱するので、圧力の換算をしてみました。参考にしてください。

$$1\ \text{kPa} = 1000\ \text{Pa}\ (*1\ \text{Pa} = 1\ \text{N/m}^2)$$
$$= 0.001\ \text{MPa}$$
$$= 0.010972\ \text{kgf/cm}^2$$

5 結果

[1] 測定①

　等圧差と空気圧との関係を体重比で図5に示しました。測定開始から最低値までで、空気圧が高いほど等圧差も上昇する傾向を示しました（相関係数R＝被検者1：0.958、被検者2：0.965、被検者3：0.979、被検者4：0.957、全被検者$P<0.01$）。坐骨が底づきをした点からは等圧差と空気圧との関係は逆の傾向を示しました。等圧差が最も低い空気圧は平均1.94±0.46 kPaでした。但し、測定の連続性はないので正確な最低値ではありません。
　グラフのパターンは類似した傾向を示しましたが、等圧差の値は各個人間でばらつきがみられました。

[2] 測定②

　座圧と空気圧の関係を体重比で図6に示しました。測定開始から最低値までで、空気圧が高いほど座圧も上昇する傾向を示しました（相関係数R＝被検者1：0.924、被検者2：0.995、被検者3：0.980、被検者4：0.954、全被検者$P<0.01$）。坐骨が底づきした点からは座圧と空気圧との関係は逆の傾向を示しました。最も低い座圧は体重比で平均115.00±20.49 Pa（実測値：6.28±0.78 kPa）を示しました。また、この時の空気圧は平均2.75±0.26 kPaでした。但し、測定の連続性はないので正確な最低値ではありません。
　グラフのパターンはおおよそ類似した傾向を示しましたが、測定①と比べてパターンにばらつきがあり、座圧の値も各個人間でばらつきがみられました。

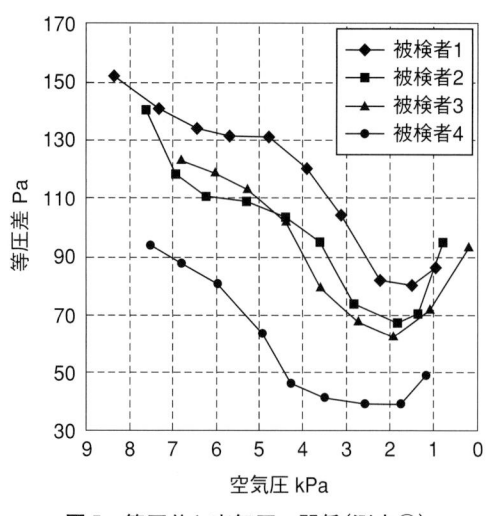

図5．等圧差と空気圧の関係（測定①） 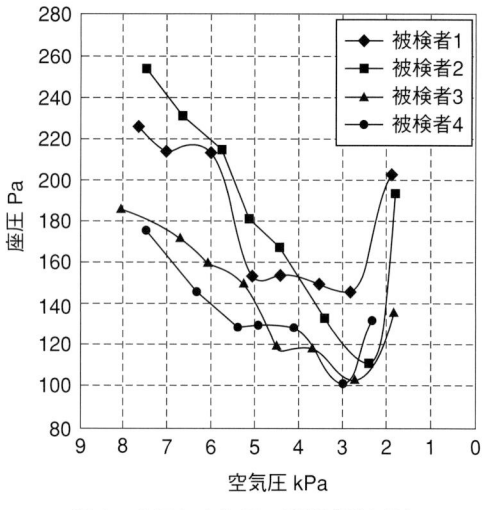　　図6．座圧と空気圧の関係（測定②）

6 考　察

　褥瘡の原因となる外力は垂直圧力と剪断力、摩擦とがありますが、剪断力は測定が困難であるため今回は垂直圧力、静止時においての測定としました。

　今回の研究からクッション内空気圧と座圧・分散の間には強い関係があるため、高い空気圧では接触面積を広くして圧力を分散するクッションの機能がいかせず圧力の集中が起こることがわかりました。しかし、測定①、②ともに結果を体重比で表してもパターンは似ているものの個人間の差が出ました。これは、骨の形態や筋肉の厚みなどの相違、性別の違い、クッション内空気の不均等などの影響があるものと思われました。空気の圧力は非常に小さく上体の微妙な動きを反映することや、クッション内で空気が流動するため、空気を均等にすることが困難で、調整のため測定にも時間がかかりました。また測定②においては、センサーパッドに空気を送り込むため身体の傾きが出ることを考慮して両坐骨部にセンサーを挿入しましたが、測定①に比べてパターンにばらつきが出ました。原因としてセンサーパッドを当て直す際にクッションセルの凹部に当たるか凸部に当たるかの違いが考えられました。

　今回の測定では、最も分散がよいと思われる最低値は各々の被検者において測定②よりも測定①で低い空気圧の時測定されました（測定②の方が底づきが早かった）。この原因としては測定②で用いたセンサーパッドは約10 cmと小さく、空気が抜けて沈み込んだセル内に入り込んでしまうこと、測定①のBIG-MATは1枚の伸張性のないセンサーシートであるため張力が働いたことが考えられました。

　藤井らは座圧を76.4 mmHgまで減ずれば、3時間は座り続けることが可能であるとしており、今回は測定②で、個人差があるもののおよそ5～6 kPa以下の空気圧（底づきまでの範囲）ではこの許容域に入っていました。しかしながら、今回は健常人の測定ですから、筋肉が萎縮し、骨の突出した脊髄損傷者ではより高い圧になることが予想されます。これらのことを考慮して実際に脊髄損傷者の測定をするにあたって、より臨床的な方法を検討したいと思います。

●●●おわりに

　現在は空気圧の調整についても多数の研究がなされ、平井らはエアークッションの調節として、大気圧に等しくしたクッションに着座させ、約2秒間空気を抜く方法が静止位での座面圧力上、適当であると報告しています。脊髄損傷者の多くには入院中に褥創予防のための教育が医療スタッフからなされ、エアークッションが処方された患者さんは、空気の調節方法について指導を受けています。また、現在は空気調節方法についてのビデオがクッションについています。しかし、患者さんや家族、医療者が指を入れてみても「このぐらいかな」という感覚がわかりにくく、座圧が簡単に計測できないだけに、医療者個人によって指導されている空気量はややまちまちの現状です。また、エアークッションはROHOクッション以外も商品化されており、ROHOクッションも1バルブだけでなく2バルブ、4バルブなどバラエティに富んだものが開発されているので、より複雑です。エアークッションの空気調節については「だいたいこれぐらいか」という大まかな指標化ができないか、またはその程度の調節で十分なの

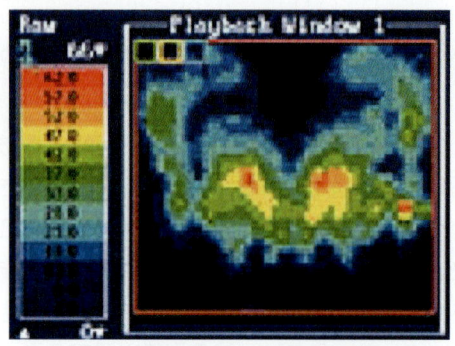

図7. BIG-MAT の座圧表示例

か、それでは不十分で脊髄損傷者個々についてシーティングクリニックなどでの定期的なチェック、教育が必要なのか、さらに検討が必要です。しかし、脊髄損傷者の中には十分な教育なしにエアークッションを購入し、空気をパンパンに入れ、除圧の必要もないと信じて使用しているケースもあり、また高価な除圧用具の効果を期待し過ぎることもあります。今回の研究で使用したBIG-MATのように視覚的に患者さんを教育することのできるシステムは非常に有用と考えます(図7)。高価でありどこでも設置、計測できるシステムではありませんが、脊髄損傷者を多く受け入れる病院やセンターでは是非、シーティングクリニックを開設してほしいと思うところです。

　最近は多種多様なクッションが販売されていますが、どこがどう違うのか、患者のみならず医療者も各々のクッションの評価ができず選定に難渋します。安定性や圧力分散などの各方向から客観的にクッションを評価し、その情報を公開することが必要でしょう。また、圧力以外の褥瘡の原因とされる剪断力、摩擦力、血流などや褥瘡発生に深くかかわる車いすそのものとの関係、動的な要素についてもリハビリ工学を専門とするエンジニアと連携しての研究開発が必要です。

（原田久美、笠原富美雄、鈴木康雄、江口雅之、
　原田康隆、山中武彦、森本正治、隅谷　政）

18. 脊髄損傷者の移乗動作を補助する膝固定装具

　脊髄損傷者の膝関節を固定することができれば、ベッドから車いすへの移乗や、そのほかの身体の移動を必要とする場合に、自分1人で、足先と両手を支点にして身体を移動させることができると考えられます。

　これを実現するために、膝関節部に常時着用しても邪魔にならない軽量な柔軟装具の開発を目指しました。柔軟な中空カフを膝の内外側面に装着して、膝屈曲が自由に行える状態を常時保ちながら、身体の移動が必要な場合には手動の小型ポンプで両側面の中空袋の空気圧を上げて、膝部を伸展状態または所定の屈曲状態に保持する方式を考案・試作しました（図1）。これにより、両脚が腰を支点にして棒状になるため、足先と両手を支点にしての身体の移動が比較的容易に実現できます。本体の重量は、手動ポンプ部を含めて78gと軽量です。

　実際に脊髄損傷者を被験者として効果を確認しました。被験者からは、「軽量・小型で常時着用できることのメリットが大きい方式ですが、関節部を強く締めつけずに膝関節を固定する力を生成させることが望ましい」とのコメントを得ました。

　これを解決するには、空気袋を外側に膨張させる方式や、プラスチック粒を入れたゴム袋を真空吸引することで粒が互いに凝固して関節拘束力を負担できるParticle Consolidation方式などについて、引き続いて検討を進める必要があります。

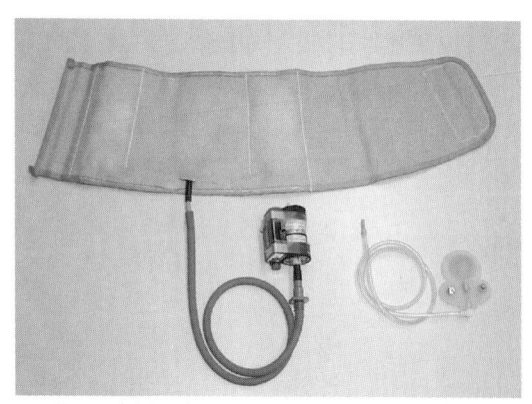

図1. 脊髄損傷者の移動補助用の膝固定装具

（森本正治、太田一重、小山憲路、鈴木康雄、元田英一、松尾清美）

REHABILITATION TECHNOLOGY

19. 足こぎ車いす

●●● はじめに——車いすは腕で動かすのが常識？？

　車いすは脚の不自由な人が腕を用いて動かすというのが一般的な常識です。しかし車いすを使用している人のすべてが脚が使えないのでしょうか。麻痺の患者さん、高齢者の方で立ち上がったり、歩いたりすることができなくても、膝の屈伸程度なら可能な人はたくさんいらっしゃいます。また歩けるけれども、長くは歩けない、歩けるが転びそうで危ない方も車いすを使用しています。そのような方は、車いすを自分の腕で動かすか、ほかの人に押してもらうかしますが、どちらにしても自分の脚を使うことはありません。使わなければ脚の力は落ちますます歩行ができなくなるという悪循環になります。みすみす動く脚を使わない手はありません。

　高齢で下肢の力が弱って歩行が困難な場合、転倒の危険がある場合は車いすが使用されます。しかし高齢者が上肢で車いすを駆動することは負担が大きいため、自力で駆動するのは室内に限られ、外出の際は家族に押してもらうか、電動車いすを使うことが多いと思われます。その結果、運動不足による心肺機能の低下と下肢の筋、骨の廃用性萎縮が起き、ますます歩行が困難となり、寝たきりをつくる原因ともなります。

1　下肢で動かす車いすを

　そこで、足でこいで動かす車いすを試作しました（図1）。車いすは通常の車いすを改良しました。自転車のように交互に下肢を動かして駆動する方法は運動が複雑になり、コントロールが難しく、特に片麻痺の患者さんには使えません、また車いすの構造が複雑になり重くなります。そこで両下肢を揃えて、膝関節の屈曲伸展でフットレストと兼用となるペダルを動かし、その動きをチェーンまたはロッドによって片方の車輪に伝える構造にしました（図2）。片方の前輪に付けたL字形のハンドルで方向を変えます。脚の力の弱い人でも駆動が可能なように、平地ならば下肢の重量だけでも前進できるようにしました。また通常の車いすのように上肢で駆動することもできます。後退はギアをニュートラルの位置にして、通常の車いすと同じようにして両手で行います。後退は通常狭いところ（トイレ、ベッドサイド、エレベーターなど）で必要になりますが、その場合の移動距離はわずかですから手で動かすことの負担は大きくありません。

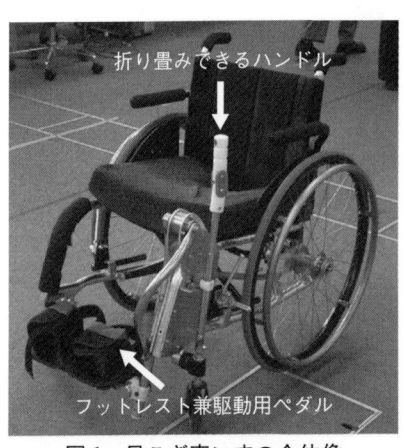

図1. 足こぎ車いすの全体像
（折り畳みできるハンドル／フットレスト兼駆動用ペダル）

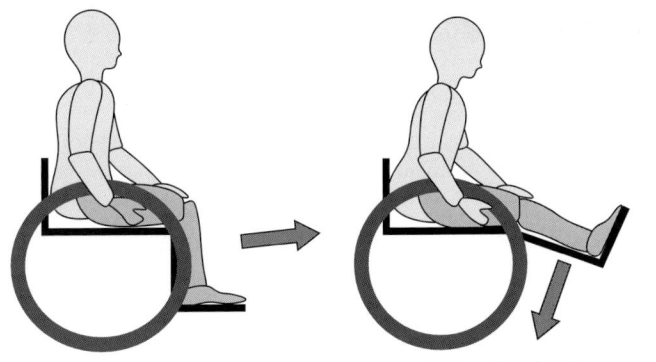

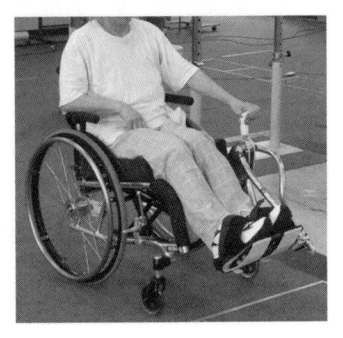

図2. 動作原理
膝の屈伸動作だけで前進します。

図3. 駆動方法による酸素消費量の違い(ml/min/kg)
下肢駆動は上肢駆動に比べて酸素消費量は約2/3で、歩行とほとんど変わりありませんでした。

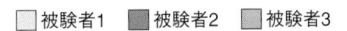

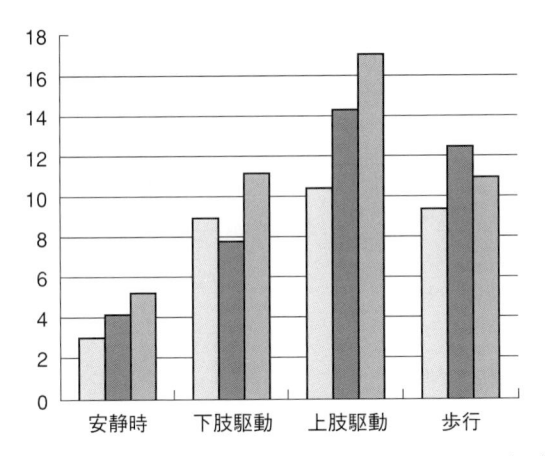

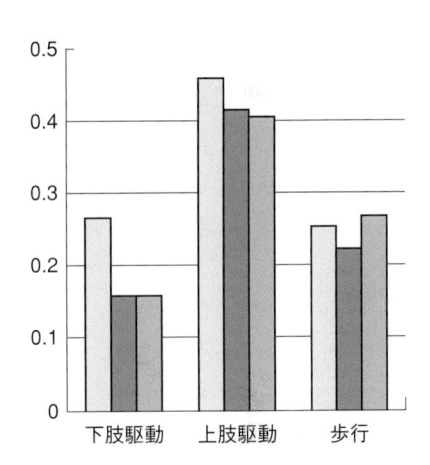

図4. 駆動方法によるPCIの違い(bts/m)
下肢駆動のPCIは上肢駆動の半分、歩行とほとんど変わりませんでした。

2 下肢駆動の車いすの移動効率は？

　この車いすの運動負荷のレベルをみるために、健常者3名(35～53歳)を対象にして、同一の車いすで、上肢駆動、下肢駆動で1周30 mのコースを通常の歩行のスピード(60～70 m/s)でそれぞれ5周(150 m)し、physiological cost index(PCI)と酸素消費量を測定しました。酸素消費量は上肢駆動で平均13.9 ml/min/kg、下肢駆動で9.39 ml/min/kgであり、下肢駆動は上肢駆動の1.5倍近くエネルギー効率が良好でした(図3)。PCIは上肢駆動の時は平均0.431 bts/m、下肢駆動で0.230 bts/m、歩行で0.245 bts/mであり、下肢駆動では心拍数に対する影響は歩行と同程度でした(図4)。このように、本車いすの心肺機能に対する負担は通常の手で駆動する方法に比べて約半分であるため、車いすでの散歩が楽に可能で、高齢者の運

動療法としても最適です。また不全麻痺の患者さんの筋力訓練にも応用できます。

3 実用性は？

　麻痺の患者さんに対するこの車いすの実用性をみるため、頸髄不全損傷の患者さん5名を対象に、上肢駆動、下肢駆動での速度を調べました。いつも行っている方法で20mの直線コースを最大速度で通常の車いすを駆動してもらった後で、下肢駆動の車いすを使用して同様に最大速度で駆動してもらいその速度の差をみました（図5）。

　頸髄不全損傷の患者さんの20m走行の結果は以下のとおりです。

- 症例1：45歳男性、C4頸髄不全損傷、いつもは上肢で車いすを駆動、その速度は0.37 m/s、下肢駆動では0.71 m/sになりました（図6）。
- 症例2：50歳女性、C5頸髄不全損傷、上肢は車いすの駆動にはまったく使用できず、両下肢で床を蹴って車いすを駆動していました。その速度は0.53 m/sでした。下肢駆動では0.95 m/sになりました。
- 症例3：58歳男性、C4頸髄不全損傷。歩行は不能。車いすの駆動は上肢では実用的でなく、通常介護者が押して移動していました。上肢駆動は測定不能。下肢駆動で0.80 m/sでした。

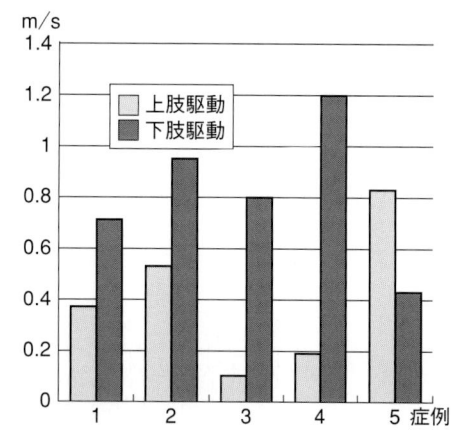

図5．下肢駆動と上肢駆動の速度の違い
症例5以外は下肢駆動は上肢駆動の数倍の速度でした。

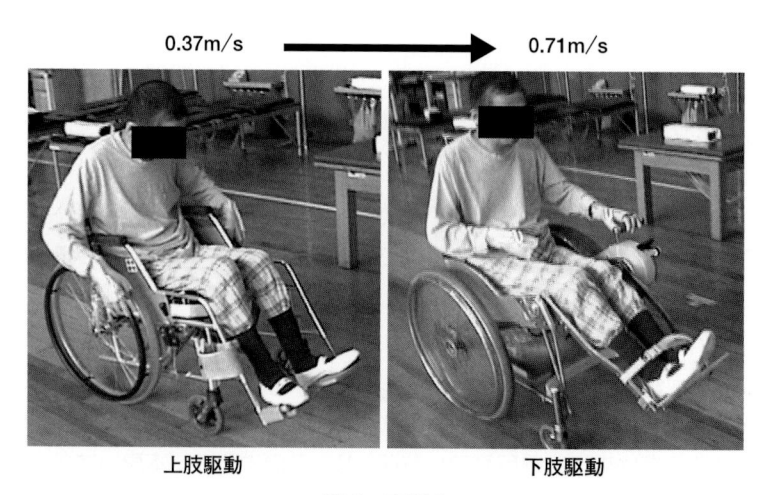

図6．症例1

・症例4：上肢駆動0.19 m/s、下肢駆動1.2 m/sでした。
・症例5：20歳女性、C3頸髄不全損傷。右半身優位の麻痺で片松葉で歩行が可能ですが実用レベルでなく、通常、左手で車輪を回し、左下肢で床を蹴って走行していました。速度は0.83 m/sでした。両下肢駆動では右下肢の痙性が強いためか、速度は0.43 m/sと却って遅くなりました。

●●● おわりに

　症例5以外、移動速度は2〜6倍もの向上がみられました。症例5では患側の痙性が強く駆動の妨げになっていたことが原因です。片麻痺用には健側だけで駆動できるように改良が必要と思われます。

　車いすは上肢で動かすという常識を覆すこの下肢駆動の車いすは、実用化までに改良しなければならない点が多数存在しますが、麻痺の患者さん、高齢者に新しい可能性をもたらすものと信じます。

（元田英一、太田一重、小山憲路）

REHABILITATION TECHNOLOGY

20. 車いす用手袋と駆動方法と使い方

●●●はじめに

　残存レベルがＣ５～Ｃ７の頸髄損傷者（以下：頸損者）で手動車いすを使用している人は、ハンドリムやタイヤをしっかり手で握って操作できないため、上肢の力が入りやすい部分をハンドリムやタイヤに押しつけて駆動します。また、発汗がないため、素手でハンドリムを駆動しようとしても、滑って力が伝わり難いので、手とハンドリム間の摩擦を得るため、ハンドリムにゴムなどをコーティングしたり、巻いて使用していることが多いようです。上肢筋力の弱い頸損者の車いすは、軽く製作したいのですが、このコーティングが車いすの重量を増す原因の１つとなっています。また、素手で駆動すると図１のような傷をつくりやすいものです。したがって、手を保護すると同時に、手動車いすを効率よく操作するため、手とハンドリムとの摩擦抵抗を大きくする手袋が要求されるのです。

　そこで、手の保護と駆動効率をよくする手袋を試作し、数名の頸損者の試用評価から得た知見について、頸損者の残存レベル別の駆動方法と駆動方法に応じた手袋のタイプについて報告します。

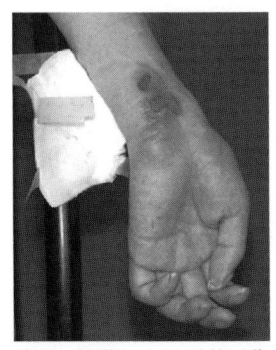

図１．駆動による手首の傷

1　頸損者用手袋試作の流れ

［１］　試作以前の手袋の状況

　総合せき損センターでは、頸損者が車いす駆動や移乗動作訓練を開始する時には、台所で使用するゴム手袋を訓練用として使っていました。この手袋は300円前後と安価で、訓練用としてはよいのですが、外出の機会が増えると「この手袋は服に合わない」などの意見が出てくるようになります。また、着脱を自分でできるようにしたいという要望も多くなってきます。

［２］　第一次試作の試用評価

　ネオプレーンゴムの滑り止め加工をしたものは、材質が柔らかく、肌触りのよさやハンドリムと手袋間の摩擦抵抗は適度に得られました。しかし、満足できる結果ではなかったため、駆動場所を知る目的で手首まである傷のつきやすい手袋を製作し、残存機能の異なる頸損者７名と胸髄損傷者１名に試用評価をお願いした結果、次のような結果が得られました。

　①材質に弾力性と厚みがあるため、手の動きを抑制してしまい、手関節屈曲の筋力が弱い者

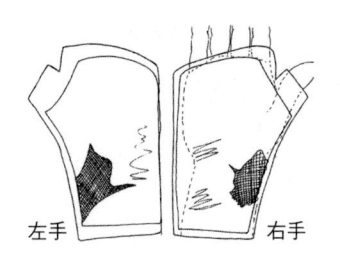

図2-1. C5手袋の摩耗
C6BI(Y・N)、1ヵ月使用（手首で駆動）。

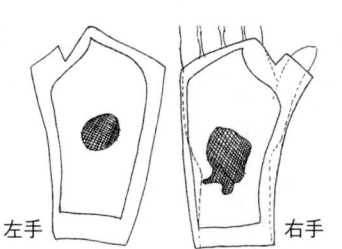

図2-2. C6手袋の摩耗
C6A(J・S)、平成7年2月〜4月。

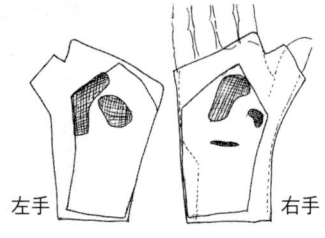

図2-3. C7手袋の摩耗1
C7(A・K)、1ヵ月使用。

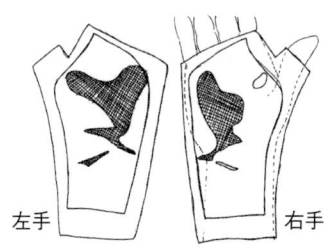

図2-4. C7手袋の摩耗2
C7(R・H)、平成6年12月〜平成7年6月。

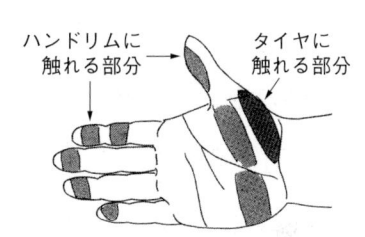

図2-5. 胸髄損傷者の駆動部位

は、手袋を装着したままでは別の動作がしにくい。
　②駆動する時やブレーキをかける時、手袋と手のひらの間が微妙に浮き、ズレが生じるため頸損者の力を効率よく伝達しにくい。
　③ネオプレーンゴムの消耗が激しい。
　④滑り止めや縫製加工に伴う費用が大きい。
　⑤蒸れやすい。
　⑥ハンドリムに押し当てる手の位置は、残存レベルがC5〜C6レベルでは、手のひらの中心よりもむしろ手首側。
　⑦手指の健常な胸髄損傷者では、親指と親指の付け根で駆動している。
　以上のようなことがわかりました。各レベルの駆動場所は、図2-1〜5に示しています。

[3]　第二次試作

　アンケート調査結果から、デザインとサイズを再度検討し、試作を行いました。基本デザインは、指先のないタイプを採用しました。着脱動作を自立できるように、親指のみ分離させ、ほかの4指は一括して巻き付けるものとしました。素材は水洗いが可能という条件でシャークゴム（内貼りに綿ブロード）、滑り止め効果が高い塩化ビニール素材の2種を使って製作しました。丈は手首側を長くしました。

[4]　第二次試作の試用評価

　内貼りに綿ブロードを使ったシャークゴム素材では、手と手袋間のズレの問題はネオプレー

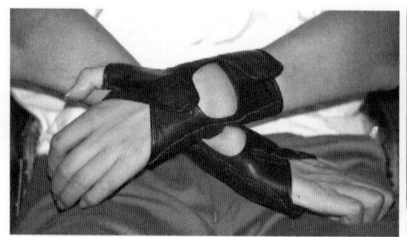

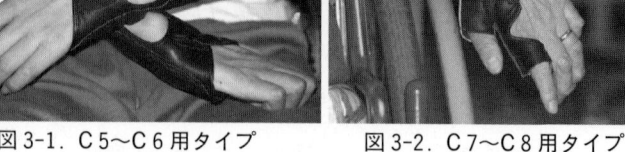

図3-1. C5～C6用タイプ　　　図3-2. C7～C8用タイプ

ンゴムと同様でした。また、塩化ビニール素材は、ハンドリムと手袋間の摩擦抵抗はよく得られますが、手のひらへの馴染みが悪く、色を選べない、縫製した縫い目から破れやすい、などの結果が得られました。

[5] 第三次試作

　以上のことから、雨天時の使用については条件から外し、手への馴染みを重要視して、手袋本体を革製で図3-1、3-2の2つの型とし、ハンドリムやタイヤに当たる部分に滑り止め材を縫製する方法で製作する方法に変更しました。滑り止め材として、次のような材料を試作してはテストしました。①革、②卓球のラバー、③ノンスリップマット、④塩化ビニール、⑤ゴム、⑥スキーのグローブの滑り止めの素材、⑦ノンスリップ素材、⑧塩化ビニールエナメル、などです。

　その結果、④と⑦、⑧の材料を使って、評価用の手袋を数十個製作し、平成6年10月から平成7年5月にかけて試用評価を行った結果、④と⑦は消耗が激しく破れやすい、⑧は強度はほかに比べ強いが、摩擦抵抗が少ないことがわかりました。

　そこで、滑り止め素材のメーカーの協力を得て、⑧の素材を摩擦抵抗の大きいものに改善し、その素材を使って手袋を試作して、滑り止め材を貼るエリアの改善や縫製方法の変更などをして第三次試作を行いました。この第三次試作の評価後、市販化を行いました。また、雨天時の駆動と制動をよくするため、濡れても滑らない素材をみつけ試用テストを行いました。

　型については、図3-1の残存レベルC5～C6用タイプと図3-2のC7～C8用タイプを製作することとしました。サイズは、S、M、Lです。

② 頸損者の車いす駆動と制動の方法

　頸損者の手動車いすの駆動と制動の方法は、三頭筋が使用できるか否かで大きく異なります。手袋の試用評価を行って頂いた頸損者の操作方法を分析記録しましたので、駆動と制動に分けて記述します。

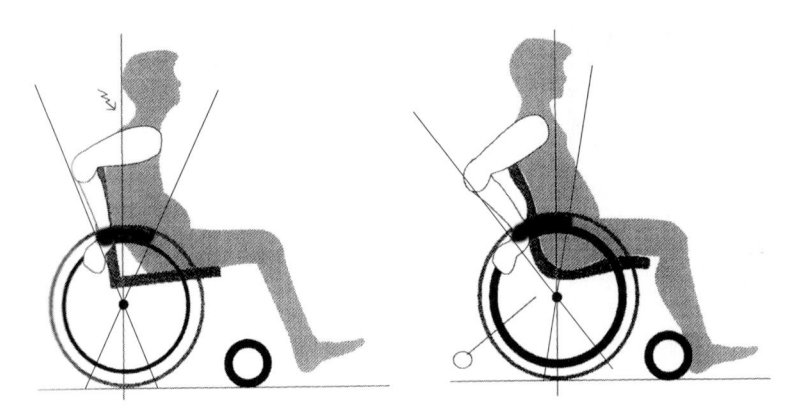

図4．C5～C6の駆動姿勢と範囲
(Bengt Engstrom：からだにやさしい車椅子のすすめ.高橋正樹,ほか(訳),三輪書店,東京,1994,図89に加筆して引用)

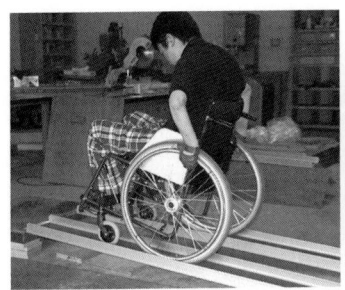

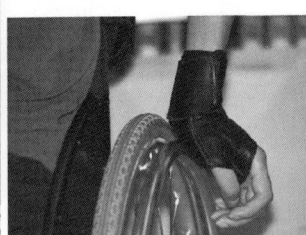

図5-1．C6登りの駆動状況　　図5-2．C6Bの駆動部位　　図5-3．C6の駆動部位

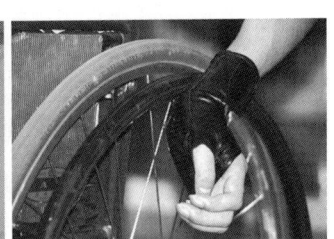

[1] 頸損者の駆動方法

❶ C5～C6レベル頸損者の場合

このレベルでは、主に二頭筋を使った駆動となるため、図4のような駆動です。駆動範囲は図に示す範囲でした。

手袋がハンドリムに当たる場所は、滑り止め材が破れた位置をトレースして記録しました。図2-1や図2-2でもわかるように、手のひらの中心よりも手首に近いことがわかります。駆動時の状況を図5-1～3に示します。このレベルでは、手首周囲まで覆うことができる手袋が必要です。

駆動力については、㈱イマダのプッシュ・プルスケールを用いて、スケールを水平に保ち車いすの車軸の高さで牽引力を測定しました。その結果、被験者Aの場合、素手で11.05 kg、手袋装着で平均18.69 kgでした。被験者Bの場合は、素手で11.63 kg、手袋装着で平均22.91 kgでした。両被験者とも手袋を装着することで、1/12のスロープを登ることができるようになりました。

❷ C7～C8レベル頸損者の場合

主に三頭筋を使った駆動となるため、図6のような駆動となります。駆動範囲は図7に示す範囲です。手袋がハンドリムに当たる場所は、前述と同じ方法で記録した結果を図2-3、2-4

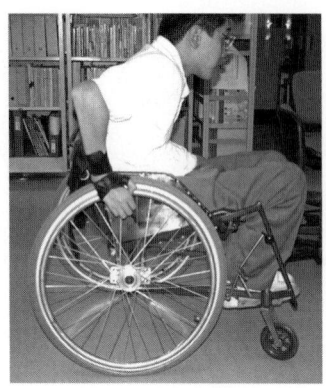

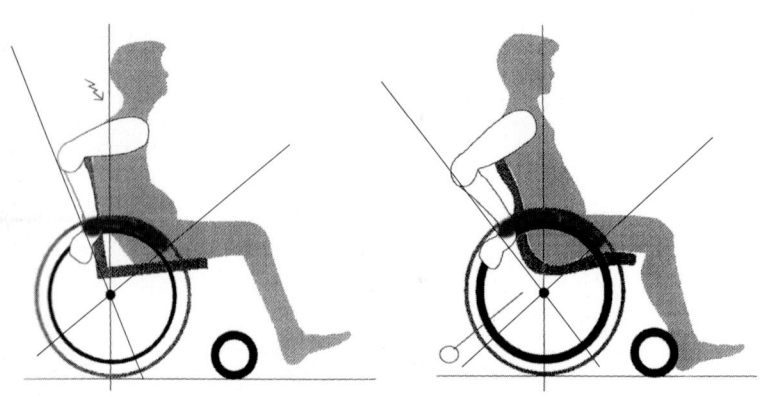

図6．C7駆動姿勢　　　　　　　図7．C7〜C8の駆動姿勢と範囲
（Bengt Engstrom：からだにやさしい車椅子のすすめ. 高橋正樹, ほか(訳), 三輪書店, 東京, 1994, 図90に加筆して引用）

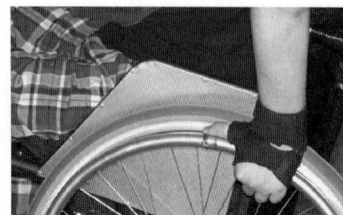

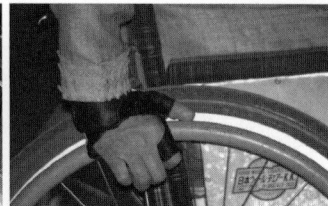

図8-1．C7の駆動部位　　　図8-2．C8の駆動部位　　　図9．押しかけ制動

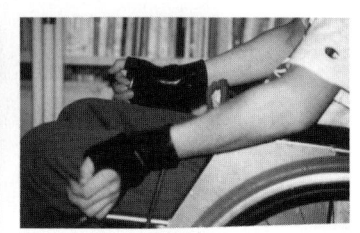

に示します。この図でもわかるように、手のひらの中心部に近くなっていることがわかります。駆動時の状況を図8-1、8-2に示します。

　したがって、このレベルの車いすの駆動では、手のひらの中心部から手首までをカバーする手袋を使用することで手を保護できるのです。

❸ 胸・腰髄損傷者の場合

　このレベルになると、発汗作用もあり、手指機能のすべてを使って駆動することができます。しかし、ハンドリムと手の位置関係から、ハンドリムとタイヤの隙間が5mmの場合は、図2-5に示すような当たり方となります。車いすのハンドリムとタイヤの隙間の距離によって、駆動時のハンドリムの握り方や押し当て場所が異なります。また、平地走行とスロープの登り走行を比較しても、ハンドリムの握り方や駆動場所が異なるため、手がハンドリムやタイヤに当たる場所が少し異なってくると考えています。

[2]　頸損者の制動方法

❶ C5〜C6BIIレベル頸損者の場合

　平坦地で車いすの進路を変えたり、止まったりする時の制動方法は、押しかけブレーキを肘ロックして押す方法で行います（図9）。また、タイヤにブレーキをかける方法と手をタイヤやハンドリムに押し当てる方法とがあります。スロープの下りは、押しかけブレーキを肘ロックして押して下ることが多いようです。この時も手袋の滑り止め材が有効に働きます。

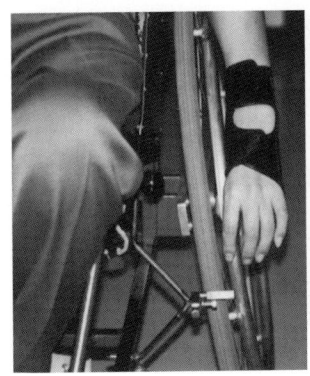

図 10-1. 制動

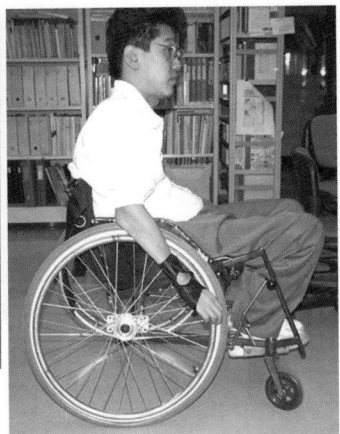

図 10-2. C7制動姿勢

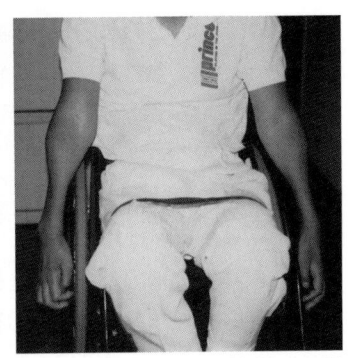

図 11. ハンドリムを外側から押さえる制動

❷ C6BIII〜C7レベルの場合

このレベルになると、手首の背屈が強くなるので、1/12程度のスロープの下り坂でも、図10-1、10-2に示すようにハンドリムの外側から親指と人指し指の間をハンドリムに押し当て、手首の背屈で制動する方法と手のひらをハンドリムに押しつけて制動する方法があります。ハンドリムを外側から押さえる制動姿勢を図11に示します。

❸ C8〜胸・腰髄損傷者の場合

握力が利用できるため、前述した制動方法に加え、ハンドリムやタイヤを握力で握り締めてブレーキをかける方法が可能となります。

3 手袋の着脱方法

手袋を装着する手に手袋の親指を通し、口と他方の手を使って、手袋の面ファスナーを固定します。しっかり装着できるようになるまで、練習することになりますが、面ファスナーのエッジに紐を付けたり個人に合わせて工夫することで、装着できるようになります。

4 まとめ

試作手袋の試用評価に協力して頂いた頸損者からの意見や情報をもとに、実用化を目指して研究を行ってきました。今回は、これまでの開発の流れと第三次試作に至った研究の経緯について報告しました。しかし、製品化の段階で技術的に解決できない点や技術的には可能でも、製品化すると価格が倍増するなどの問題もありますので、第三次試作で寄せられた頸損者の指摘や意見のすべてを満足させることができる訳ではありません。しかし、第三次試作の手袋の効果として、次のような点が挙げられます。①駆動力のアップ、②手の保護（怪我や摩擦によ

るやけどの予防）、③着脱が自立できる、④手にフィットする、⑤残存機能で選択できる、⑥手首の動きを妨げない、⑦ハンドリムに滑り止めがいらない、⑧ベッドと車いす間の移乗の時、シーツの上でも手が滑らないので安心して移乗できる、⑨これまでの手袋に比べスマート、です。

●●● おわりに

　頸損者の上肢の力を効率よく車いすのハンドリムに伝えることと手の保護を目的として、手袋の試作と評価を繰り返してきました。その過程で、多くの頸損者から車いすの駆動や制動の時および移乗時に、手が滑ってしまうことの悔しさと、開発される手袋への期待の大きさを感じました。現在は、吉徳技研より市販されています。頸損者がハンドリムを素手で駆動したためにできた傷を図１に示し、この頸損者に評価期間の２ヵ月間、第三次試作の手袋を装着して、スロープ昇降などを含むリハビリテーション訓練を行ってもらいましたが、新たな傷を創ることもなく傷が治っていました。手袋による手の保護の大切さを痛感しました。

（松尾清美、岩波君代）

【参考文献】
1）岩波君代, 松尾清美：車いす用手袋の試作. 第9回リハ工学カンファレンス講演論文集, pp 209-210, 1994.

REHABILITATION TECHNOLOGY

21. 大車輪脱着のための補助輪の開発

●●●はじめに

　近年の都市圏では、身体障害者や高齢者を配慮した公共建築物や交通機関そして街並みや道路などの整備が進んでおり、以前に比べると車いすを使って移動する人々に街で出会うことも珍しくなってきました。

　しかし、現在の日本の社会環境は、いまだに段差が多く、車いすで使用できるトイレは公共建築物に1ヵ所あればよい方で、車いす用トイレを探してもすぐにみつかる状況ではありません。公共交通機関に至っては、バスの一部路線にリフト付きが運行され、JRの新型車両などに若干の設備的配慮があるものの、人的介助や援助で対応しているのが現状です。この状況は、車いすで生活する人々にとって、気楽に安心して出かけられる社会環境ではないのです。

　社会環境の改善は、ゆっくりとしか進まないものですから、現在街でみかける車いす使用者の多くは、段差の少ない道順や使用できるトイレを事前に探し、排尿の道具を工夫して、勇気を奮い立たせて社会参加しているのです。

　そこで、数多くある一般の公衆トイレの50 cm程度の狭いドアを通り抜け、便器に近づき排尿できる車いすにすること、飛行機の機内や電車の通路を自分の車いすで通過できるようにすることなどを目的として、手動車いすの大車輪を外しても移動できる補助輪を開発しました。

1 社会環境の現状

[1] 公衆トイレの状況

　起立できない車いす使用者が、社会環境の中で最も困っていることの1つは、車いすで使用できるトイレが少ないことです。その理由は、身障用トイレが少ないことに加え、一般の公衆トイレの有効ドア幅が50 cm程度であることが多いため、車いす前部のステップの部分は中に入っても、車輪がドア枠に当たって、便器の側まで車いすが近づけないからです。一般の公衆トイレはどこにでもあるので、もし車いすのまま便器の側まで近づくことができたら、排尿動作は可能となる人が多いと考えました。人間の膀胱容量は200～500 ccなので数時間ごとに排尿をしなければなりません。したがって、車いす使用者にとって使用できるトイレの数は、社会生活を送るうえで切実な問題なのです。

[2] 旅客飛行機の機内の状況

　飛行機の機内通路幅は、エコノミーかエグゼクティブの座席かによって、また機種によって

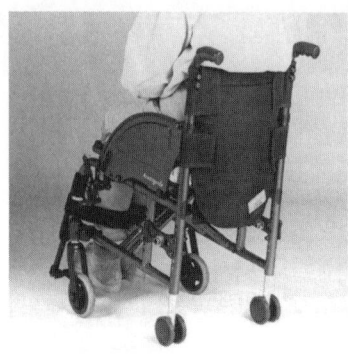

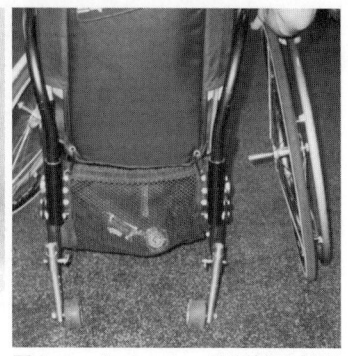

図1-1. オットボック社製補助輪　図1-2. クイッキー社製補助輪脱輪後（後方）

も異なります。エコノミー席の通路では、通路幅が48 cm以下の部分があり、一般の車いすでは通過できません。そのため、各空港には、大車輪が着脱できる車いすが準備されていますが、移乗の回数が多くなるばかりでなく、身体機能や寸法に適合しない車いすは、危険がいっぱいです。

　以上のような状況から、日常使用している車いすでこれらの環境に適応できるようにするためには、通路幅が狭い所だけ大車輪を外して移動できたら、移乗回数を少なくすることができ、またトイレを探す苦労も少なくなり安心して外出できるようになると考えました。

② 既存の補助輪の状況

　市販されている補助輪としては、介助専用では、日進医療社製のものや前述した空港に準備されている大車輪の両輪が一度に外せるものがあります。自走用では、オットボック社製やクイッキー社製などがあります（図1-1、1-2）。
　車いすのメーカーによって、車いすのフレーム構造やパイプ径などが異なるため、またPL法の関係もあるため、すべての車いすに適用できる補助輪を開発することは難しいことです。それぞれのメーカーが自社の製品に適した取り付け方法で製作することが望まれます。そこで、日本製の車いすで補助輪を製作し、入手しやすく、メンテナンスの利便性を高め、また使い方の提案まで行うことにしました。

③ 試作機について

　試作は、過去に頸髄損傷者用のテニス用車いすや子ども用車いすを試作した経緯があり、車いす製作に関する設計思想やデザインが優れていること、布製のスカートガードを採用しているため、他社の車いすに比べ車幅を狭く設計することができることなどを考慮して、㈱OX工

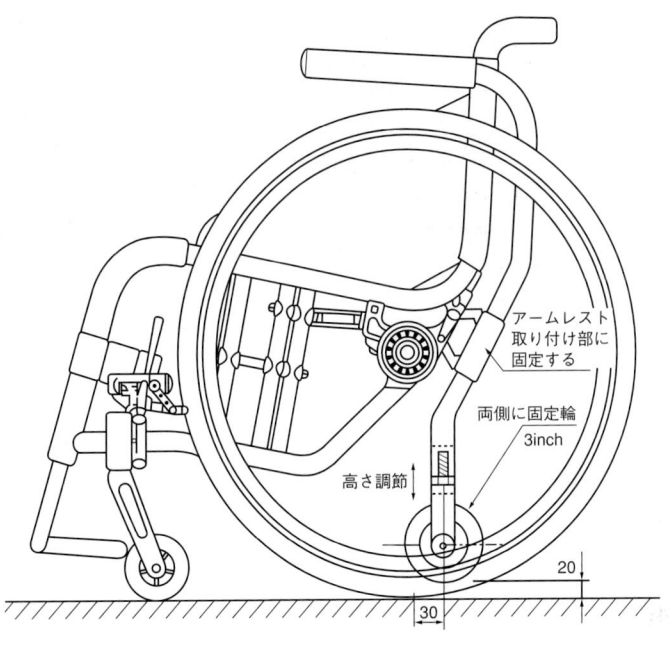

図2．補助輪取り付け位置

ンジニアリングで試作することにしました。設計条件は、次のとおりです。
　①補助輪の着脱が容易であること。
　②段差越えなどで、前輪上げ（ウィリー）をする時、接地しないこと。
　③軽量であること。
　④大車輪を外した時の転倒を防ぐため、補助輪の接地点は、大車輪の接地点より2～3cm後方であること。また、補助輪の高さは大車輪より2cm程度高くすること。
　⑤大車輪を外して移動するため、補助輪は固定輪とし、十分な強度をもっていること。
　⑥補助輪の車輪径は、3～4inchのものを使用すること。
　⑦補助輪の高さは、少なくとも、2～3cmの範囲で調整できる機構とすること。
　⑧アームレストの取り付けフランジ部を利用して設置すること。
　⑨大車輪は、既存のクイックリリース式で着脱できるものであること。
　このような設計条件をもとに、㈱OXエンジニアリングのMXを選択し、図2のような配置で試作を行いました。MXに試作機を取り付けた6輪の状況を図3に、大車輪を外した4輪の状況を図4に示します。
　試作した補助輪の重量は、片輪が550gで、車いすの重量はクッションを敷いて11.5kgですから、補助輪を加えると12.6kgとなりました。また、補助輪を付け大車輪を外した図4の状態での重量は、9.3kgでした。

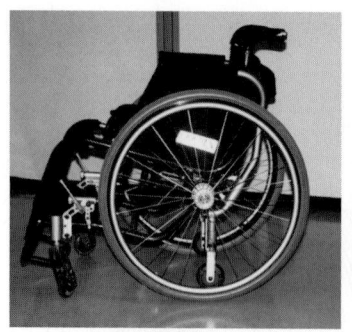

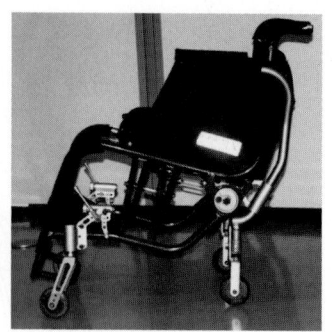

図3. 補助輪6輪　　図4. 補助輪4輪

4　試用状況と評価

試作後、被験者の車いすに装着し、1年間生活した結果について報告します。

[1]　トイレでの試用状況

　試用評価に用いた車いすは、被験者の腰部幅が34cmであることから座幅は36cmを採用しました。また、社会環境を考慮して、ハンドリムとタイヤ間の隙間を5mmとし、できる限り全幅が狭くなるように配慮しました。その結果、車幅は55cmとなりました。

　試作した補助輪を車いすに取り付け1年間試用した結果からいえることは、段差さえなければ、すべてのトイレが使用できるという安心感が得られることです。図5に示すように、大車輪を外さないでも使用できる56cm以上の有効開口幅をもつ一般トイレもありました。図5は、車いす上で、自己導尿を実際に行っている状況です。この状況から判断すると、ドアは閉まりませんが外から見える状況ではなく、一般公衆トイレでも排尿できることがわかります。

　図6は、片側の車輪を外し便器へアプローチしている状況です。残っている大車輪と壁を押して移動している状況がわかると思います。

　設計当初は両輪を外すことを考えていましたが、今回試作した車いすでは、ほとんどのトイレで片側の大車輪を外すだけで、トイレ内に入ることができました。その結果、片輪だけ外すことで、大車輪脱着のための時間の短縮になること、両輪を外した場合よりも片輪だけ外した場合の方が、移動しやすく、かつ安全であること、などがわかりました。

[2]　飛行機での使用状況

　空港内および飛行機の入口まで大車輪を付けた状態で移動し、飛行機に入ったところで大車輪を外します。そして、飛行機の座席やアームレストなどを押したり、引っ張

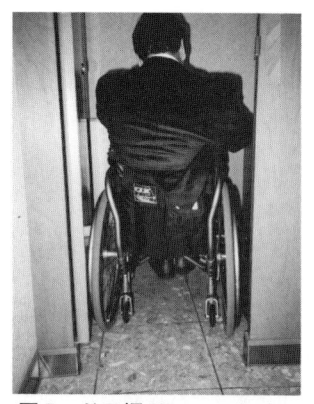

図5. ドア幅56cmのトイレ

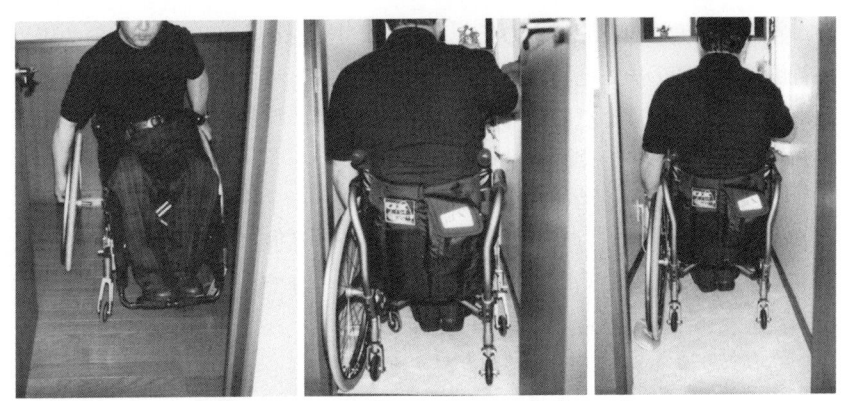

図6．狭いドア幅のトイレへのアプローチ

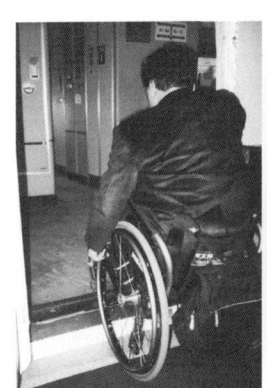

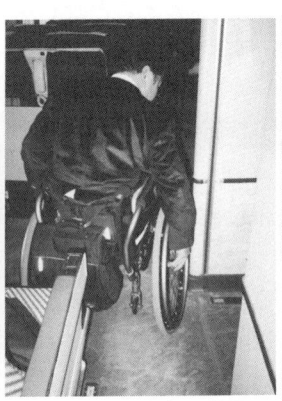

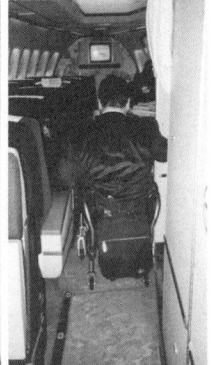

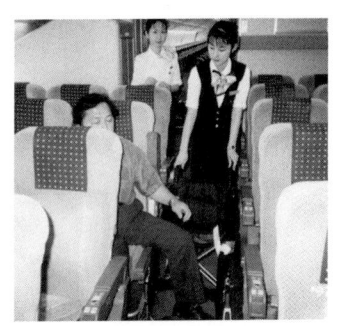

図7．飛行機内の状況

図8．飛行機での移乗状況

る方法で車いすを移動していきます。図7は、補助輪を使っての通路の通過状況です。また、スーパーシート横の通路は幅が若干広く、通過することが容易でした。座席への移乗状況を図8に示します。

[3] その他の場面での使用状況と使用上の注意

①ビジネスホテルのユニットバス：便器に移乗後、大車輪を外してユニット内に持ち込むことができ、大車輪の幅8cm分バスタブに近づくため、アプローチしやすく浴槽に移乗しやすくなりました。

②タイヤの空気圧が減った場合：ウィリーすると、後輪に全体重がかかるため補助輪が接地しやすくなり、ウィリーでのバランス制御がしにくくなります。したがって、タイヤの空気圧のチェックをしておくことが大切です。最新の GWX-R は、折り畳めるようになっています。

③デコボコ道や点字ブロックを通過する時：補助輪が小石や点字ブロックに当たり、思わぬ方向に車いすが動くことがあります。補助輪を付けていない時も同様ですが、道路のデコボコに注意して、走行することが大切です。

④横断歩道から歩道に上がる場合など：2〜4cm以上の段差を斜めに上がろうとすると、補助輪が段差の角に当たり、大車輪が空転してしまうことがあります。体幹のバランスが悪い場合など、油断すると転倒の可能性があるため、段差に対しては直角にアプローチすることが大切です。

⑤自動車へ積み込む場合：補助輪を付けると、車いすの後方が1.1kg程度重くなり、全重量は12.6kgです。設計時の考えでは、外出する時以外は補助輪を外しておく予定でしたが、装着した状態でも生活に支障が生じないため、またトイレ探しの苦労をしなくてよいため、1年間装着したままで生活できました。

⑥メンテナンス：取り付け部と高さ調整部のボルトの増し締めなどのメンテナンスを1年間に4回行いました。毎回若干弛んでおり、座金やロックタイトなどの弛み止めの配慮が必要です。

⑦パンクした時：大車輪を外してパンク修理をすることができます。

5 市販化タイプの状況と車輪脱着方法

図9にVXタイプでの補助輪の状況を示します。また、最新機種のGW-XRでは、キャスター取り付け位置がMXに比べ内側に入ったこと、およびトグルブレーキの操作が上下方向から水平方向への操作に変更されたことで、ブレーキ解除時にブレーキ部がフレームの内側に収納されるようになりました。自立して着脱する方法を図10に、介助者が車輪を外し移動させる方法を図11-1、11-2に示しています。

●●● おわりに

大車輪を外すことで、車いすの幅を狭くし、狭い通路やトイレのドアを通過できると考え、大車輪を外した後動くための補助輪を設計し、試作した補助輪を1年間試用した結果について報告しました。

その結果、この補助輪を使うことで、段差がないところであれば、ほとんどすべての一般公

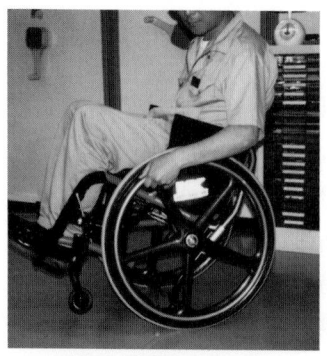

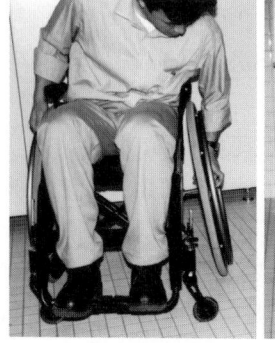

図9．市販化タイプ　　　図10．市販化タイプ自立脱着

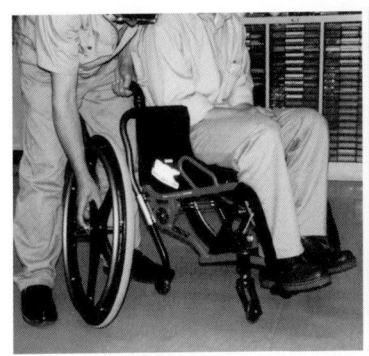

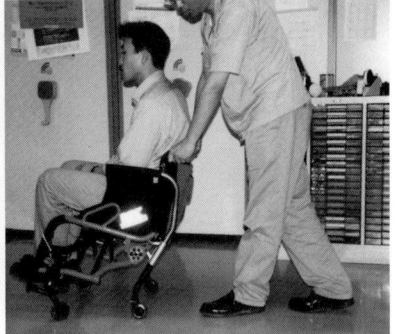

図 11-1. 市販化タイプ介助脱着　　図 11-2. 市販化タイプ介助移動

衆トイレでも便器の側まで移動することができ、トイレ探しの苦労が少なく、気楽に外出できるようになりました。また、飛行機内の通路も大車輪を外した車いすで通過することができるため、空港に準備されている車いすに乗り移ることなく、自分の座席の横まで自分の車いすで移動できるようになりました。

　アクティブに活動する車いす使用者や、トイレのことが気になって外出を控えている車いす使用者などに紹介し、より楽しい、より気楽な社会生活を送る手助けになれば幸いです。

（松尾清美、小林博光、江原喜人、藤家　馨）

【参考文献】
1) 松尾清美, 小林博光, ほか：車いすの大車輪脱着のための補助輪の開発. 第12回リハ工学カンファレンス講演論文集, pp 27-32, 1997.

REHABILITATION TECHNOLOGY

22. 電動移動機能をもった電動起立補助機の開発

●●●はじめに

　脊髄損傷者のリハビリテーション訓練の1つとして、褥瘡や泌尿器疾患、骨粗鬆症、尖足などの予防をはじめ、起立性低血圧の改善や便通の促進、心理的効果などの全身的効果を考慮して、急性期よりチルトテーブルなどを使った起立訓練が開始され、訓練期に入っても起立台などを使った起立訓練が継続されます。しかし、退院後の状況をみると、家庭用で簡便にかつ安全に起立できる器具がないこと、核家族化が進み頸髄損傷者などの四肢麻痺者が自宅で起立台に起立するために必要な複数の介助者が得にくいことなどから、起立姿勢をとることがなくなる場合が多いようです。そこで、自分の力では、起立することができない頸髄損傷者などの四肢麻痺者の起立動作を電動で補助し、起立後の身体の安定がとれる起立補助機の開発を行ってきました。この報告では、上記の機能に加え起立したまま電動移動でき、ベッドや便器への移乗補助機としても機能する電動起立補助機とリハビリテーション施設用の4人立ち起立補助機について報告します。

1　長期臥位の身体への影響と立位姿勢の大切さ

　長期臥位の身体への影響について Deitrick や Taylor は、健常者を被検者とした長期ベッド安静の実験結果から得た身体への影響として、筋の衰弱・尿中 Ca とリン酸放出の増大・腎結石・尿道や膀胱の感染・便秘・基礎代謝の低下・血液量の減少・傾斜台耐性の低下および身体作業能力の低下などを挙げています。

　また、Birkhead や Rodahl らは健常男子を被検者とした実験で、約3週間継続したベッド安静によって尿中 Ca 排出が2倍に増加した被検者が動かないで1日に2時間立位をとり、残りの時間はベッドで安静にしていると、尿中 Ca 排出は3～4週以内に正常水準に戻る傾向を示し、1日に3時間起き上がっていることを許された被検者は明らかに正常水準に戻ったという報告をしています。また、同じ被検者で1日に1時間 600 kpm/分の自転車エルゴメーターをさせほかの時間は安静にさせた場合、酸素摂取量より判断して身体能力の減退を食い止めることができたという報告をしています。

　以上のことから、頸髄損傷者も日中を車いすで過ごし1日2時間程度起立することで、褥瘡や骨粗鬆症の予防を図るだけでなく、前述した身体への影響を少なくすることができるのではないかと考えています。そこで、四肢麻痺者が家庭復帰後も起立訓練を継続し全身的効果を維持するために、力の弱い高齢介助者1人でも簡単に、安全に起立させられ、自立移動できる起立補助機の開発を目指して試作・評価・実用化・改良を繰り返してきました。

② 開発した起立補助機の機構と特徴

　起立補助機は、四肢麻痺者を健常者の起立動作と同じ流れで起立させることができるように、リンク機構を設計し製作しました(図1)。四肢麻痺者を立たせる際、介助者は車いすのクッションの下に敷き込んだ敷布をカラビナで起立補助機につなぎ、アクチュエーターのスイッチを入れることによって敷布ごと立位へと引き上げることができます。起立後の立位バランスが悪い場合にはバックベルトを使用することで、後方への安定姿勢をとれるように考慮しました(図2)。このため、介助者の負担が少なく、四肢麻痺者もいつの間にか立っているという感

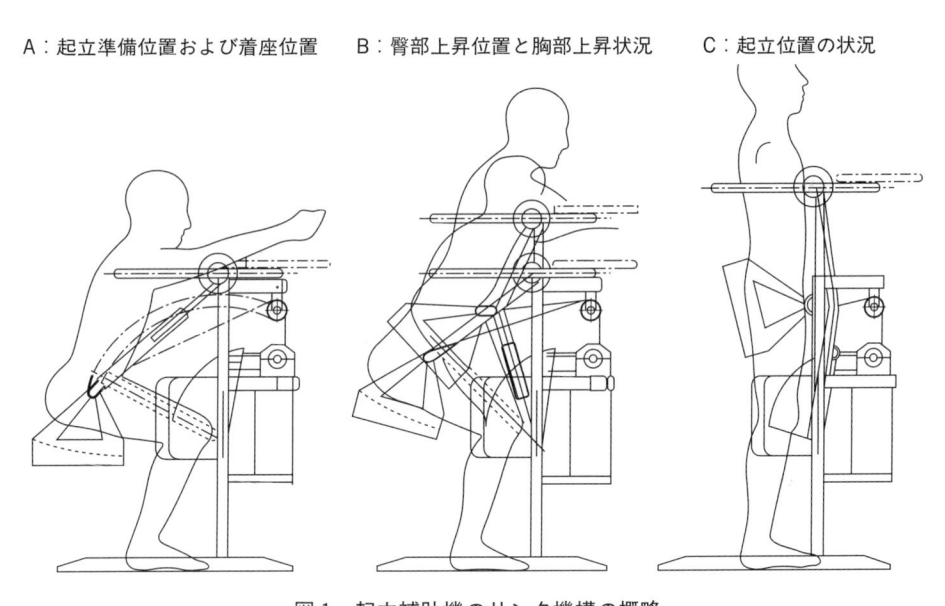

A：起立準備位置および着座位置　　B：臀部上昇位置と胸部上昇状況　　C：起立位置の状況

図1．起立補助機のリンク機構の概略

①起立補助機にもたれ、SWをon　　②臀部が上昇後、胸当てが上昇　　③起立姿勢

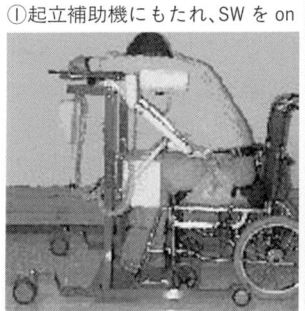

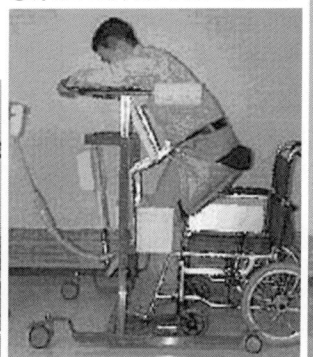

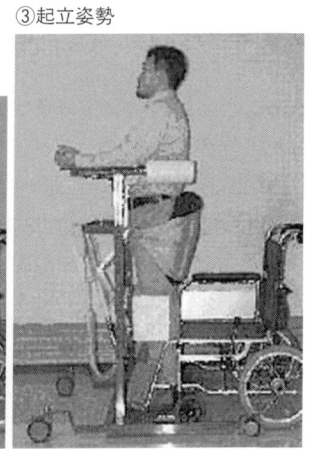

図2．2000年型電動起立補助機の立位の流れ

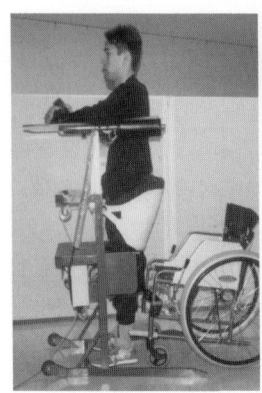

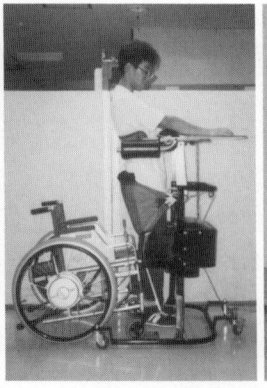

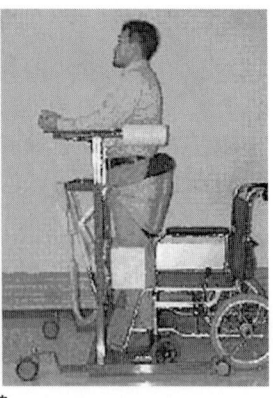

図3．起立補助機の開発経緯
左：手動起立補助機（1号機）、中：電動起立補助機（2号機）、右：電動起立補助機（3号機）

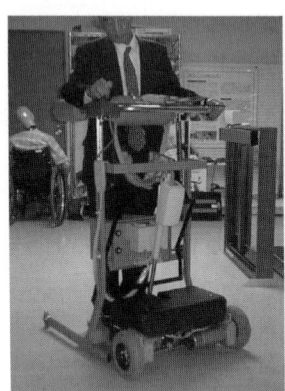

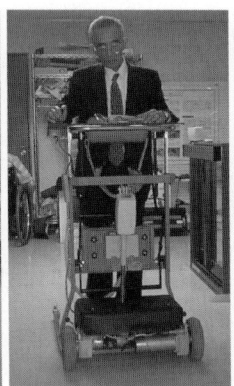

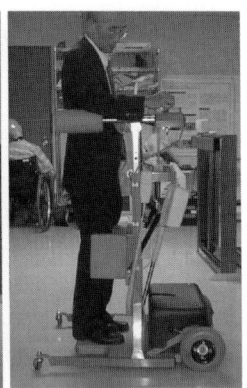

図4．2002年型電動移動・起立補助機の使用状況

覚で起立させることができます。起立後、上肢で上半身の姿勢を調整できない場合は、介助者が姿勢を調節してあげることが必要ですが、四肢麻痺者の上半身を胸部ローラーとサイドアームに預けられるようにしているので、上半身のバランスがとれない高位頸髄損傷者でも、バランスを崩して転倒する心配がありません。また、胸部ローラーは、床面からの高さと胸部の前後の位置を個々の使用者に応じて調整でき、起立とともに回転しながら上昇するため、胸部を圧迫することはありません。但し、足関節や膝関節、股関節などに変形や拘縮、骨粗鬆症などの問題を抱えている場合は、使用の是非を医師やセラピストに相談することが大切です。開発の経緯については、図3に示すように1号機から3号機までの形状の変化でみることができます。

［1］ 電動移動機能をもった起立補助機

その後、立つだけでなく、立って行う行為を増やす目的で、移動機能をもたせることにしました。これは、本人がジョイスティックレバーを進みたい方向へゆっくり倒すことで、移動することができるようにしたものです（図4）。また、子ども用の電動移動機能をもった起立補助

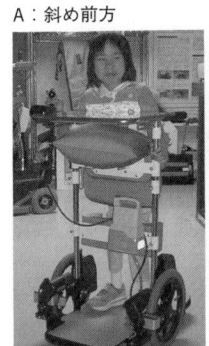

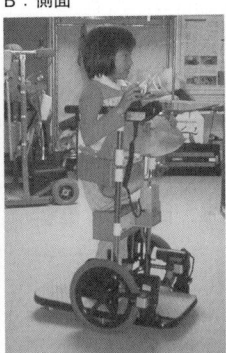

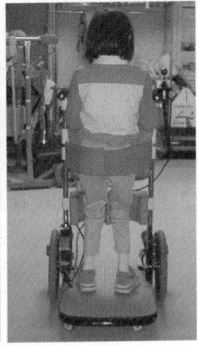

図5．子ども用電動起立移動機
A：斜め前方　　B：側面　　C：後面

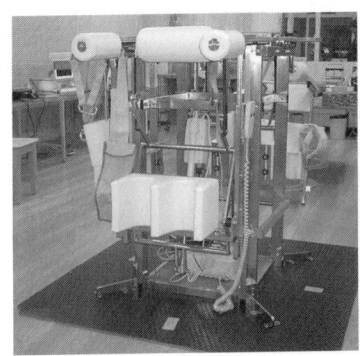

図6．施設用4人立ち起立補助機
電動起立装置は外せる。

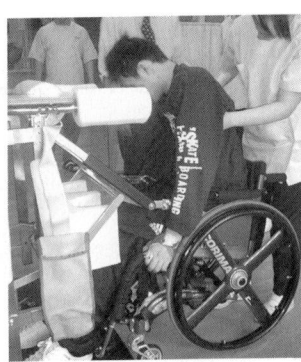

図7．起立の準備状況
足の位置が重要。

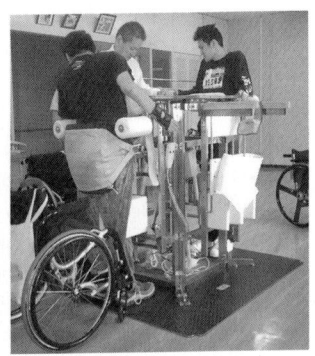

図8．リハビリテーション科での試用評価
数名で起立した状況。

機も製作しています。図5にその使用状況を示しています。大人も子どもも起立することの大切さは、前述したように同じであり、忘れてはならないことなのです。ただ、どのような姿勢で、下肢や腰、股関節にどのような負荷が生じるかを考慮して適合することが大切と考えています。成長過程にある子どもの場合は、その負荷の生じ方によっては二次障害へと発展し、一生抱えて生きる可能性があるからです。いかに起立するかが問題と考えています。

[2] 施設用4人立ち起立補助機

1人立ちの起立補助機構を組み合わせることによって、リハビリテーション科などに設置してある4人立ちの起立台に取って代えることで、リハビリテーションスタッフの起立介助による腰痛の予防や頸髄損傷者が自立して起立できることに気づくことにつながると考え、図6のような起立補助機の研究に着手しました。4人立ちの4つの起立場所の向かい合わせの2ヵ所に電動起立補助機構を設置し、残りの2つは介助で起立させる機構としました。図7、8はリハビリテーション科での検証状況です。

●●● おわりに

　1990年に総合せき損センター研究室で開発した起立補助機は、その後試用評価と改良を重ね、現在は有薗製作所が製造販売を行っており、頸髄損傷者などの四肢麻痺者だけでなく、痙性の強い胸・腰髄損傷者などに利用されています。ここでは1996年度から開発に着手している電動起立補助機のこれまでの開発の流れと、2001年度から開発に着手した施設用4人立ち電動起立補助機、2002年度から開発に着手した移動機能を付加した電動起立補助機の試作機について報告しました。今後、在宅や施設において、四肢麻痺の方などに試用評価をして頂き、改良を行って市販化していく予定です。

（松尾清美、小林博光、江原喜人）

【参考文献】

1) Rodahl K, NC Birkhead, JJ Blizzard, et al：Physiological Changes during Prolonged Bed Rest. Nutrition and Physical Activity, G Blix(ed), p 107, Almqvist & Wiksell, Stockholm, 1967.
2) Taylor HL, A Henschel, J Brozenk, et al：Effects of Bed Rest on Cardiovascular Function and Work Performance. J Apple physiol 2：223, 1949.
3) Birkhead NC, Blizzard JJ, Daly JW, et al：Cardiodynamic and Metatabolic Effects of Porlonged Bed Rest with Daily Recumbent or Sitting Exercise and Sitting Inactivity, Technical Documentary Report, AMRL-TDR 64-61, Aerospace Medical Research Laboratories, Wright Patterson.
4) Deitrick JE, GD Whedon, E Shorr：Effects of Inmobilization upon Various Metabolic and Physiologic Functions of Normal Men. Am J Med 4：3, 1948.
5) 田中　理, ほか：スタンドアップ車いすの開発. 第5回バイオメカニズム学術講演会予稿集, 1984.
6) 松尾清美, 井手将文, ほか：頸髄損傷者用起立補助器の開発. 日本義肢装具学会第6回大会講演集, pp 270-273, 1990.
7) 木村俊和, 上田俊和, ほか：頸髄損傷者用起立補助器(Standing Aid)の家庭での有効性について. 作業療法 13(13)：211-217, 1994.
8) 松尾清美, 井手将文, ほか：電動起立補助器(Standing Aid)の開発. 第11回リハ工学カンファレンス講演論文集, pp 329-334, 1996.
9) 松尾清美, 有薗秀昭, 中村光雄, ほか：四肢麻痺者用電動起立補助機の開発. 日本機械学会講演論文集, 1999.
10) 松尾清美, 有薗秀昭, 中村光雄, ほか：四肢麻痺者のための移乗介助機能を持った電動起立補助機の開発. 第21回バイオメカニズム学会 SOBIM 2000 講演予稿集, pp 255-258, 2000.

REHABILITATION TECHNOLOGY

23 エレベーター操作盤のリモコンによるバリアフリー化

1 エレベーター操作盤のリモコン化

　従来から車いす使用者用エレベーターが存在しますが、これらは上肢健常の障害者を対象としており、上肢にも障害がある高位頸髄損傷者たちは、操作盤や、受話器を手に取る必要がある非常時の通報装置の操作は不可能でした。これらの問題を解決するために筆者らは、リモコン受信器および、ハンズフリー会話ができる通報器を備えたホームエレベーターを開発、設置しました。最初に設置した対象者は、昭和11年生まれ、男性。平成10年11月24日に交通事故に遭い、翌日総合せき損センターへ入院。第4頸髄損傷完全麻痺。総合せき損センターでの支援状況を表1に示します。

[1] リモコン受信器

　リモコン受信器は、リモコン非対応の機器をリモコン化するもので市販のテレビリモコンを送信器として使用できます。出力は8チャンネルで設定したテレビメーカーのリモコンの1～8ボタンに対応します。テレビの信号対応とすることで、身体機能に合わせ数百円のテレビリモコンから数十万円の環境制御装置までを送信器として自由に選択できます。エレベーターなどを対象としたシステム組み込み仕様では基板上に受光素子を実装せず、ドーム型のユニットに受光素子をもっています（図1）。ベッドや呼出装置を対象としたボックス仕様では基板上に2つの受光素子を実装し、2面からの受光を可能としています（図2）。いずれも筆者らと㈱アダプテクノで開発し、市販化されています。

[2] リモコンとエレベーターの対話手順

　リモコンの基本的な働きは操作盤上のボタンの代行ですが、より操作を簡素化するために特別な対話手順をもたせることにしました。通常乗り場から指定階へ行く場合は、乗り場での「呼び登録」操作と、かご内での「行き先登録」操作の2操作が必要です。このシステムでは、乗り場での1操作で「呼び＋行き先登録」できるようにしました。乗り場でリモコンから信号を送ると「呼び登録」が入り、15秒戸開し、行き先登録されたのと同様に運行します。そのほかの「戸開」「戸閉」「非常呼び出し」は、ボタンによる動作と同様です。

2 仕様決定までの検討

　設置したのは、フジテック㈱個人住宅用・3人乗りホームエレベーター「ゆとりあ」をベー

表1. 支援の状況

時期/項目		総合せき損センター	職場(大学)の改善	自宅の改造
平成10年 11月25日〜	入院	主治医より医用工学研究室へ支援依頼	復職に向け、大学は了承	
平成11年 3月15日〜		自宅復帰と復職を目的に情報伝達開始	学内移動方法、改善方法の打ち合わせ	住宅の図面と写真の入手を家族へ依頼 介助用リフト、電動車いす、リフト付き自動車などの必要性を伝達
6月11日		退院後の生活を想定した訓練	スロープ、ドアの開閉方法、講義の方法、トイレ、研究室の改善について打ち合わせ	設計士と打ち合わせ(9月竣工、10月退院の予定)
7月〜9月		自立操作できるエレベーター、環境制御装置を提案、設置へ コンピュータ操作、ソフト学習と入力装置の準備	電動車いすで移動できる設備を準備へ コンピュータと周辺機器は、大学と本人で準備へ	既存住宅は1階が車庫で2階が居室でエレベーターの必要性あり 基本設計終了し設計士と打ち合わせ
10月〜11月		吊り上げリフトの練習 コンピュータの機種、入力方法、講義方法を決定 リフト付き自動車の機種選定と介助方法を試す 入浴・排便・衣服の着脱の介助方法について指導		遅れて施工開始、増築部分の基礎の位置がずれていることで工期が1ヵ月遅れることに
12月3日	退院	エレベーターの設置状況調査	準備進む	完成
12月18日		生活状況の調査・記録		排水悪く、車庫に水が侵入 浴室、エレベーター、寝室、リフト、居間の改造は、設計どおり
平成12年 1月〜3月	通院	〈NR病院へリハビリテーション通院〉	改造終了	
4月	復職			

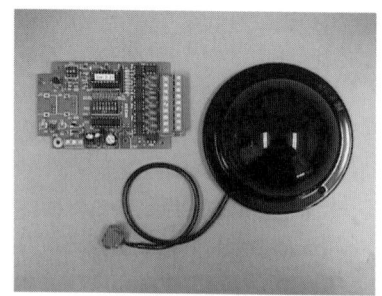

図1. リモコン受信器(システム組み込み仕様)

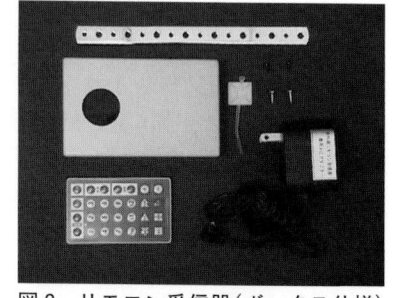

図2. リモコン受信器(ボックス仕様)

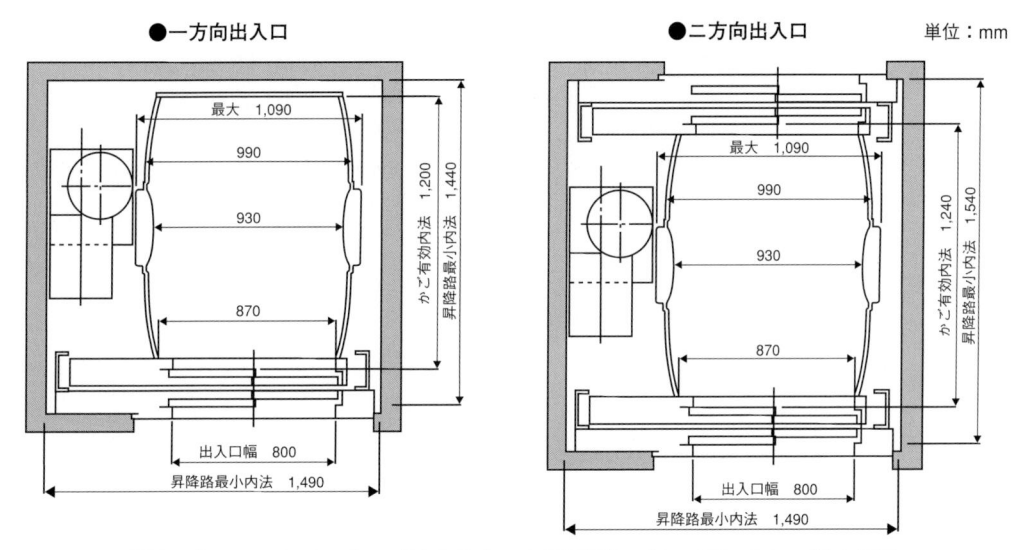

図3．ホームエレベーター「ゆとりあ」の平面図(フジテック㈱のカタログより転載)

スにしたものです。「ゆとりあ」の平面図(図3)によると出入口幅800、かご有効内法1,240です(二方向出入口)。それに対し、使用している電動車いすである今仙EMC-210レカロ仕様の乗車時全長は1,180、全幅は720です。本人と家族による検討の結果、費用や退院時期に影響する時間を考慮し、多額の費用と時間を要する床面積拡大の改造は行わないこととしました。

　リモコン送信器にはテレビ、ビデオ、エアコン、照明器具、ベッドの自立操作の目的もあり、環境制御装置であるPRC社製スキャニングディレクタ2を使用し、ベッドのリモコン化にはリモコン受信器ボックス仕様を使用しました。スイッチは、車いすのヘッドレストに押しボタンスイッチであるピロースイッチを設置し、頭部で操作することとしました。

3 設置の状況

[1] 乗り場

　1階乗り場は車庫にあるため、上がり框の段差はありません。1、2階ともエレベーターのドア前の天井にリモコンの受信ドームが取り付けられています(図4)。乗り場の呼びボタンは、通常の機能です。

[2] かご

　左壁面にリモコンの受信ドームを取り付けています(図4)。かご内から宅内インターホン親機および電話回線を介して、係員が24時間待機して対応する、遠隔監視センターに連絡できます。これもスキャニングディレクタ2からの信号送信で操作できます。

1階乗り場　　　　　　2階乗り場　　　　　　かご

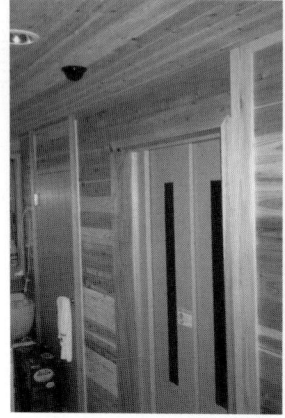

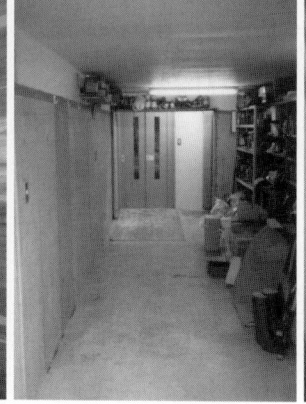

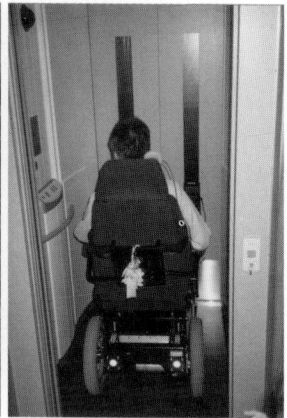

図4．設置状況

[3] 緊急時対応

　停電時には、エレベーターを1階に着床させ戸開するようになっています。万一の閉じ込め事故の際にセーフネットセンターに通報されれば技術者が派遣されます。また、緊急時には最寄りの保守員が自宅から直行する体制をとっています。

[4] 使用状況

　送信器のスキャニングディレクタ2とピロースイッチは、車いす乗車時にベッドサイドから車いすに移設します。車いす上では、右アームレスト前方に取り付けた固定ベースにスキャニングディレクタ2を、車いすバックレストの右後頭部の位置にピロースイッチを面ファスナーにて固定します。スキャニングディレクタ2では、"GO"＝乗り場での呼びと行き先登録、"OPEN"＝戸開、"CLOSE"＝戸閉、"CALL"＝非常呼び出しのメニューをもっています。本人が、かごに乗った時に後方ドアに触れない位置まで来ているかを直視して後方確認することはできません。そのため、自分の靴が前方ドアに触れることで位置確認するようにしています。靴が位置確認とクッションの役割をしているのです。このシステムにより外出の自立を実現しました。

（寺師良輝）

REHABILITATION TECHNOLOGY

24 自動車運転に関する改造装置の工夫

●●●はじめに

　人々が自家用車を運転して移動することには、さまざまな理由があります。学校への通学や、職場への通勤、食料や日用品の買いもの、家族の送迎など、現代社会にはなくてはならない行動になっています。また、遊びや余暇活動にも有効利用されています。これらの移動は公共交通機関や徒歩・自転車など、ほかの手段や方法でもできることです。しかし、「いつでも、どこへでも、快適に」移動できる手段といえば、やはり自ら自動車を運転し移動する方法が最善といえます。

　一方で、身体に障害をもつ方にとっては、一般の健常者よりもその必要性が高いといえます。バリアフリー法が施行され、公共交通機関の利用に関しても、その設備や環境の整備が進んできました。ですが、まだまだ設備が不十分なところも多く、「誰でも」利用できる環境とは言い難い状況です。

　したがって、身体に障害のある方の多くは、自家用車を運転するか、家族や知人に運転してもらうなどで、「いつでも、どこへでも、快適に」移動する自由を確保しなければならないのが現状です。

　ここでは、障害をもつ方自身が自動車を運転するための運転補助装置や、運転にかかわるいろいろな道具や機械について、その種類や使用方法、工夫について記述します。

1 運転補助装置や器具

　身体に障害のある方の能力や機能は、障害の種類や程度、年齢や性別によってさまざまです。いろいろな障害の状況に応じた運転補助装置が市販されています。身体機能と運転補助装置・器具の関係について表1にまとめました。以下に、代表的な装置や器具について記述します。

[1]　両上肢で運転する場合（図1）

　両下肢に障害があっても、両上肢のみでの運転操作が可能です。片手でアクセルとブレーキを操作する一般的な手動装置は、前方に押してブレーキ操作、後方に引いてアクセル操作を行います。手動装置を操作していない他方の手は、ステアリングハンドルを旋回させ、自動車の進行方向を操作します。

　ステアリング操作に十分な握力がない人は、手掌部を固定する装置を装着します。ウインカーの操作は、手動装置に付属のウインカースイッチか、ウインカーレバーに装着する延長レバーを利用します。ドアの開閉や、座席のリクライニング、前後位置の調整のために、必要に応

表1. 四肢機能と運転補助装置の関係

障害部位 装置名	両上肢	両下肢	両下肢と手指	右下肢	右下肢と右上肢	右上肢	右上肢と左下肢	左上肢と右下肢	左上肢と左下肢	左上肢	左下肢	三・四肢麻痺
足操作ステアリング	●											
手動アクセルブレーキ		●	●									
左側アクセルペダル				●	●							
ステアリング旋回ノブ		●	●		●	●	●	●	●	●		
左ウインカー			○		●	●						
足操作ウインカー	●				○	○				○		
足操作ライト切替	●				○	○				○		
足操作クラクション	●					○				○		
足操作駐車ブレーキ	●					○				○		
左側ライトスイッチ			○			○	○	○				
左側エンジンキー						○	○	○				
右側駐車ブレーキ									○	○	○	
自動シートベルト	●		○									
電動パワーシート	○	○	○	○						○	○	
ドア開閉ステー	○		○									
シフトレバーブランケット	●		●					○	○			
駐車ブレーキレバーブランケット	○		●					○	○			
イグニッションキーステー	○		●									
助手席倒しレバー		○	○					○	○	○		
車いす積載装置			○									
小径ステアリング										障害に応じていずれか選択		●
ジョイスティック												●
環境操作スイッチ												●

＊国産右ハンドルのオートマチックトランスミッション車を使用した場合。●：必要な装置、○：あれば便利な装置。

じて操作をしやすくするためのワイヤーロープを設置する場合もあります。窓の開閉やエアコン操作、前照灯などのスイッチにも、必要に応じて操作しやすくするための金属板を設置します。キーの操作を確実にするためのキーホルダーも障害の状況によっては必要です。

［2］ 上肢の有効可動域が少なく、操作力が小さい場合

　ステアリング旋回操作やアクセルとブレーキなど、運転に必要な操作を電気的な制御により補助する装置が市販されています。通常のパワーステアリングシステム（操舵力軽減装置）よりも、極めて小さな力でステアリング操作が可能です。この技術を用いることにより、ステアリング径の極めて小さい、小径ステアリングで運転するシステム（図2）と、ジョイスティックレ

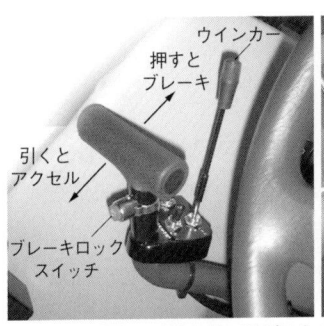

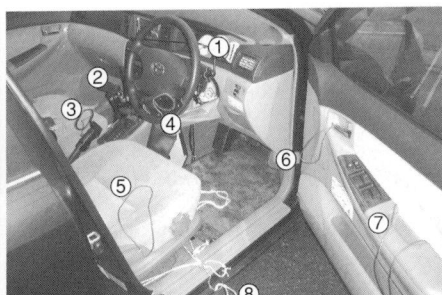

24 自動車運転に関する改造装置の工夫

図1. 両上肢で運転する手動装置と運転席周りの改造内容
- 押すとブレーキ
- 引くとアクセル
- ウインカー
- ブレーキロックスイッチ

①左ウインカーのための延長レバー
②手動アクセルブレーキ装置
③駐車ブレーキレバーブランケット
④ステアリング旋回ノブ(固定型)
⑤リクライニングレバー操作用ロープ
⑥ドア開け用ワイヤー
⑦ドア閉じ用ワイヤー
⑧車いす固定用フック&ロープ

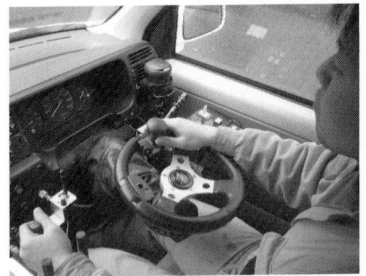

図2. 小径ステアリングでの運転操作　図3. ジョイスティックでの運転操作　図4. コントロールボックス

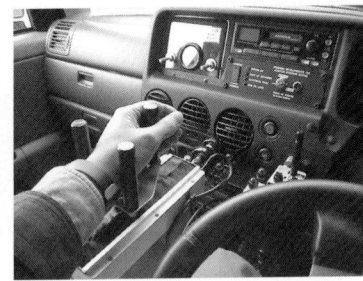

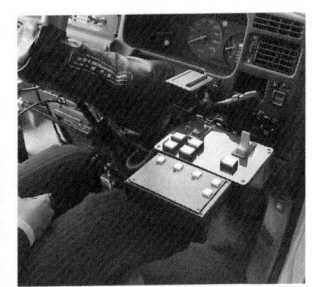

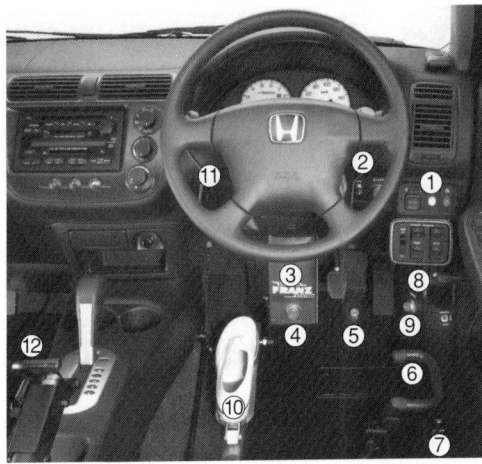

図5. フランツシステム
①右足用コンビネーションスイッチ
②足用ウインカーレバー
③ステアリングボックス
④足用ウォッシャースイッチ
⑤足用ヘッドライト切替スイッチ
⑥足用シフトチェンジレバー
⑦足操作対応トランクオープナー
⑧足用ドアクローズバー
⑨足用ホーンスイッチ
⑩ステアリングペダル
⑪足ワイパーレバー
⑫足用駐車ブレーキレバー

バーで操作するシステム(図3)があります。ジョイスティックレバーのシステムでは片手のみで運転することも可能です。小径ステアリングのシステムは、操作感覚が通常の自動車と同じになり、直感的な運転が可能です。この場合はアクセルとブレーキを別途用意する必要があります。このようなシステムを利用する方は、シフトチェンジレバーや、ウインカー、ワイパー、エアコンなど、運転にかかわるほかのレバーやスイッチ操作を、小さい可動域で実現させ

るためのコントロールボックス(図4)を設置します。

［3］ 両下肢のみで運転する場合

　フランツシステム(図5)と呼ばれる装置は、ステアリングの旋回やアクセル・ブレーキ操作、シフトチェンジ、方向指示器・前照灯などの運転に必要な操作を足だけでできる運転補助システムです。国内では本田技研工業㈱のみが採用しており、同社の自動車にのみ設置可能です。障害の状況に応じて、各種スイッチやレバーの位置、形状などを変更することになります。

2　運転席への移乗を補助する器具

　自動車を運転する前には、運転席に乗り込むまでの一連の動作が必要です。車いすや杖を利用している方にとって、運転席への乗り降りは、自立して車を活用するうえで労力を要する動作の1つといえます。特に、車いすと運転席の間を移乗するという動作は、危険を伴う場合もあるため、安全に素早く移乗するための機器や道具があります。障害をもつ方自身の力で、乗り降りする場合の道具と、自分の力で乗り降りできない場合でも効果的な装置について記述します。

［1］ 自分の力で乗り降りできる場合

　シートやドアのアームレストをしっかり把持し、上肢の力で身体を持ち上げて移乗できる場合は比較的安全です。しかし、両上肢にも障害があり移乗に危険性がある場合は、車いすと自動車のシート間の隙間や段差を少なくするため、移乗台や補助シート(図6)を使って臀部の持ち上げを最小限にしながら、滑らせて移乗する方法があります。

［2］ 自分の力で乗り降りできない場合

　自分の力では移乗できない場合は、スロープやリフトで車いすに乗ったまま車内に出入りすることが可能です。また、車いすで車内に乗り込んだ後、そのまま車いすが運転席として利用

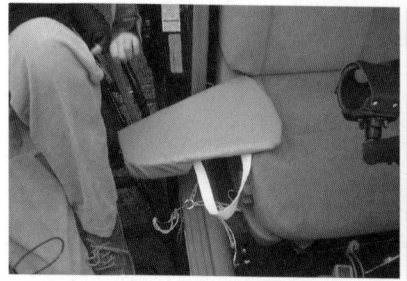

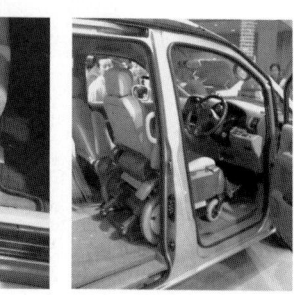

図6．移乗台と補助シート

図7．電動車いすで運転席に乗車

できる自動車（図7）もありますが、認可を得た専用の電動車いすでの利用に限られています。

③ 車いすの積み込みと収納方法

　車いすを日常的に利用している方は、運転席に乗り込んだ後、車いすを車内に収納しなければなりません。車から降りる時は逆に、車内から車いすを車外に出す必要があります。近年の軽量な車いすでも、9kg前後の重量がありますので、車いすの積み降ろしも、自動車を活用する中で労力が大きい動作の1つといえます。

[1] 自分の力で車いすを車内外に出し入れできる場合

　十分に上肢の力がある方は、車いすを折り畳み、自身の衣服を汚すことなく車いすの積み降ろしが可能ですが、障害の程度や筋力、車いすの形状や重量によっては、それができない場合もあります。そこで、車いすのキャスターや駆動輪を身体の上を転がしながら積み降ろす方法もあります（図8）。この場合、衣服が泥や砂などで汚れないように、防水のシートなどを身体の上に被せたうえで車いすを転がす工夫もあります。車いすを積み込む場所としては、後部座席の助手席側を利用する方が多いですが、自動車の形状や車いすの積み込み方によってさまざまです。

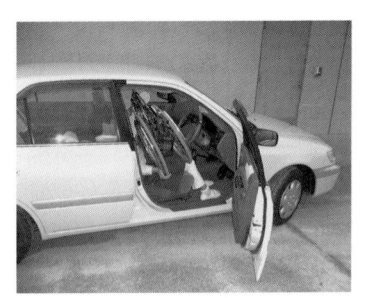

図8．車いすの積み込み

[2] 自分の力で車いすを車内外に出し入れできない場合

　車いすの積載装置や積載補助装置が、いくつか市販化されています。後部座席のスライドドアやトランクルームが自動開閉し、中から車いすを積み降ろしするアームが伸縮するもの（図9）や、ルーフキャリアからベルトやアームが降りてきて、自動車の屋根上のボックスに収納するもの（図10）などがあります。

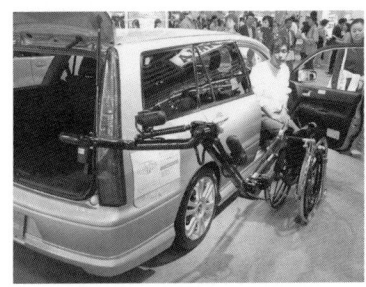

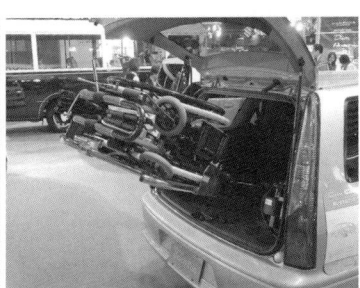

図9．後部荷室への車いすの積載装置

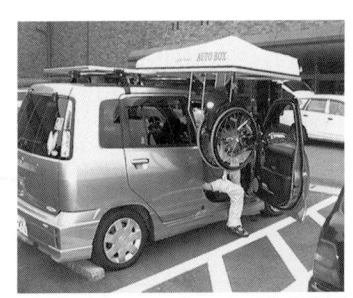

図10．屋根への車いすの積載装置

④ その他の自動車

　日本では、ミニカー(原付四輪車)と呼ばれる種別の車両があります。図11 はジョイスティックで運転するミニカーです。車室が小さく、揺れや振動も多いことなどから、長距離移動には不向きでしょう。しかし、座席への移乗や車いす積み込みは不要なので、通勤や通学、日常の買いもの程度の近距離の移動であれば、普通自動車よりも利便性は高い場合もあるでしょう。

　但し、普通自動車の運転免許が必要となります。既に免許を取得している方で、運転補助装置では運転できない方や加齢や障害状況の変化などのため、車いすから運転席への移乗動作が困難になった方、前述のジョイスティック運転システムの自動車が高価で購入しにくい方にとっては選択肢の1つでしょう。このようなミニカーに限定された自動車運転免許取得のための取り組みも進行中で、今後の動きが期待されます。

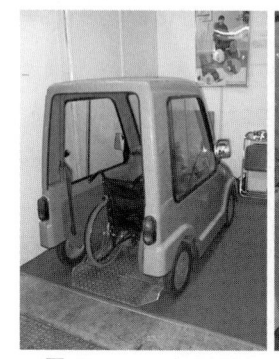

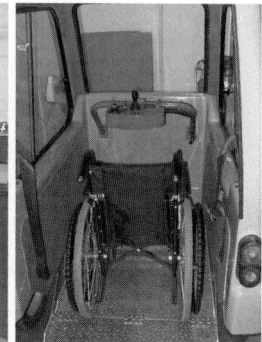

図11. ジョイスティックで運転するミニカー

●●●おわりに

　近年では各地方でも開催される、福祉機器・用具にかかわる展示会でも、多くの福祉車両のメーカーや関連の企業が出展しており、必要性や需要の高さを裏づけています。

　また、海外から新しい運転補助装置が重度障害者の運転実績とともに輸入され、これまでは運転できなかった、より重度の障害をもつ方も運転できる可能性が出てきました。

　さらに、自動車の排気ガスなどによる環境への悪影響の対策として、ガソリンに代わるエネルギー技術の改革がマスコミなどに大きく取りあげられ、電気を主なエネルギー源とした自動車も開発されつつあります。これまで、自動車の機械的な構造によって、実現が難しかった技術が電気化されることにより、さまざまな障害をもつ方や高齢者に対応した、新しい操作方法や操作力の低減、運転を補助する技術などの発展が期待されています。公共交通機関のバリアフリー化と併せて、「誰でも、いつでも、どこへでも、快適に」移動できる、自動車の運転装置のバリアフリー化も重要と考えます。

(小林博光)

25. 車いす用クッションの開発

●●●はじめに

　車いす使用者が、褥瘡をつくる要因の中でも影響が大きいものは、継続的な圧迫や不用意な体位変換、移動・移乗動作による皮膚の擦れや傷などです。これらの予防のためにも、車いすクッションを使用することは重要です。車いすクッションには、ウレタンやゲル、エアなどの素材が用いられ、数多くの種類が市販されています。その中でも、エアを使用したクッションは、体圧分散効果に優れており、常時車いすを使用する方や褥瘡のできやすい方において使用されていることが多いクッションです。しかし、空気圧の調整や管理の難しさ、破損による空気漏れ、などの問題点もあります。そこで、これらの問題を解決すべく、エアとウレタンを組み合わせて簡便に調整ができ、高い体圧分散機能を有する車いすクッションを目指し、「アジャストクッションアドバンス（以下：アジャストクッション）」の開発を行いました。

1 クッションの特性

[1] エアクッションの特性

　体重や臀部の形状など、使用者の身体的特性に応じて空気量の調整が可能です。エアを抜いて臀部との接触面積を増加させることにより体圧分散性に優れます。但し、エアの抜き過ぎやパンクによる底づきの危険性があります。エアで身体を浮かせた状態になるので、不安定さを感じることもあります。

[2] ウレタンクッションの特性

　調整が不要で、手軽に使用できるのが大きな特徴です。しかし、使用者の体重や臀部形状などによってウレタンの沈み込み方が異なるため、体圧分散機能も個々によって異なります。適切な硬さのものを選択することが非常に難しいものです。

[3] エアとウレタンを組み合わせる目的

　エアの特徴である「調整機能」とそれによってもたらされる「優れた体圧分散機能」に、ウレタンを組み合わせることによって「座位安定性が増加する」「空気漏れ発生時にも底づきを防止できる」と考えました。

② アジャストクッションの構造

アジャストクッションは、図1に示すベースクッション、トップクッション、アンカークッションとクッションカバーで構成されます。各部の機能や役割を以下に説明します。

[1] ベースクッション

ウレタンフォームをウレタンフィルムで密閉することにより、エアとの組み合わせを実現しました。ウレタンフォームは、耐久性や体重が軽い人でも沈み込みやすいように柔らかめの高密度ウレタン（上層）と底づき防止用の低反発ウレタン（下層）の2種類を組み合わせて使用しました。さらに、不安定感防止のために、サイド部に半硬質ウレタンのサポートを設けています（図2）。空気量調整は、クッション前面バルブ部のレバー開閉によって行います。エアを抜いて密閉した状態からバルブを開放すると、ウレタンの復元力によってエアが吸い込まれて、自動的にもとの状態に戻るのが特徴です。

[2] トップクッション

臀部とクッションは、広い面積で接する方が、より体圧を分散させることができます。そのため、クッション表面はできるだけ柔らかい方がいいと考えます。褥瘡予防のためには、臀部の蒸れを抑えることも重要ですが、ベースクッション表面は、ウレタンフィルムのため通気性がありません。そこで、柔らかく、通気性に優れるフィルタータイプウレタンを表層部に配置しました。失禁などにより汚れた場合には洗濯が可能で、経年劣化や破損の場合には交換が可能です。

[3] アンカークッション

大腿後面は、膝に近いほど肉づきが少ないため平らな座面との間に隙間ができやすく、この隙間があると、膝が外に開く、大腿部の体重支持が不十分で坐骨部の負担が大きくなる、などの問題が生じます。車いす座面の高さや角度、フットレスト高などを調整してもそれらを解消

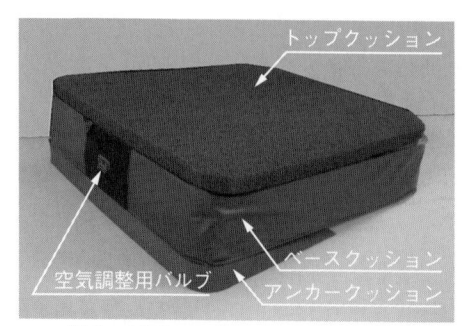

図1. アジャストクッションの構成

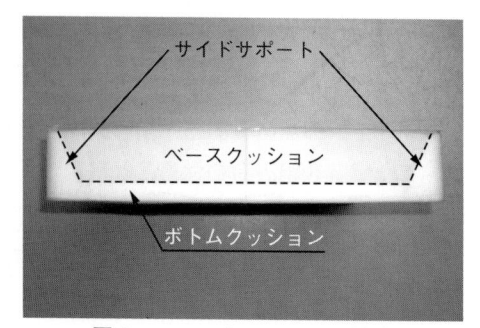

図2. ベースクッションの構造

できない場合には、三角形のアンカークッションを追加して、脚部を安定させるとともに、体重支持面積を広げることができます。座面中間部に設置すれば、坐骨部の前方へのズレを防止することもできます。

[4] クッションカバー

ポリエステル素材で、底面にはアクリルドットの滑り止め生地を使用しています。底面以外は高伸縮のニット生地を使用しており、アンカークッションなどを入れた場合にも伸びて馴染みます。カバー上部にトップクッションを入れるポケットを設けて、ズレを防止しました。ベースクッションのエアバルブ部には、ノブが不意に開いてしまうことを防止するためのフラップを付けています。

3 アジャストクッションの使用方法

通常のエアが入った状態からバルブを開放すると、20〜30秒程度で(体重によって異なります)エアが抜けてしまいます。また、体圧分布計測器を使用した評価結果より、十分にエアを抜いてから5秒間程度エアを入れた状態が体圧分散性に優れることが確認できました。そこで、以下の方法を使用方法として推奨しています。

①プッシュアップできる場合：バルブを開放して着座します。十分にエアが抜けた後、プッシュアップして5秒間程度エアを入れます。着座後、すぐにバルブを閉じます。

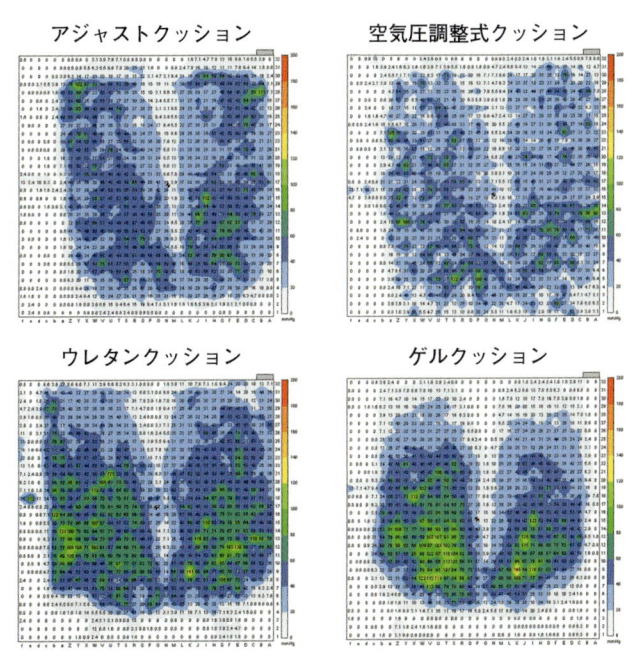

図3．座圧分散状況の比較

②プッシュアップできない場合：エアを抜いていない状態で着座します。バルブを開けて15～20秒程度したらバルブを閉じます。念のため、臀部が底づきしていないか確認します。

④ 体圧分散性

アジャストクッションとそのほかの市販クッションの体圧分散性能の比較を、体圧分布計測システム（FSAシステム）を用いて、同一被検者（体重約65 kg）に可能な限り座り方が同じになるように指示して行いました。その結果を図3に示します。坐骨部周辺の最大圧力値を目安として比較していくと、アジャストクッション（82 mmHg）、ゲルクッション（122 mmHg）、ウレタンクッション（130 mmHg）、空気圧調整式クッション（78 mmHg）であり、空気圧調整式クッションと遜色のない効果が得られていることが確認できます。

●●●おわりに

車いすクッションも実際の生活の中で使用していくことで、問題点や改良点が抽出できると考えています。そのような問題点にも柔軟に対処し、よりよいもの、使って喜ばれるものにしていきたいと考えています。

（江原喜人）

【参考文献】
1) 松尾清美：褥瘡に対するリハ工学的アプローチ；脊損者の場合を中心に. 理学療法 16(3)：184-190, 1999.
2) 江原喜人, 松尾清美, ほか：空気層とウレタンの組み合わせによる車いす用クッションの試作. 第15回リハ工学カンファレンス講演論文集, pp 165-168, 2000.
3) 江原喜人, 松尾清美, ほか：空気層とウレタンを組み合わせによる車いす用クッションの試作；その2. 第16回リハ工学カンファレンス講演論文集, pp 553-556, 2001.
4) 江原喜人, 松尾清美, ほか：空気層とウレタンを組み合わせた「アジャストクッション」の開発；その3. 第17回リハ工学カンファレンス講演論文集, pp 137-140, 2002.
5) 江原喜人, 松尾清美, ほか：空気層とウレタンを組み合わせた「アジャストクッション」の開発；その4. 第18回リハ工学カンファレンス講演論文集, pp 41-42, 2003.
6) 吉田修一：ウレタン＋エアクッションの特性. リハビリテーションエンジニアリング 18(2)：35-39, 2003.

REHABILITATION TECHNOLOGY

26 下垂足への機能的電気刺激

1 電気刺激による方法の問題点と利点

　脳血管障害などによる片麻痺の下垂足には通常足関節を固定する短下肢装具が用いられています。電気刺激により筋肉を収縮させて目的の動作を実現する機能的電気刺激（FES）による方法は、遊脚期に前脛骨筋と腓骨筋を刺激して収縮させ、足関節を背屈させるという生理的な歩行が実現できます。しかし、装具に比べて装着が面倒、かさばる、操作が複雑、信頼性がない、価格が高いなどのためあまり実用的ではありませんでした。しかし、FES は動作の補助に加えて麻痺の改善を促す治療的な効果もあり、長期の使用で、刺激なしでも歩行が可能になった例が報告されています。

2 使いやすく改良

　刺激の ON-OFF のコントロール手段としては足底スイッチ、傾斜センサー、筋電などのさまざまなものがつくられてきましたが、あまり実用的ではありませんでした。そこで、使いやすさを第一に改良を加えました。刺激のコントロールは足底のスイッチで行い、コードなどをなくしてコンパクト性をあげるためワイヤレス方式を採用しました。足底スイッチを改良し靴の中敷きと一体化して、ワイヤレスで信号を伝える方法としました。ヒントは自動車のドアロックのリモコンです。
　装置は靴の中敷きに埋め込まれたワイヤレスの足底スイッチ（図1-A）、ベルトで下腿に固定できる刺激装置本体（図1-B）、刺激波形のプログラムをするパソコンから構成されます。刺激のコントロールを不自由な患側で行っていることが、動作の信頼性を妨げる一因と考え、健側にスイッチを付けることにしました。もちろん、従来のように患側にスイッチを付けることもできます。
　踵の接地（健側の場合）または離地（患側の場合）の時に1パルスの信号がワイヤレスで刺激装置に伝えられます。刺激装置がパルスを感知し、あらかじめプログラムされた波形に基づいて刺激を行います（図2）。また、刺激装置とスイッチをコードで結ぶ必要がないため、刺激装置を下腿に単体で装着するだけでよく、かさばりません（図1-C）。刺激装置はマイクロコンピュータでコントロールされていて、健側の踵接地から一定の遅れをもって刺激が開始され、漸増し、一定時間続いて切れます。刺激時間は1歩行周期を計測し、その一定割合になるように自動的にコントロールされます。そのため歩行速度の変化に合わせた刺激が可能になりました。

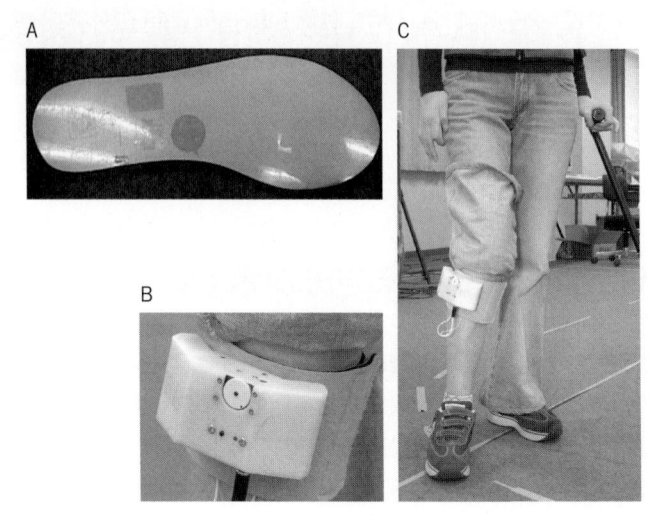

図1．装置の構成

装置はA：ワイヤレスの足底スイッチ、B：刺激装置本体、刺激データを編集するパソコンから構成されます。Cは装置を右の下腿に装着したところです。刺激電極を腓骨神経と前脛骨筋の筋腹に貼り、サポーターで止めます。刺激装置はマジックベルトで固定されます。

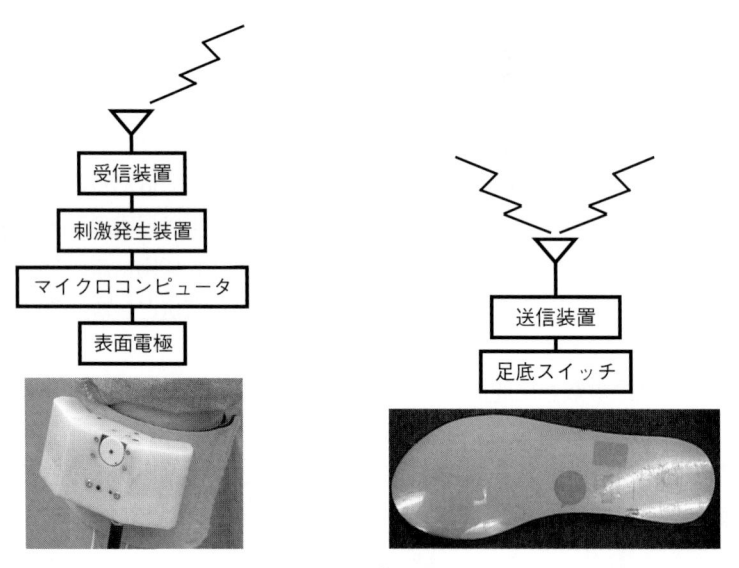

図2．動作原理

踵の接地（健側）または離地（患側）の時に足底スイッチから1パルスが送信されます。刺激装置は、パルスを受信するとあらかじめプログラムしてあるタイミングで刺激を行います。

刺激データは各人の歩行の特徴に合わせてパソコンで作成され、刺激装置に転送されます。足底スイッチからのパルスを受けてから刺激開始までの時間、刺激の漸増時間、刺激の持続時間、漸減時間は1歩行周期の割合で指定しますから歩行速度が変化に対応できます。パルス間隔が一定時間より短い時、長い時は歩行していないと判断され刺激を行わないようにしました

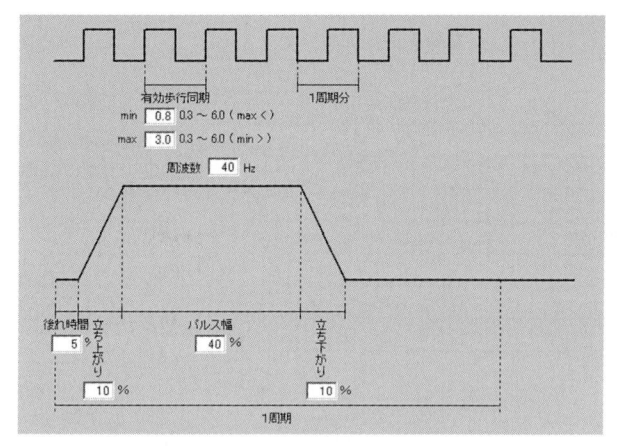

図3．刺激データの作製と刺激装置への転送
パソコンで足底スイッチのパルスを受けてから刺激開始までの時間、刺激の立ち上がり時間、刺激の持続時間、刺激の立ち下がり時間を歩行周期の％で設定します。パルス間隔が短過ぎる場合と長過ぎる場合は歩行中ではないと判断して刺激をしないようになっています。

（図3）。

装置は表面電極と同時にマジックベルトで膝下に巻き付けて固定します。患者さんは刺激装置の電源を入れ付属のボリュームを動かして最適な刺激強度に調整する操作だけで、そのほかの調節は一切ありません。

3 症　例

主に、1歩行周期の足底と床の角度の変化を解析しました（図4）。
- 症例1：31歳女性、ブラウンセカール型の頸髄不全損傷です。足関節の自動背屈は徒手筋力測定値で3⁻ありますが、疲労耐性がありません。FESにより1回の歩行距離が3倍になりました。足底と床の角度はFESにより、踵離地での底屈角度が減じ、遊脚期後半での背屈角度が増大しています。この患者さんは、歩行時に患側の膝が伸展しないため通常の短下肢装具では爪先のクリアランスがとれませんでした。そのため、FESのよい適応となりました。
- 症例2：61歳女性、脳梗塞による片麻痺で通常は短下肢装具を装着して歩行しています。足関節の背屈力は1⁺程度しかありません。装具では立脚期後半の底屈が装具なしに比べ遅れがみられるのに対しFESでは装具なしと同様なタイミングで底屈が起こっていました。この症例では、短下肢装具の簡便さが勝ります。治療的な効果を狙うならば適応になります。

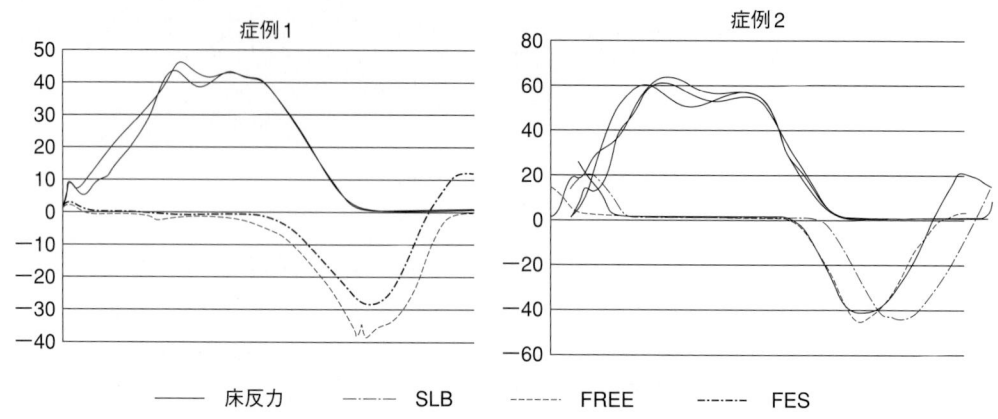

図4．足底と床の角度

- 症例1：31歳女性、ブラウンセカール型の頸髄不全損傷です。足底と床の角度はFESにより、踵離地での底屈角度が減じ、遊脚期後半での背屈角度が増大しています。
- 症例2：61歳女性、脳梗塞による片麻痺です。装具では立脚期後半の底屈が装具なしに比べ遅れがみられるのに対しFESでは装具なしと同様なタイミングで底屈が起こっていました。

●●●おわりに

　本装置は、従来の刺激装置と比べて操作性の面でかなり改善したと思います。健脚、患脚どちらでもコントロールが可能、ワイヤーを引き回さない、個々の患者さんの歩行特性に合わせてプログラムができる、歩く速度に合わせて刺激を変化させることができるなどの利点があります。今後、短下肢装具にはない治療効果をいかすために、慢性期の患者さんだけではなく、回復期の患者さんに対して、リハビリテーション訓練の一環として使用することも考えられます。脳梗塞発症早期の患者さんの歩行訓練に使用することにより、麻痺の早期回復に役立ち、その結果短下肢装具を使わなくてもよい患者さんが増えることが期待されます。

（元田英一、松尾功一）

27. ポータブル大腿四頭筋筋力測定器の開発と臨床応用

●●● はじめに

　大腿四頭筋筋力は年齢、外傷やさまざまな疾患により低下することが知られています。この筋肉は膝関節の伸展と支持機構としての役割をもっており、筋力低下は歩行能力に障害を与えるため、リハビリテーションを行い筋力回復させることが重要な課題となっています。この際、容易に持ち運びができ、いつでも筋力測定可能な器械があれば、その都度、治療効果が判定できるため適切な治療方針が立てられます。

　変形性膝関節症は整形外科では腰痛症に次いで多い疾患です。膝関節症の進行には大腿四頭筋の筋力が大きく関係しており、外来診療の場でも四頭筋の筋力強化が指導されています。しかし、日常的に訓練を続ける患者さんは稀で、ほとんどの患者さんは長続きしません。その一因として訓練の効果がどの程度あるのか客観的に評価されないということがあると思います。外来で患者さんに訓練を指導し自宅で行ってもらいその効果を外来で評価し、患者さんに伝えることができれば、訓練の大きな励みになると思います。また、術後早期にベッド上で大腿四頭筋のセッテング運動が指導されますが、筋力測定もできる簡単な訓練装置があれば負荷をコントロールした安全な運動が可能になります。

　そこで、日常診療の場で手軽に使用ができ、客観的で、十分な精度で定量的に筋力を測定できると同時に、訓練にも使用できるポータブル大腿四頭筋筋力測定器を試作し、その精度と有用性を検討しました。また、中高年女性に発症しやすいこの疾患と大腿四頭筋との関係を調べるために、この筋力測定器を用いて、健常女性の大腿四頭筋筋力を測定し検討しました。

1 方法および対象

　仰臥位で行う大腿四頭筋セッテング運動の肢位を基準としました。約30度屈曲位で足関節部をマジックベルトで固定し、膝伸展時に膝が下方に押す力をロードセルにより計測する方法をとりました。図1に外観を、図2に装置の原理を示します。装置は膝と足部のクッション、足部固定のためのマジックベルト、ロードセル、数値表示のLEDから成り、サイズは縦70×横23×高さ15 cm、重量は約6 kg、片手で手軽に持ち運びが可能です。被験者に堅いベッド上で座位で検側を装置に固定し、臀部を浮かさないように膝を最大伸展させて、膝が下方に押す力のピーク値を記録します（図3）。この際、手はベッドから離させますが上体の姿勢については特に制限を加えていません。さらに、膝関節から足関節のベルト固定部までの距離を測定し、その距離と膝関節が下方に押す力との積を膝関節の伸展トルクとしました。既存の筋力測定装置と比較するために、本装置とKIN-COMを使用し同一被験者、同一条件でその値を比較しました。被験者は21～50歳（平均29歳）の男性8名、女性22名の合計30名60関節です。

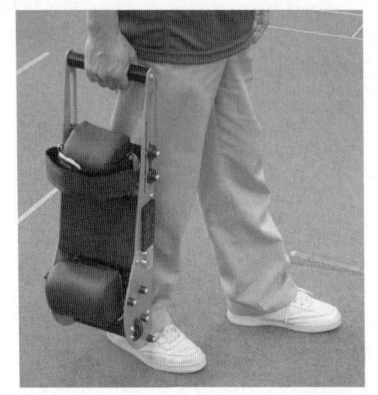

図1. 手軽に持ち運びができる装置外観

図2. 原理図
四頭筋セッティング運動の要領で膝を下に押しつけるように力を入れます。

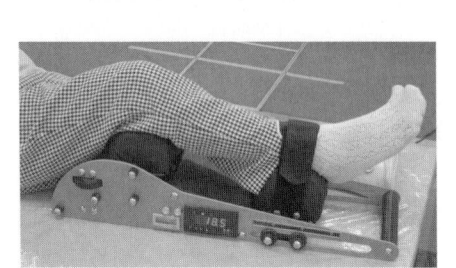

図3. 計測中

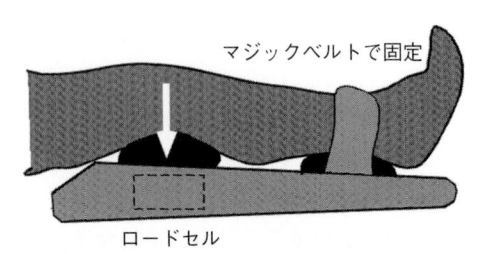

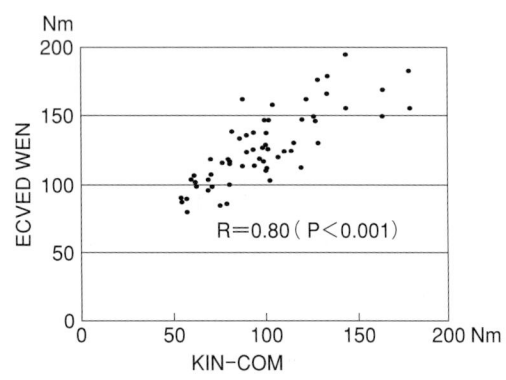

図4. 本測定器とKIN-COMとの相関

KIN-COMでの測定は、座位で膝関節30度屈曲位で等尺性の膝の伸展トルクを3回測定し、その平均値を求め、本装置で求めた値と比較しました。被験者ごとの3回の計測値の最大値と最小値の差のその平均値に対する割合は7.8±5.1%でKIN-COMでの7.4±4.7%と遜色ない値でした。KIN-COMと本装置の同一被験者のトルク値の相関係数は0.80（p＜0.001）で相関は良好でした。本装置は四頭筋セッティング力を測定しているため、股関節伸筋の力も加わります。その結果、KIN-COMの測定データよりやや大きくなる傾向がありました（図4）。

② 女性大腿四頭筋筋力の年齢的変化

対象は膝関節に愁訴のない女性の健常者64例で、年齢は20〜79歳（平均50歳）でした。測定は片側各3回ずつ行い、それらの平均値を求めました。また、身長、体重、大腿周径（膝蓋骨上端より10 cm中枢側）についても測定しました。

健常者群を年齢別に20〜29歳、30〜39歳、40〜49歳、50〜59歳、60〜69歳、70〜79歳の6群に分け、各群の大腿四頭筋筋力を検討しました（図5）。

大腿四頭筋筋力は年齢層が高くなるにつれて漸減しており、有意な負の相関が認められまし

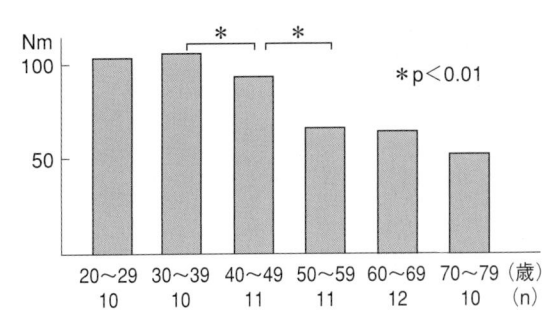

図5. 健常女性の大腿四頭筋筋力の年齢別変化
40代から低下し50代で急激に減少しているのがわかります。

た（p＜0.001）。大腿四頭筋筋力は年齢とともに低下し、30～39歳群と40～49歳群間、40～49歳群と50～59歳群間で有意差を認めました（Student-t検定：p＜0.01）。

3 膝関節疾患とポータブル筋力測定器の有用性

　大腿四頭筋筋力は各種膝関節疾患において容易に低下するため、リハビリテーションで大腿四頭筋を増強させることには大きな意義があり、以前より重要視されてきました。特に中高年の女性の膝関節疾患として最も多い変形性膝関節症では、大腿四頭筋筋力の低下は初期から認められ、関節症進行とともに程度も大きく、ハムストリングと比較してその低下は著しいといわれています。このため、変形性膝関節症に対する保存療法として大腿四頭筋訓練が以前から行われてきました。変形性膝関節症の原因には肥満、膝関節の内反傾向や筋力低下などが考えられ、多くは50歳代に発症しています。今回の測定結果では、大腿四頭筋筋力は年齢との間に負の相関を認め、40歳代より急激に低下していました。このことより40歳代からの筋力低下が変形性膝関節症の発症に関与している可能性が示唆され、より筋力強化の重要性が認識されました。

　ポータブルで筋力が測定可能な装置としては徒手筋力測定の要領で手で装置を把持して測定する方法がありますが、大腿四頭筋を測定する場合、測定条件を一定にすることが困難で、再現性に欠けると思われます。本装置は、測定肢位を一定にすることができるだけでなく、筋力訓練と測定が同じ装置、同じ肢位で可能です。また本装置は手軽に持ち運びができることから、外来や病棟で容易に測定可能であるため、下肢の手術後の大腿四頭筋筋力回復の経過観察、変形性膝関節症の筋力強化訓練の効果の検討などに有用です。訓練装置としては、術後のベッド上訓練が可能で、上限値を表示することにより、過度の筋力を働かすことなく、安全な訓練が可能です。また、結果が数値としてわかるため、患者さんの訓練意欲の向上にも役立つと思われます。

〈元田英一、林　満、金井　章〉

II

REHABILITATION　　　TECHNOLOGY

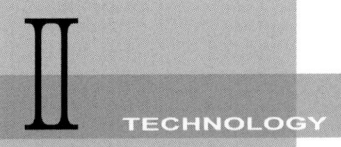

コンピュータおよび IT操作関連機器

REHABILITATION TECHNOLOGY

1. 頸髄損傷者の家屋改造シミュレーション

① パソコンで家屋改造指導補助

　家屋評価の中で一番重要なアイテムは図面です。頭の中だけで改造案を練ることは、家族や建築業者、また我々にとっても非常に困難です。それぞれの明確な改造への意思統一とイメージプランニングは非常に重要なのですが、3者のとらえ方に食い違いがあると話し合いの方も進行が遅くなります。

　皆さんの中には方眼紙に図面を描き、実寸を縮尺した物品(以下：オブジェクト)を厚紙で作成し、その上にいろいろと配置してみた経験のある人はいると思います。改造案を図面に直接描き込むのもよいのですが、融通性に欠けます。消しゴムで消していて途中で破れたりしたのでは効率的とはいえません。前者はインタラクティブ(interactive：対話的)性の要素があり柔軟な対応が可能です。しかし、データの保存能力に欠けます。その時のイメージを確実に残すには、描かなければなりません。これは後者になりますが、その数が増えれば効率も落ちます。また互いに共通していえる問題点は、オブジェクトの種類をいくつも変化させることが困難なこと、データの共有性がないために、再利用やデータベース化ができないことです。

　そこで、この両者の性格をもたせながら、さらに発展したことを可能にさせる方法の1つとして、パーソナルコンピュータ(以下：パソコン)を使用してみました。

② 二次元図面で自由にシミュレーションする

　パソコンのソフトは特に指定はありませんが、定規設定や寸法、縮尺表示ができるドロー系ソフトかCADソフトがよいと思います。まず図面を作成する前に、一般的に使用するオブジェクト(便器・浴槽・手すりなど)を作成しておきます。例として、便器を組み立てます。基本的には四角と楕円だけで表現できます。もう少しつくり込む時は、半分だけつくっておき、複製、左右反転させます。両者をうまくつなげば、完成です(図1)。浴槽の場合は、大小の四角を中央寄せにして配置するだけです。多角形作成ツールを使うと入り組んだ形もできます。排水溝の円を左右どちらかにつけておけば、背中部分がわかりやすくなり、配置する時の向きの決定に便利です(図2)。

　オブジェクトはライブラリーとしていくつもパソコンに保存しておけば、必要な時に呼び出してコピー&ペーストで、ほかのモデルへ貼り付けることが可能です。しばしば、施行業者が提示する改造図面には、物品類の大きさが寸法どおりではなく、異常に小さい時があります。スペースや移動効率(動線)を考えていく時、曖昧な寸法は評価およびイメージ把握を誤認

基本型

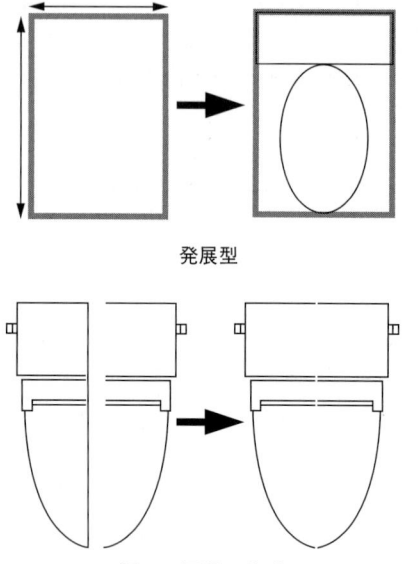

発展型

図1．便器の作成
モデル半分を作成し、オブジェクト全体を複製・左右反転し、結合する。その後細かい部品を配置する。

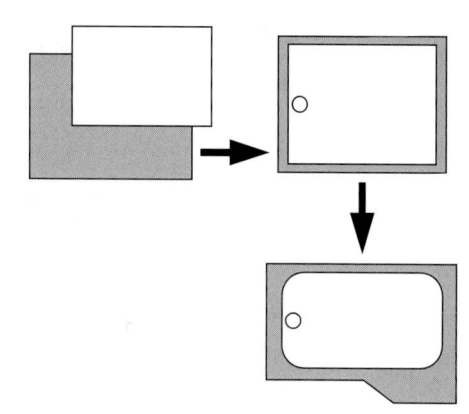

図2．浴槽の作成

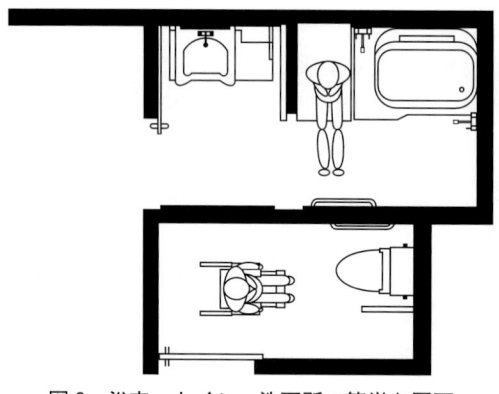

図3．浴室・トイレ・洗面所の簡単な図面

してしまう恐れがあるので注意します。原則的に実寸どおりに従います。正確な寸法は、住宅機器設備メーカーから資料やパンフレットを入手しておくと便利です。最近は各メーカーのホームページより、無償でダウンロードできるデータなども公開されています（寸法は必ず調整してください）。各オブジェクトの細部をつくり込んでいくと、リアルになり、互いのイメージもつきやすくなります。

先ほど作成したオブジェクトを用いて、ある空間をつくってみました（図3）。車いすオブジェクトを図面上に置くだけで、この空間での大きさが直感的にイメージできます。洗い場の広さについても、長座位人体オブジェクトがあれば、即座にスペースについて話し合うことが可能です。また内寸も未確認の場合、パソコンで寸法表示させるとわかります。図面は、直接寸法どおりに線を引く方法（図4）と、スキャナーで基本図面を取り込む方法（図5）があります。取り込んだ後、パソコン上でトレースするか直接その図面に配置するかの2つの方法があります。ソフトのレイヤー機能（階層化）を使用して、取り込んだ図面とオブジェクトを別々の層で管理すると便利です。

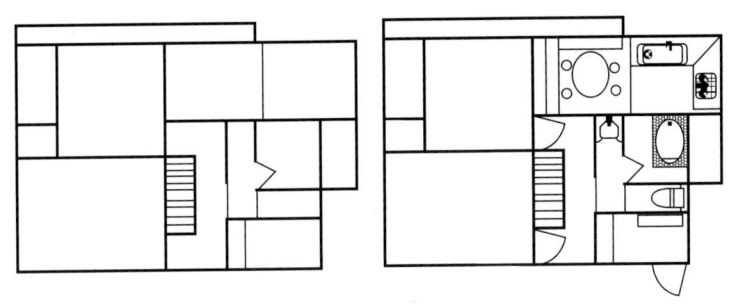

図4．直接寸法どおりに実線を引き、オブジェクトを配置

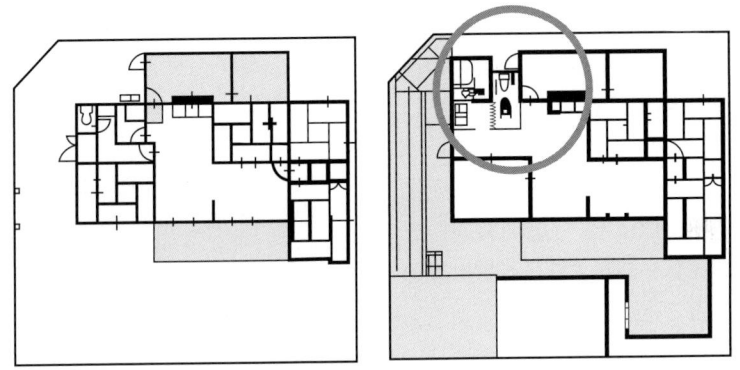

図5．スキャナーで取り込み、オブジェクトを配置

③ 二次元から三次元へ

　先ほどは二次元の図面でスペースをとらえてきました。車いすオブジェクトをマウスで摑んで通り抜けができるか、ぐりぐりと回されたかと思います。スペースの把握にはこれでもいいのですが、どんな部屋になるのだろうか、という室内の様子までは、さすがに想像できません。オブジェクトが配置されていても、平面図ではとらえられないものです。断面図もあるのですが、図面的には平面図と変わりません。これもまた頭の中で統合しないと1つの空間になりません。では、次のステップとして、高さにも注目してパソコンでシミュレーションを考えます。
　次の図6を見てください。左が二次元の平面図、そして右が高さを加えた三次元図です。どうでしょうか。二次元では隠れていた物がはっきりと見えています。平面図ではわかりにくかった長方形は、実はL字の手すりだったのです。これと断面図を用いれば、高さの検討ができます。また大きさをより把握しやすくなりました。
　三次元イメージは視点や角度などが固定されているわけではなく、基本的に任意の方向から眺めることができます。三次元オブジェクトの物品も配置や向き、取り替えなどが自由に変更できます。これらの作成には、二次元の時と同じように、四角や丸を組み合わせていきます

が、上方図、側面図、正面図などを見ながら作成します。作成には専用のソフトや安価な景観シミュレーションソフトが販売されています。またゲーム機でもシミュレーションできる建築ソフトがあります。

　さてこの考えを具体的に、トイレ、洗面所、浴室の3ヵ所を三次元化したのが図7です。実際に3者の話し合いに提出し、互いの理解を深めることに一役買いました。

　このように家屋図面を三次元化することにより、3者に共通した空間イメージをより多く提供することができたのです。

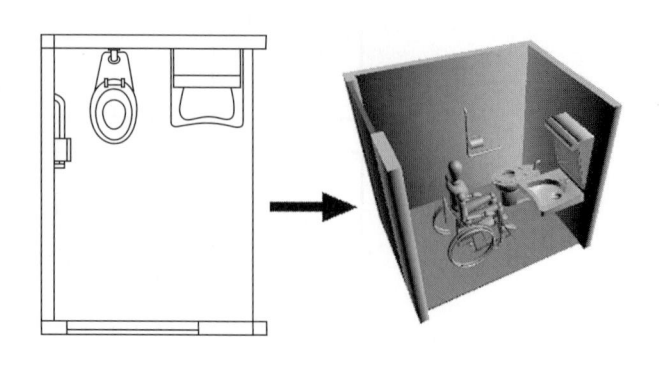

図6．二次元図から三次元図

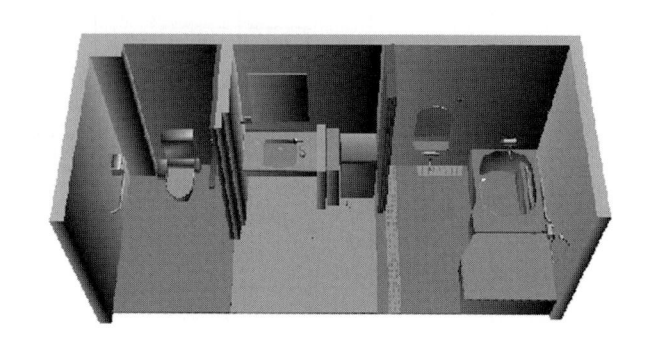

図7．トイレ・洗面所・浴室の三次元図

④ 三次元イメージの中を動いてみる

　パソコンで作成した三次元イメージの空間は、景観を確認するだけではありません。その空間に身を置くことも可能なのです。対象者の視線の高さに合わせて、改造後の状態を見回して、動いてみたいと思いませんか。これをウォークスルー（Walkthrough）といいます。ヴァーチャルリアリティ（Virtual Reality；VR）という言葉を知っていますか。このシステムは、この考え方を踏まえています。通常このようなシステムは、室内環境においてあらゆる現実に即したVR空間をつくるために、高価な設備を投資して研究されています。私が考えたのは、VR空間部分と現実空間部分を半分ずつ使用することでした。

　図8を見てください。このシステム構成は、大きく3つの部分から成り立っています。

　①車いすの動きをパソコンのマウスポインタの動きに変換する制御入力部（車いす車輪制御型マウス入力装置。以下：車いすマウス、図9）。車いすマウスは、市販マウス内蔵のロータリーエンコーダをマウスから取り外し、車いすの車輪の回転に合わせてそれらが回転する装置を製作しました（図10）。

　②作成したVR空間（家屋改造案図）を、車いすマウスの動きに合わせて移動距離を計算させるためのパソコン部分。

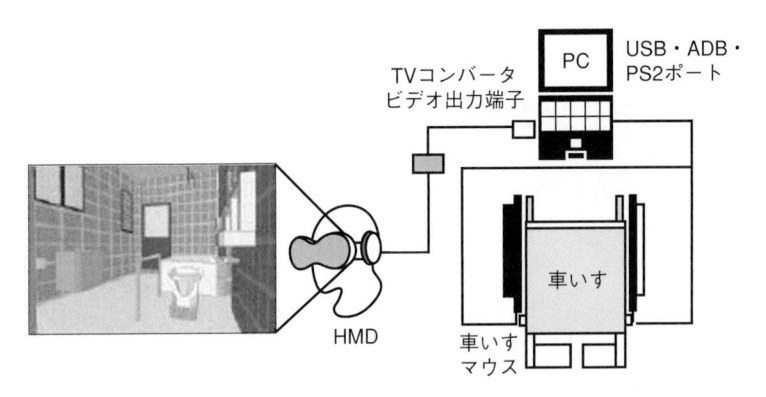

図8. ウォークスルーシステム

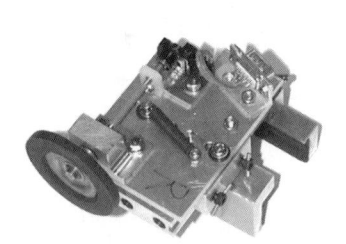

図9. 車いすマウス

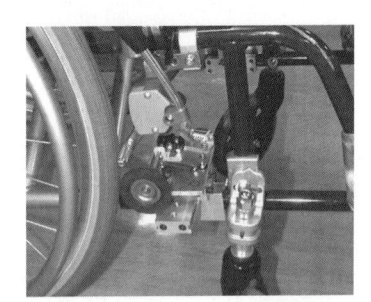

図10. 車いすマウス装着図
車いすマウスがタイヤに接触するようにフレームに取り付け。

③移動したVR空間をイメージとして表す表示出力部。これには、頭部搭載型表示装置(Head Mounted Display；HMD)を使用しました。

　全体をみると図11のようになります。車いすが移動すると、車いすマウスが反応し、その動いた距離分、パソコンの中のVR空間(三次元改造家屋内)が同じ距離に近い状態で動きます。

　このシステムを用いて、実際に家屋改造(新築)を計画していた方の家をシミュレーションしてみました。各図面から三次元データを作成し、VR空間をつくりました(図12)。VR空間を自由に移動し、変化する視点(頭部にジャイロセンサーを装着していないので、進行方向が視線の向きとなります。またスロープのような傾斜への対応はできません)に合わせて任意の位置からのロケーションが表示できました。改造家屋全体のイメージングの補助となり、短時間での理解が可能でした。この装置は基本的に、車いすに車いすマウスが装着できるタイプであればいつでもどこでもVR空間を体験することができます。

　実際に対象者の家屋を訪問したところ、十分役割を果たすものと評価できました。

　しかし問題点もいくつかあります。オブジェクトへのアクセシビリティや方向感覚については、十分な評価ができません。HMDは軽量ですが、長時間装着していると少々重く、頭部への負担が感じられます。また液晶画面を凝視していると、眼精疲労につながる恐れもあります。

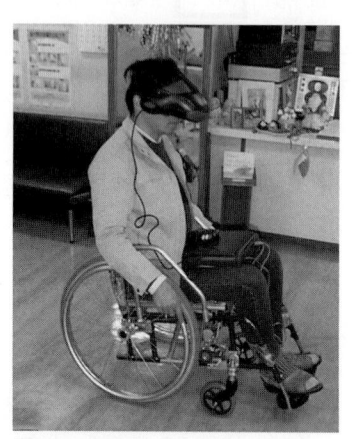

図 11. ウォークスルーシステム全体図

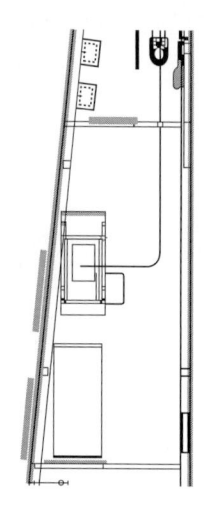

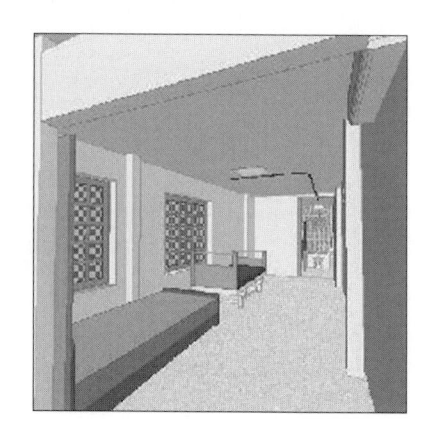

図 12. 平面図（左）とウォークスルー画面（右）

5　やってみませんか？

　家屋改造イメージ理解を補助するために、パソコンを活用しました。つくってやってみると、まるで工作のようでおもしろみがあります。何よりも完成した時は達成感があります。また自分で図面を見て考えていくことで、家屋指導への理解が深まります。いくつもデータが集まると、次回への活用につなげていくこともできます。皆さん、最初の時間はかかりますが、やってみませんか。

（中村恵一、鈴木康雄）

REHABILITATION TECHNOLOGY

2. 電動車いす操作のシミュレーション

① 電動車いすはおっかない？

　人工呼吸器装着の高位頸髄損傷者の移動手段は、チンコントロール（顎でジョイスティックを操作する）電動車いすが選択肢の1つになります。電動車いすというと普通の車いすと違って大きく、モーターやバッテリーなどメカニカルな筐体が無機質に感じられるようです。顎で操作すること自体想像できず、まっ直ぐ動くのか、物や人にぶつかってしまうのではないかと心配してしまう、このような心理的・精神的なことも、とっつきにくい一要因になっているのではないでしょうか。そこで、上記の不安要因を少しでも解消できないかと、チンコントロール電動車いすの仮想体験ができる簡易シミュレーションシステム（以下：チンコントロール操作シミュレーター）を考えました。

② チンコントロール操作シミュレーターって何？

　このシステムの目的は、「電動車いすの理解を促し、ジョイスティック操作の習熟に有効な結果を得ること」です。製作したシステムは、
　①入力部（ジョイスティック）
　②情報処理部および出力部（ノート型パソコン）
の2つに分けられます。
　入力部には市販ジョイスティック（サンワサプライ㈱ JY-MAC 3）を使用しました。対象者は呼吸器を装着しているために、頸部前後屈、回旋の可動域が狭いと考えられます。顎での操作を容易にするため、ジョイスティックレバー全体を木製レバー（直径1.5 cm、長さ10 cm程度）に、顎に当たる部分を発泡スチロールに各々変更、軽量化しました。レバーを中立位に自動的に戻す前後左右用のバネをゴムに変更、抵抗感を少なくしました。マウスクリック用にトグルスイッチをボックス上に増設しました（図1）。また呼吸カニューレに接触しないように、任意の位置・角度に固定できるジョイスティック固定台も製作しました（図2）。
　情報処理部は、ノート型パソコンを使用しました。アプリケーションソフトはVirtus社製Walkthrough Pro 2.6 Jです。
　システムを図3のように設置して、車いす座位で訓練します。コントロールボックスは対象者の呼吸カニューレに接触しないように気をつけて、床に対して約30度傾けました（図4）。またモニター（液晶画面）上のマウスポインタが十分行きわたるように位置を調整しました（図5）。

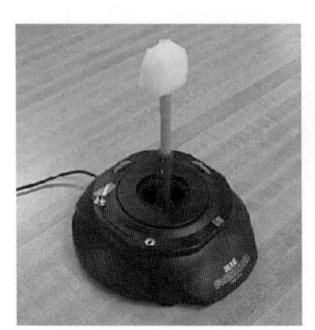

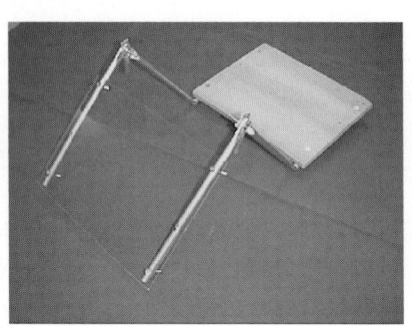

図1. 改良ジョイスティック　図2. ジョイスティック固定台　図3. チンコントロール操作シミュレーター設置

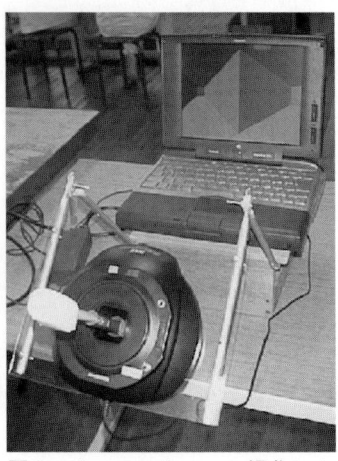

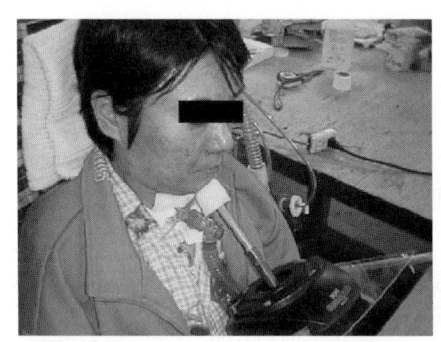

図4. コントロールボックスの位置決め　図5. 実施例

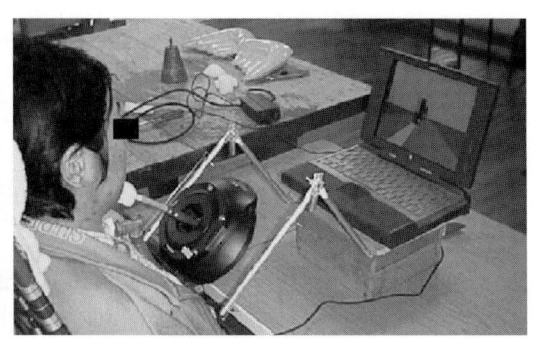

③ どんな練習をするの？

　ジョイスティックの操作を説明した後、基本訓練として、①直進、旋回目的にてスラローム走行操作(2m幅の道路、6.5m間隔のポールを4本：図6)、②クランク(1.5～2.5m幅の道路)走行操作(図7)、を実施しました。応用訓練では、③院内(入院病棟～理学療法棟)走行(図8)、④家屋内走行、⑤院外(一部)走行、と進めます。

　壁を通り抜けられないように制限し、接触した際は警告音が鳴ります。各訓練において走行の前後を比較できるように、軌跡を記録しておきます。

　実際に試したことのある対象者は、導入当初は先にも述べたように、走行イメージや操作方法、危険性などに対する不安がありました。しかしシミュレーションを実施したことで、具体的なイメージを把握することができたようです。その後、チンコントロール電動車いすに乗っ

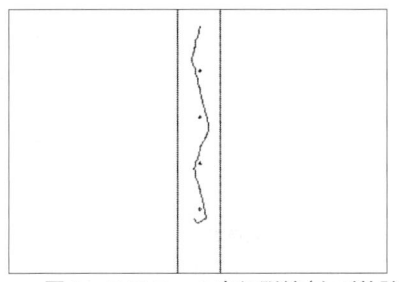

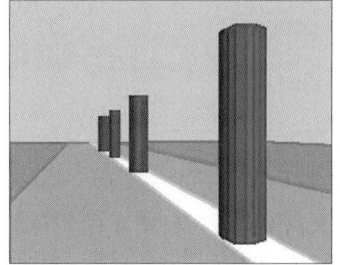

図6. スラローム走行訓練（右が軌跡、左はシミュレーション画面）

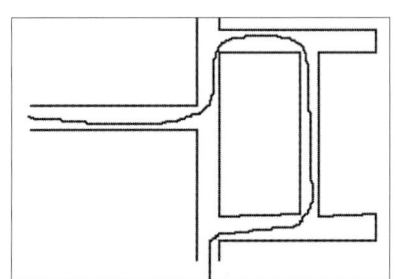

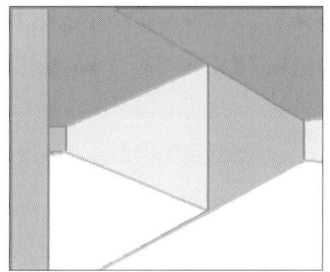

図7. クランク走行訓練（配置は図6と同様）

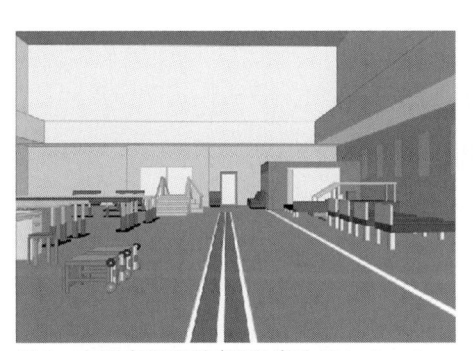

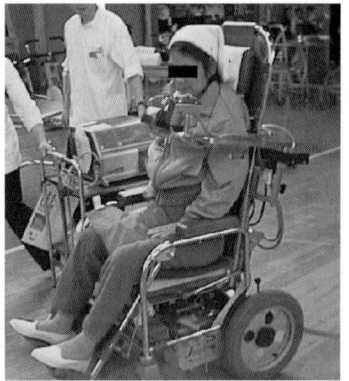

図8. 応用走行訓練（理学療法棟シミュレーション画面）

図9. チンコントロール電動車いす実走行

て走行した結果、驚くほどスムーズに操作することができました（図9）。ノッキング様の不自然な動きをすることもなく、幅が狭い廊下や曲がり角なども支障ありませんでした。シュミレーションと実際の違いとして、身体に感じるタイヤの振動や加速感、スティックの操作感などが挙げられました。

④ シミュレーションの意味

　シミュレーションの大きな利点は、実際の行動では実現困難な環境を、安全に容易につくることができる点です。つまり危険環境での行動とその同じ条件下を何回でも繰り返し学習できることにあります。また訓練経過や評価のデータが容易に得られることからも実地走行よりもはるかに効率的な部分が多いと考えられます。

　パソコンでシミュレーションをすることについて述べてきましたが、これらが皆さんのさまざまな活用のヒントになればと思います。

　いろいろ工夫して試してみてはどうですか。

（中村恵一、鈴木康雄）

REHABILITATION TECHNOLOGY

3 高位頸髄損傷者のデジタルカメラ操作性向上のための自助具

●●●はじめに

　神経学的残存機能レベルC4以上の頸髄損傷者は、肩甲帯の一部の動作を除いて、上肢、体幹、下肢に重篤な運動障害をもちます。そのため、彼らの日常生活は、移動動作をはじめ多くの活動が制限されます。リハビリテーションでは、福祉機器類や自助具をうまく利用し、残された身体機能である頭頸部の運動や口、舌の動きを利用し、障害者自身で行える諸活動の拡大を目指します。いくつかの自助具の中で彼らに最も活用されるものの1つがマウススティックです。マウススティックは、口にくわえて、パソコンのキーボード操作、本のページめくり、テレビなどのリモコン操作に利用します。主にボタン操作に適しているため、利用者からはデジタルカメラへの活用を要望する声も多く聞かれます。ただ、デジタルカメラは、その機種によって電源スイッチやシャッターボタンの形状が異なるため、これらに合わせた設定を考案する必要があります。ここでは、利用者の要望に応え車いす上での操作を可能にした実例を紹介します。

1 導入の背景

　症例は30歳代男性、頸髄損傷（残存機能C4）、ADLの多くは介護を要しますが、チンコントロール（顎で操作する）電動車いすで自由に移動し、マウススティックを使って、パソコン操作、読書、絵画など1日約7時間の趣味的活動を積極的に行っています。本人より「電動車いすでデジタルカメラを使いたい。マウススティックで操作できるよう考案してほしい」と要望を受けました。

2 課題と解決策

　症例本人、労災リハビリテーション工学センターの研究員、筆者の3者で協議し、①カメラ本体の車いすへの固定方法、②マウススティックでカメラの電源スイッチ、シャッターなど各種スイッチ・ボタンの操作を行う方法、の検討を行うことを確認しました。一般的にパソコンのキーボード操作やテレビなどのリモコン操作で利用されるマウススティックは"押す"動作を目的にしているため、その先端形状はシンプルなものです（図1）。ところが症例の所持していたデジタルカメラは、電源スイッチ・シャッターボ

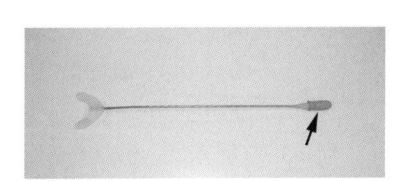

図1. 一般的なマウススティック

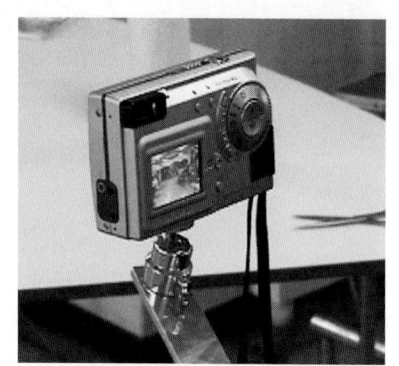

図2．症例のデジタルカメラ

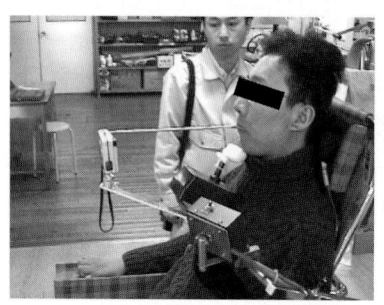

図3．デジタルカメラの固定位置

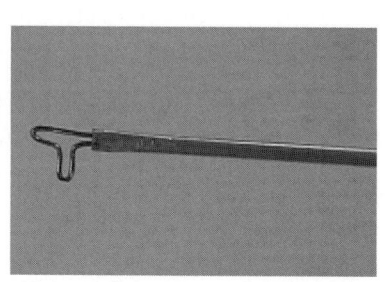

図4．マウススティックの先端形状

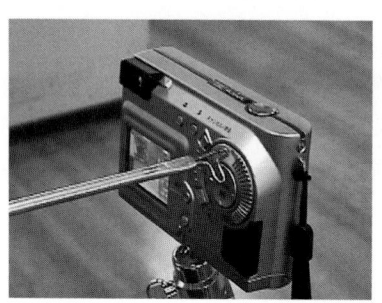

図5．モードの切り替え（押す）

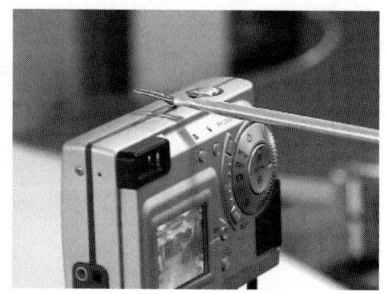

図6．電源スイッチ（横にスライド）・シャッターボタン（上から押さえる）

タンが本体上部、モード切り替えスイッチが側面にあり、電源スイッチはスライド式でそのほかはボタン式のタイプで（図2）、よってスイッチ・ボタンの位置とその操作方法に対応できる機能をマウススティックにもたせる工夫が求められました。

　カメラは、電動車いすの操作に邪魔にならないような位置に取り付けました（図3）。マウススティックは、ピアノ線を加工し、すべてのスイッチ・ボタン操作が可能な先端形状にしました（図4、5、6）。そのほか、マウススティックを使用していない時のホルダーなど備品を取り付け、設定が完了しました。症例は、電動車いすで自由に移動し、好きな場面を撮影すること

が可能になりました。友人の結婚披露宴の模様を撮影するなど積極的な趣味的活動の拡大が実現できました。

③ 今後の課題

このケースの場合、症例が所持しているデジタルカメラに合う自助具を考案する形で援助しました。しかし、マウススティック使用者に限らず、各種自助具に適した機器は何かを理解し、まずその対象者の残存機能に合わせてデジタルカメラを選定購入してもらうことが望ましいでしょう。サポートサイドの我々に必要なことは、その時点で入手可能な機種の情報を収集し、その操作性の特徴を把握しておくことでしょう。機種購入の時点で適切なアドバイスができればより端的な援助が可能になると考えます。

（山中武彦、田中芳則）

REHABILITATION TECHNOLOGY

4 頸髄損傷者のための車いす用テレビゲーム操作

●●● はじめに

　頸髄損傷者の場合、手足の麻痺により各種機器の操作が困難になる場合が多いようです。特に上肢が完全麻痺の場合、機器を操作することができるのは首から上の動作でしかないため、使うことのできる機器が非常に限られています。そのため、機器のコントロールはほかの人に依存あるいは遠慮などが働き、日常生活の中では受け身的になってしまいがちです。自ら積極的に機器を使いQOLを高めるためには、その機器を改造して操作が可能になるようにする、あるいは障害をもった人専用の機器を使用しなければなりません。普段の生活の中でも、テレビを漫然と見るということから、テレビゲームを積極的に使うということに切り替わることで、今まで以上に張りのある生活を送ることができます。

　多くのテレビゲームのコントローラーは各種のスイッチが付いており、ソフトによっては複雑な操作を要求するものもあります。そのような場合には専用のコントローラーが必要となります。本書「家庭用テレビゲーム機用代替入力インターフェースの開発」(157頁)を参照してください。操作が容易で多くのスイッチを必要としないようなソフトを使う場合、比較的簡単なコントローラーの改造で済む場合があります。ここでそのような例として麻雀ゲームを取りあげます。このゲームソフトは画面の動きも比較的単純で、扱うスイッチの数も少なくて済みます。操作は十字キーによる麻雀パイの移動とパイの選択やポン/リーチなどを決定するONボタンの操作のみです。

1 改　造

　十字キーの操作は前後と左右の動きができればよいので通常はそれぞれの方向へ指で押し込んで行います。十字のキーが一体になっているので、キーの上に棒を立てることによって十字キーの操作をジョイスティックの操作と同様に扱うことができます。そうすればこのジョイスティックを顎で操作することによって十字キーの操作ができるようになります。立てる棒は長さの調節やコントローラーへの接着のことを考えてプラスチックの管を利用しました。顎に当たる場所は、柔らかい布で巻くか、角がない丸いものを取り付けた方がよいように思われました。

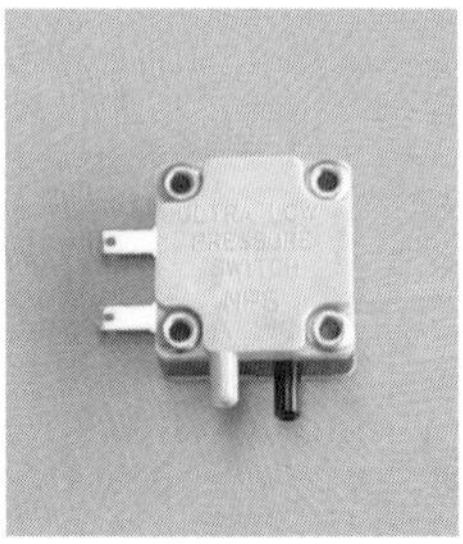

　ONボタンの操作はジョイスティックを操作しながら押すことが難しかったため、電気的にONさせることにしました。そのためには、コントローラーの内部に入っているスイッチの代わりをするスイッチをコントローラーの外で使うようにしました。代

図1. 呼吸気スイッチ

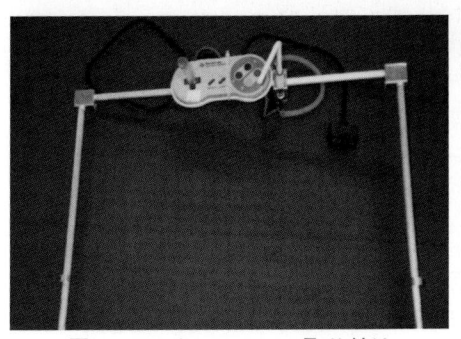

図2．コントローラーの取り付け 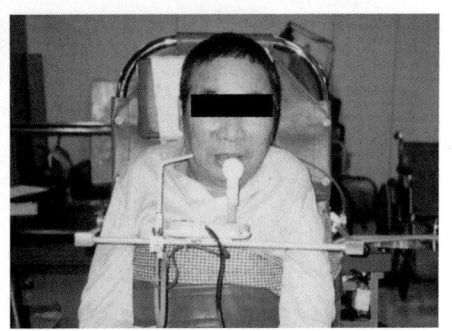　　　図3．コントローラーを操作している状態

わりのスイッチは呼吸気スイッチ（CKD 社製 UPS-02）と呼ばれるものを使いました（図1）。このスイッチはスイッチに付いている口に圧力を加えるか圧力を減らすかすることで電気が流れる仕組みになっているので、この口に息を吸うか吐くかすることで ON スイッチの代わりをさせようと考えました。実際はその先にストローを付け固定しやすいように、また操作しやすいようにしました。このスイッチのコントローラーへの接続は、コントローラーのカバーを外し、ON スイッチの結線の両端にこの呼気スイッチの両端子から伸ばした線をそれぞれハンダ付けします。それぞれのスイッチは並列接続になり、通常は OFF なので、どちらかのスイッチが入れば ON の状態になります。

② 位置決めと操作

コントローラーを操作するのは顎と口なので、取り付け位置には注意が必要です。コントローラーと呼気スイッチおよびそれにつながっているストローは横棒に固定し、これを車いすに取り付けられるよう横からアームを出すようにしました。その状態を図2に示します。これを車いすの背もたれ支柱に取り付け、上下方向の位置と前後方向の位置調整が可能なようにして調整した状態を図3に示します。下顎でジョイスティックを押し、首を少し回してストローに唇を持っていけるようにそれぞれの位置調整もします。

テレビゲームの立ちあげは介助者が行わなくてはなりませんが、一度セットしておけば、使用者がその後引き続きずっと使えます。

（鈴木康雄、太田一重）

REHABILITATION TECHNOLOGY

5. 高位頸髄損傷者のパソコン操作

●●● はじめに

　私たちは高位頸髄損傷者（残存高位C1～4、以下：高位頸損者）が、「外付けタッチパッド」を用いて、舌や唇で安価にパソコンを操作することができる器具を考案しました。これは、完全四肢麻痺者のうち、首の運動も不可能なC1～2の高位頸損者（Pentaplegia）に最も適応があり、従来のスキャン方式によらず直にマウス操作を行うことができる手段でした（図1-1）。
　しかし、現在「外付けタッチパッド」は入手が困難で、製作には技術を要します。そこで、この度、入手可能な量産の市販マウスと日用品を用いて、顎や唇でマウス操作ができる方法を、新たに考案しました（図1-2）。
　この操作器具は、5,000円程度で容易に製作できます。
　本法は、首の動きを操作に用いることができるC3～4の高位頸損者に最も適していますが、首が動かずスキャン方式が唯一の入力手段であるC1～2の高位頸損者や、到達範囲に制限があってマウススティックでは操作できなかった方々にも適応の可能性があります。
　以下に、首の動きや操作姿勢などの違いを考慮しながら、最も安価で製作が容易な、ハモニカホルダーと割り箸を使う方法を中心に説明します。

1 準備するもの

　①㈱ロジクールのマーブルマウス（以下：マウス）：Marble Mouse ST-45 UPi（販売価格4,000円前後）。店頭在庫や取り扱いがない場合は、インターネット販売[*1]もされています（図2）。

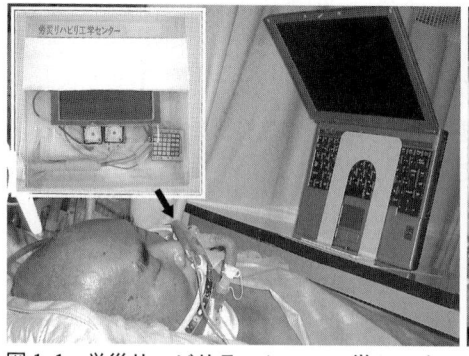

図1-1．労災リハビリテーション工学センター製作のパッド（左上）と舌操作風景

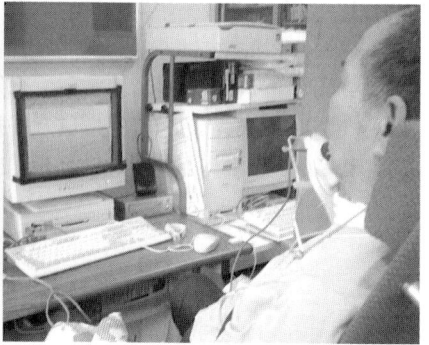

図1-2．顎や唇によるパソコン操作風景

＊1：http://store.logicool.co.jp/

● ワンポイント　トラックボールマウス

今回のマーブルマウスのように、マウス上にボールがある型のマウスを総称してトラックボールマウスと呼びます。

②ハモニカホルダー（楽器店にて販売価格1,000円前後、図3-1）。高価ですが、マウスの固定にAble Net社のユニバーサルマウントシステムノブ式（価格40,100円、図4）などの使用も考えられます。

③伸び縮みしない接着テープ［セロハンテープ、布製のガムテープ、スーパーテープ®（コクヨ）、屋外用耐腐食テープのいずれか］。身近なのは前者2つですが、後者2つは耐久性に優れ、テープの貼り替えを頻繁に行う必要がありません。

④割り箸または同等のプレート。

⑤消しゴムまたは同等の木片。

⑥臥位で使用する場合はベッドテーブル。

⑦必要に応じて滑り止めマット。

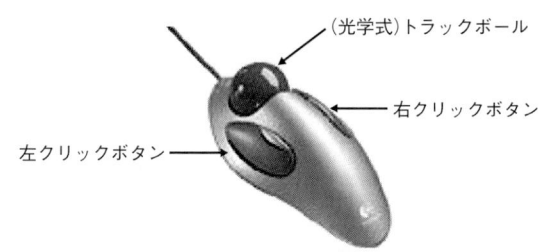

図2．マーブルマウス ST-45 UPi
（㈱ロジクールホームページより転載）

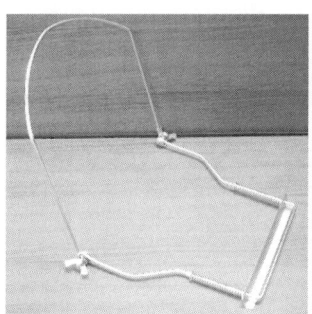

図3-1．ハモニカホルダー 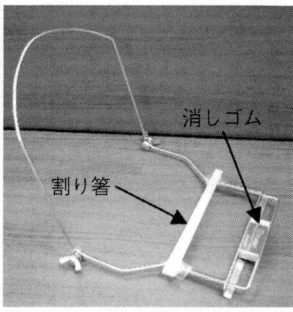　図3-2．消しゴムと割り箸装着 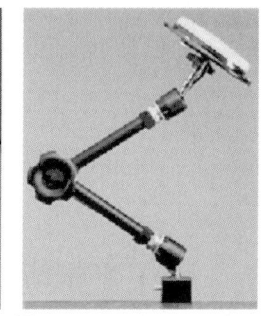　図4．ユニバーサルマウントシステムノブ式
（㈱アクセスインターナショナルホームページより転載）

② つくり方・使い方

①ハモニカホルダーのハモニカ固定部に、「消しゴム」や「木片」を挟みます(図3-2)。何も挟まないと不安定で、マウスを設置できません。

②後方にもマウスの設置部を確保するため、「割り箸」や撓(たわ)まない板状のものを接着テープで固定します(図3-2)。

③座って使う場合は、ハモニカホルダーを首からかけるか、台の上にセット(必要に応じて接着)します(図5)。

仰臥位で使う時は、ベッドとテーブルの高さを調整し、ハモニカホルダーを、身体とテーブルの間に挟みます(図6)。ハモニカホルダーの金具が身体の一部を圧迫する場合は圧迫部分に折り重ねたタオルやクッションなどを置きます。

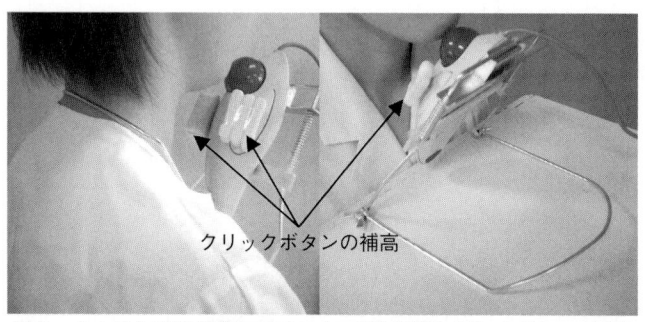

図5. 左：首かけ設置例、右：スタンド設置例とクリックボタンの補高

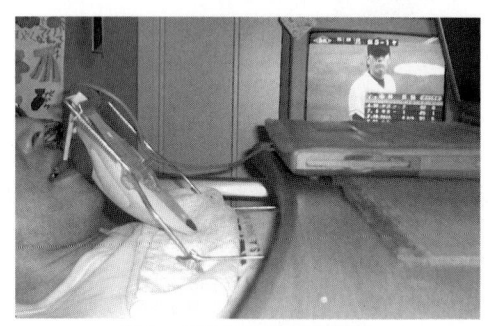

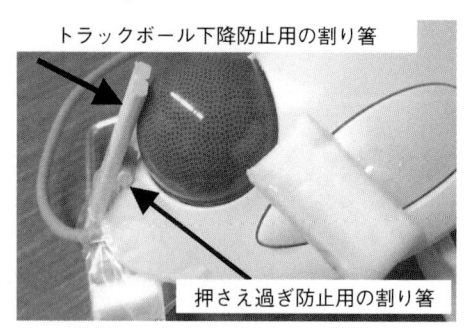

図6. 仰臥位での操作風景　　図7. トラックボールの下降防止

● 重　要

仰臥位で使う場合は、トラックボールが下降しないよう、割り箸などを貼り付けます。その際、押さえの割り箸がトラックボールを強く押さえ過ぎて動きが悪くなるようでしたら、小さく切った割り箸を、下降防止用の割り箸とマウスの間に挟んで、ボールが回りやすい位置で接着します(図7)。

④ハモニカホルダー両端のネジを適度に締め、顎や唇で操作しやすい位置にマウスを接着テープで固定します（図5、6）。座位・臥位のいずれの場合も左クリックを優先すると、マウスは中央よりもやや右に設置されます。

⑤顎や唇がクリックボタンに届かない場合は、使用者に合わせ、ボタン上に発泡スチロールやウレタンを接着して補高します（図5）。接着に両面テープを使う場合、接着力が強いと、脱着の際にクリックボタンを破損することがありますので、ご注意ください。

⑥パソコン画面（ディスプレイ）を見やすい位置に置きます。仰臥位では必要に応じてベッドのギャッジアップで角度調整をします。なんらかの理由でギャッジアップができず、ノート型パソコンの画面が見えない時は、2つの「ブックエンド」を向かい合わせにしてノート型パソコンを挟んで固定したり（図1-1）、「まな板置き」を板に接着して、ノート型パソコンを立てかけたりします。いずれの場合もパソコンのキーを圧迫しない大きさや形状の「ブックエンド」や「まな板置き」を用い、使用者の上にパソコンが落下しないようご注意ください。

● ワンポイント　首かけ設置の介助

ハモニカホルダーのネジは、片側だけを締めたり緩めたりする方が装着介助が楽です。固定力が不十分な時は両側のネジを締めます。

③ マウス操作

通常、上肢や手指で行う操作を、首や顎、唇での操作に置き換えるだけです。

[1] マウスポインタ移動

顎や唇でマウスのトラックボール部分を、各方向へ動かします。

マウスポインタの移動幅が小さい（移動速度が遅い）、あるいはその逆の場合、Windows用パソコンでは［コントロールパネル］→［マウス］→［動作］→［速度(S)］で調整します。

[2] クリック

顎や唇でクリックボタンを押します。

クリックができない場合は、アクセスインターナショナル㈱販売のMagic Cursor（価格29,800円）などを使います。これは、マウスポインタを目的のところへもっていき、一定時間以上止めているだけでクリックやドラックができるソフトです。

[3] ドラッグ

「クリックロック」機能と、マウスポインタ移動操作を併用します。それが難しい場合は、先のMagic Cursorなどのソフトを用います。

クリックボタンの高さを調節すれば、少しの距離なら、顎でクリックボタンを押したままトラックボールを動かし、ドラッグができる場合もあります。
　座位で首を動かして、マウス操作をすることによって、肩や首が凝る場合は、ヘッドレストに頭を預けて休憩ができるようにします。
　マーブルマウスや関連の補助器具、Magic Cursorなどのソフトは、購入の際に公的補助を受けられる可能性があります。購入の前に、使用パソコンの適合を販売元へご確認のうえ、使用可能でしたら、最寄りの福祉の窓口へご相談ください。

> ●ワンポイント　クリックロック
> 　OS[*2]がWindows Me以降の一部のパソコンに標準搭載で、一定時間以上クリックボタンを押したままにすると次にクリックするまでクリック状態が保たれるという機能です。
> 　［コントロールパネル］→［マウス］→［ボタン］→［クリックロック］→［クリックロックをオンにする］をチェック(☑)して設定します。

④　文字入力

　画面上にソフトキーボード、スクリーンキーボード、クリックパレットなどと呼ばれる文字盤のようなものを表示してポインティングとクリックで入力します。

[1]　「JIS配列のローマ字」で入力する場合

　Windows 2000以降のOSに標準搭載のスクリーンキーボードがお勧めです。
　［スタート］→［アクセサリー］→［ユーザー補助］→［スクリーンキーボード］の順で表示できます(図8)。

[2]　五十音配列の「ひらがな」で入力する場合

　マイクロソフト㈱のWord 98以降でしたら、「ソフトキーボード」(日本語変換システムMS-IME 98以降に標準搭載)があります。
　図9の①～③の矢印に従ってアイコンをクリックしていけば表示できます。
　OSに標準搭載なのはよいのですが、表示が小さくその大きさを変えられないことや、かな↔英数字↔記号などの入力切り替えが、面倒なのが難点です(図9)。
　ジャストシステム㈱の一太郎やジャストホームをお持ちの方は、「クリックパレット」(日本語変換システムのATOK 11 Ver 1.1/R 2以降に標準搭載)がお勧めです。これは、表示の大き

＊2：Operating System(オペレーティングシステム)の略。コンピュータを動作させるために必須の基本ソフトウエア。Windows、Mac OSなどもOSの1つ。

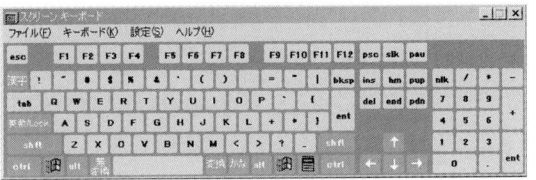

図8．スクリーンキーボード

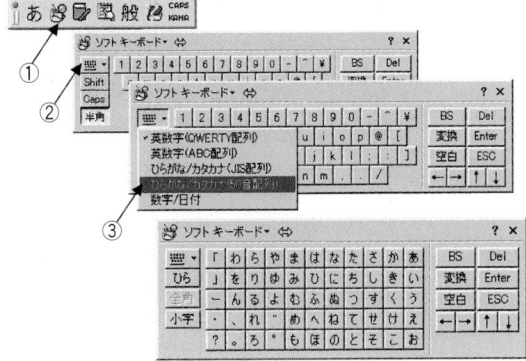

図9．ソフトキーボードとその表示手順

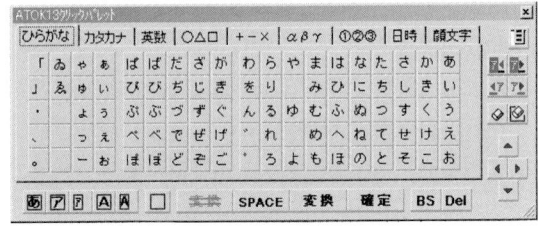

図10．クリックパレット

さを変更でき、かな↔英数字↔記号などの切り替えも容易で、一覧性にも優れています（図10）。

本法の特徴は、以下のとおりです。

＜利点＞
①主要部品は量産の市販マウス（4,000円前後）や日用品で入手が容易。
②周囲の方が簡単につくることができ装着介助も容易。
③マーブルマウスの操作性は極めて良好。
④汚れの影響を受けにくく保守が容易。
⑤マウススティックで懸念される歯列への害がない。
⑥マウススティックで操作できない方でも、本法では操作できる可能性がある。
⑧首の動きがよければ右クリックも可能。
⑨「スタンド設置」や「ユニバーサルマウントシステムノブ式」を用いれば装着介助が不要になったり軽減されたりする。
⑩ロジクール㈱のマーブルマウスST-45 UPiはUSB端子付きのMacintosh用パソコンにも対応する。

＜問題点＞
①左クリックを優先してマウスを設置すると右クリックが困難。
②「首かけ設置」や「仰臥位設置」では装着に介助を要する。
③クリック操作ができない方の場合、別途約3万円のソフトが必要。
④顎・首・肩の凝りや疲労を訴えることがある。

●●●おわりに

以上、量産の市販マウスと日用品を組み合わせて、比較的安価で容易に高位頸損者のパソコン操作を可能にする器具のつくり方と、操作方法について説明しました。

今回紹介しましたマーブルマウスのほかにも、類似のトラックボールマウスがいくつかあります。同様の工夫で応用が可能だと思います。しかし、その際は、マウスの形状やサイズ、クリックボタンの位置などが操作に適するかどうかをよくご検討ください。また、保守の点では機械式ではなく光学式が望ましく、マウスポインタの移動にストレスを感じないためには、400 dpi 程度の解像度を有していることが必要です。
　今回の操作器具以外に専用の機器としては、舌だけで右クリック以外のマウス操作が可能な徳永装器研究所開発の「クチマウス」（価格 26,000 円、専用固定具 20,000 円）もあります。
　今回の操作器具は、外観は稚拙ですが、高位頸損者のパソコン操作手段の１つとして有効なものだと思います。この方法を適応のある皆さんにお使い頂いて、１人でも多くの高位頸損者の方々がパソコンを操作できるようになって頂ければ幸いです。

（早川泰詞、田中芳則）

REHABILITATION TECHNOLOGY

6. 頸髄損傷者のパソコン操作環境支援

●●●はじめに

　現在、脊髄損傷者は既に10万人以上存在し、さらに毎年約5,000人増加していると推定されています。頸髄損傷者とは脊髄のうち、首の部分(頸部)を損傷し、身体が不自由となった人々です。多くの場合、首から下の機能が不自由になりますので、上肢が動かしにくいあるいは動かないので、日々の生活や仕事のうえで人的援助、機器による物的援助が必要です。ここでは、主にコミュニケーション手段として用いられるパソコンに注目し、頸髄損傷者がパソコンを操作するために必要なソフトウエア、ハードウエアを紹介します。また事例も紹介します。

1 ソフトウエア

パソコン操作に必要なソフトウエアを紹介します。

[1] 基本ソフト(OS)に付属するもの

❶ ユーザー補助(Windows XP)

　ユーザー補助はコントロールパネルの中にあり、以下の順で設定することができます。
・[スタート] → [コントロールパネル] → [ユーザー補助のオプション]

　ユーザー補助のオプションは車いすのアイコンになっています。このアイコンを図1に示します。[コントロールパネル]内の[ユーザー補助のオプション]をダブルクリックして、設定画面を開きます。画面から設定する方法もありますが、キーを押して機能を有効にすることもできます。各種項目がありますので、以下、説明します。

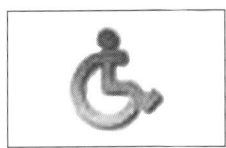

図1. ユーザー補助のオプション

　　a. 固定キー機能

　一度に複数のキーを同時に押さなければならない動作を、1つずつ順番に押す(順次入力)ことができます。片手しか使えない場合などで、同時に使用するキーを順番に押すことを可能にします(図2)。
・固定キー機能(有効):Shiftキーを5回続けて押します。

　　b. フィルタキー機能

　キーボードのキーを押し続けた時に、連続で入力される(キーリピート機能)ことを防ぎます。また不随意運動など、動きに障害のある方が、ゆっくりと確実にキーを押すことができます(図2)。
・フィルタキー機能(有効):右Shiftキーを8秒間押し続けます。

図2．固定キーおよびフィルタキー機能の設定　　　　　図3．マウスキー機能の設定

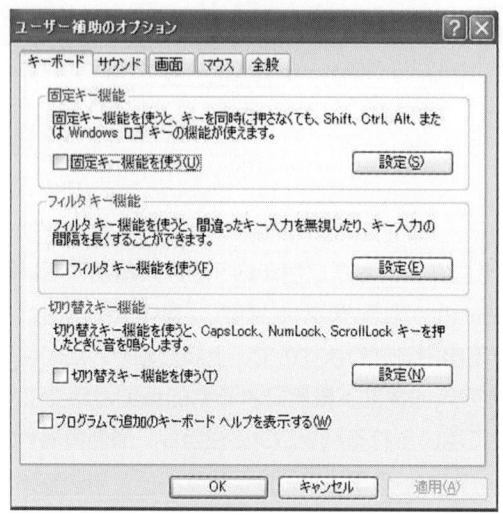

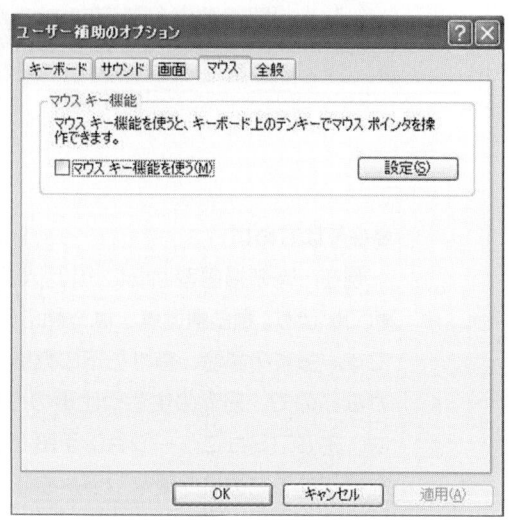

  c．マウスキー機能
　マウスの操作ができなくても、テンキー（キーボード右側の数字キー）でマウスの代わりができるようにします。手で持ってマウスを使えない方や、マウススティック（口にくわえた棒）などを使って操作する方に便利です（図3）。
・マウスキー機能（有効）：左 Alt＋左 Shift＋NumLock の3つのキーを同時に押すか、固定キー機能を有効にした後、左 Alt、左 Shift、NumLock の3つのキーを順番に押します。
・カーソル（ポインタ）の移動：テンキーの1、2、3、4、6、7、8、9を用います。なお、テンキーのないノート型パソコンでは、マウスキー機能を有効にした後 NumLock キーを押し、J、K、L、U、O、7、8、9を用います。
 ❷　ユニバーサルアクセス（Mac OS X）
　画面左上にあるアップルメニューのシステム環境設定の中にあり、以下の順で設定することができます。なお、Mac OS X 以前は「イージーアクセス」という名称でした。
・［アップルメニュー］→［システム環境設定］→［ユニバーサルアクセス］
　図4にユニバーサルアクセスを示します。［ユニバーサルアクセス］をクリックして、設定画面を開きます。画面から設定する方法もありますが、「ユニバーサルアクセスのショートカットを使用する」にチェックしておけば、キーを押して機能を有効にすることもできます。各種項目がありますので、以下、説明します。

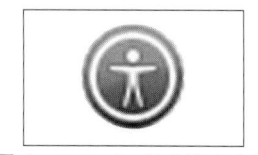

図4．ユニバーサルアクセス

  a．複合キー
　一度に複数のキーを同時に押さなければならない動作を、1つずつ順番に押すことができます。片手しか使えない場合などで、同時に使用するキーを順番に押すことを可能にします。Windows の固定キー機能と同様です。

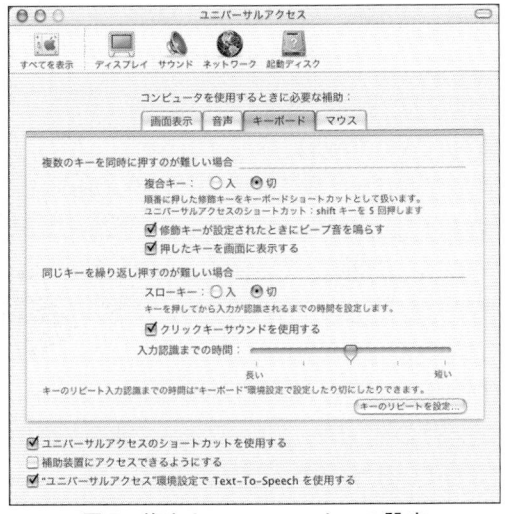

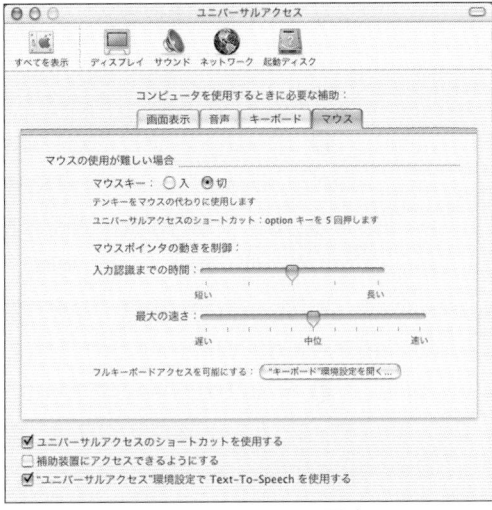

図5．複合キー・スローキーの設定　　　　　　図6．マウスキーの設定

・複合キー(入)：Shift キーを5回続けて押します。
・複合キー(切)：さらに Shift キーを5回続けて押します。
　　b．スローキー
　キーボードのキーを押し続けた時に、連続で入力されることを防ぎます。また不随意運動など、動きに障害のある方が、ゆっくりと確実にキーを押すことができます。Windows のフィルタキー機能と同様です。図5に複合キーとスローキーの設定を示します。
　　c．マウスキー
　マウスの操作ができなくても、テンキーでマウスの代わりができるようにします。手で持ってマウスを使えない方や、マウススティックなどを使って操作する方に便利です。
・マウスキー(入)：option キーを5回続けて押します。
・マウスキー(切)：さらに option キーを5回続けて押します。
・クリック：「テンキーの5」を1回押します。
・ダブルクリック：「テンキーの5」を2回続けて押します。
・カーソル(ポインタ)の移動：テンキーの1、2、3、4、6、7、8、9を用います。
・ドラッグ：カーソルをアイコンの上に持っていき、「テンキーの0」を押します。
・ドロップ：ドラッグしている状態で、「テンキーの．(ピリオド)」を押します。図6にマウスキーの設定を示します。

[2] 専用ソフトウエア(アプリケーション)

　身体の不自由な方が使う専用ソフトウエアとしては以下のようなものがあります。
　❶ 伝の心(㈱日立ケーイーシステムズ)(Windows)
　筋萎縮性側索硬化症(ALS)の患者さん向けの意志伝達装置として開発されたもので、ソフトウエアとハードウエアがセットになっています。文章の作成は画面に表示される50音表を

スキャンして文字選択することで行えます。その他、電子メール送受信、ホームページ閲覧ができます。入力装置として、いろいろなスイッチを接続できます。Windows XP に対応しています。

❷ オペレートナビ EX（日本電気㈱）（Windows）

オペレートナビ EX は、上肢障害者向け Windows 操作支援ユーティリティとして開発されたものです。文章の作成は画面に表示される 50 音表をスキャンして文字選択することで行えます。その他、電子メール送受信、ホームページ閲覧ができます。入力装置をつなぐものとして、オペレートナビ用スイッチコネクター（テクノツール㈱）があり、いろいろなスイッチを接続できます。Windows XP に対応しています。

❸ ディスカバー・キネックス（Madentec 社）（Windows、Macintosh）

ディスカバー・キネックスは、障害者向けのインターフェースとして開発されたもので、ソフトウエアとハードウエアがセットになっています。オンスクリーンキーボード機能やスキャン入力機能を使って文章を作成することができます。Windows では 95 から XP（NT を除く）まで対応し、Macintosh では OS 7、5、3 以上（OS X を除く）に対応しています。

❹ Pete（アライド・ブレインズ㈱）（Windows）

Pete は、単語予測機能をもつ肢体不自由者向けの日本語入力支援ソフトウエアです。1 入力スイッチでのパソコン操作を行うために、「できマウス。」というハードウエアと組み合わせて利用することが推奨されています。Windows XP に対応しています。

2　ハードウエア（代替入力装置）

パソコン操作に必要なハードウエアを紹介します。

[1]　マウスタイプ

❶ リングマウス

リングマウスは名前のとおり、リング（指輪）状のマウスで、手に馴染みやすいものです。これを頚髄損傷者が使えるように改造を施しました。図 7-a〜c に外観を示します。

❷ らくらくマウス[*1]

らくらくマウスは、手が不自由な方のために開発されました。図 8 に外観を示します。カーソルを移動させるのに、ジョイスティックタイプのほか、8 方向ボタンのタイプもあります。現在は、USB 対応にもなった「らくらくマウス II」が販売されています。

❸ エキスパートマウス（Expert Mouse）[*2]

ボール直径が大きいトラックボールです。ボールが大きいため、手が不自由でも操作しやすいのが特徴です。図 9 に外観を示します。

＊1：特定非営利活動法人こことステップ　　http://www.kktstep.org/

＊2：Kensington 社　　http://www.kensington.com/

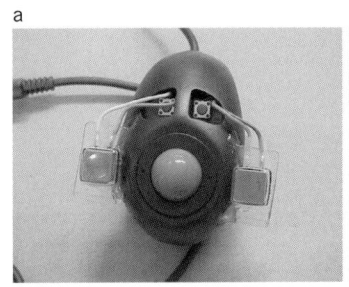

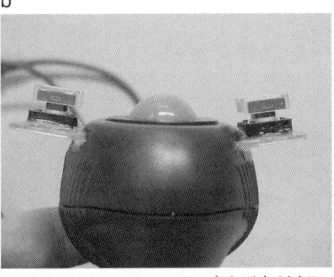

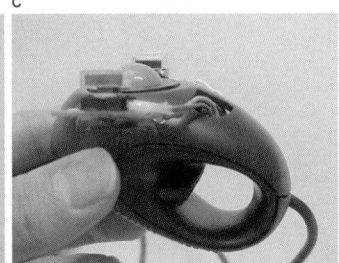

図7. リングマウス（改造）外観

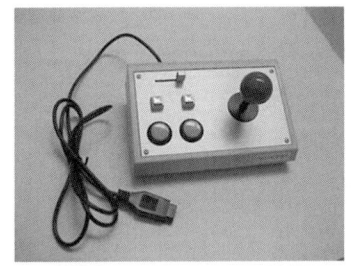

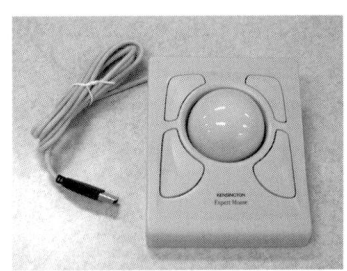

図8. らくらくマウス外観　　図9. エキスパートマウス外観 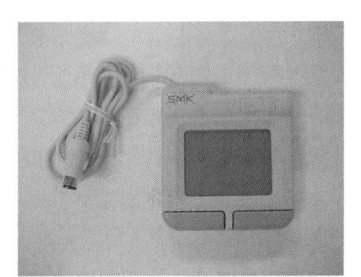　　図10. タブレットポインタ外観

[2] ポインティングデバイスタイプ

❶ タブレットポインタ（Tablet Pointer）*3

指先あるいはマウススティックの移動動作でポインティング操作が可能です。図10に外観を示します。

[3] キーボードタイプ

❶ カットキー（CUTKEY）*4

テンキー形式の代替入力キーボードです。携帯電話の文字入力方式と同様で、1つのキーにいくつかのアルファベットが割り当てられ、キーを押した回数で文字が変わります。片手しか使えない場合や上肢を十分に動かせない、可動域制限のある方に有効です。図11に外観を示します。

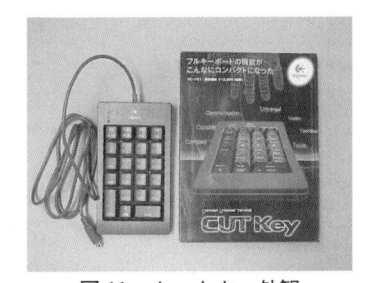

図11. カットキー外観

＊3：SMK社　http://www.smk.co.jp/
＊4：ミサワホーム㈱　http://www.misawa.co.jp/CUTKEY/

③ 事例紹介

[1] Kさんの場合

　ノート型のWindows用パソコンを使用し、ユーザー補助機能を有効にして文書作成や電子メール、ホームページ閲覧を楽しんでいます。入力はマウススティックを用い、電気スタンドを改造したアームにパソコンを固定しています。図12に操作の様子を示します。

[2] Hさんの場合

　Kさん同様、ノート型のWindows用パソコンを使用し、ユーザー補助機能を有効にして文書作成や電子メール、ホームページ閲覧を楽しんでいます。可動域制限で首があまり動かせないので、パソコンを傾斜台に乗せ、伸縮型マウススティックを使って、文字などの入力のほか、パソコンの操作を行っています。図13に操作の様子を示します。

[3] Sさんの場合

　Kさん同様、ノート型のWindows用パソコンを使用し、ユーザー補助機能を有効にして文書作成や設計ソフトウエアを使っています。入力装置として、特別に作製したポインティングデバイス（図14）を用い、頭部装具で口の前に装着して操作します。舌で押しやすいように、左右クリックボタンの位置を変えています。図15に操作の様子を示します。

[4] Oさんの場合

　デスクトップ型のWindows用パソコンを用い、オペレートナビEXを使用して、ゲームや文字入力を行っています。入力装置として、リングマウス（改造）を使用し、頬や唇のほか、顎を使って操作しています。図16-a、bに操作の様子を示します。

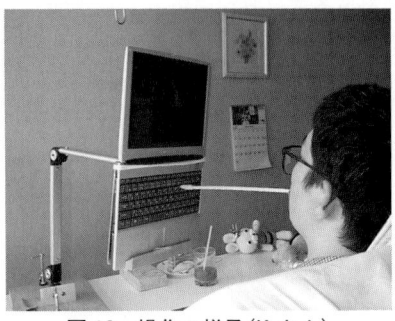

図12．操作の様子（Kさん）　　　図13．操作の様子（Hさん）

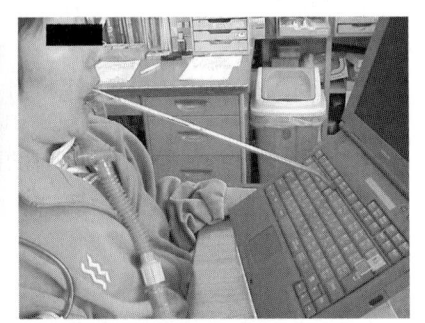

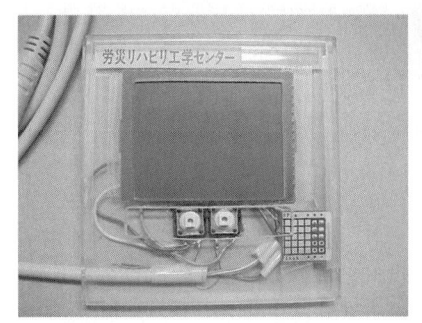

図 14．ポインティングデバイス

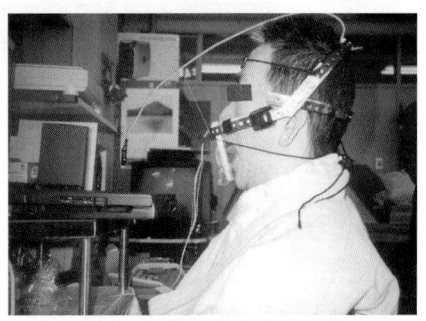

図 15．操作の様子（S さん）

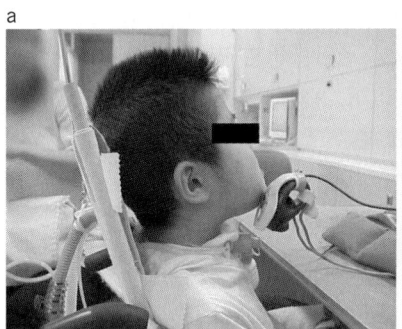

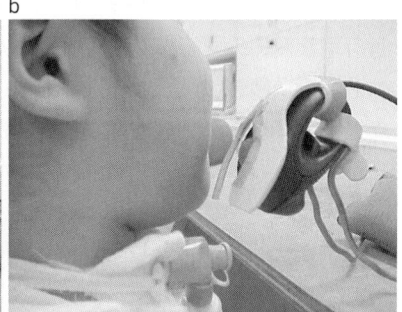

図 16．操作の様子（O さん）

●●● おわりに

　頸髄損傷者がパソコンを操作するために必要な基本ソフト（OS）に付属するもの 2 件、専用ソフトウエア 4 例、ハードウエア 5 例および事例 4 件を紹介しました。頸髄損傷者のパソコン操作環境支援を行う場合には、まず身近にある人的・物的資源を把握すること、パソコンの基本的知識（OS など）があることが大切です。ここまでで、ある程度の支援を行うことができます。しかし、その方の障害レベルによっては十分ではない状況もありますので、専用ソフトウエアや特別に作製した自助具・代替入力装置が必要になることもあります。その際には周りの人的資源を活用することが重要であると思います。

● ワンポイント

　専用のソフトウエアを購入しなくても、まずは OS に付属する機能を試すことが大切です。また、OS の機能でできない部分は、自助具や代替入力装置で補うか、併用することで操作が可能になります。自助具や代替入力装置も既存のものの方がメンテナンスが容易なのでお勧めですが、それでも人によっては使えない場合がありますから、その場合は特別に作製することになります。

（田中芳則、早川泰詞）

REHABILITATION TECHNOLOGY

7. 頸髄損傷者の在宅就労支援システム

●●● はじめに

近年、多くの脊髄損傷対麻痺者が一般就労の場に復帰するようになってきています。一方、頸髄損傷四肢麻痺者のような、移動・排泄・更衣などの日常生活動作の自立が困難な障害者については依然として非常に困難な状況にあります[1]。しかし、パーソナルコンピュータを使用した在宅での就労形態、すなわち、SOHO(Small Office Home Office)により、頸髄損傷者の職業復帰の可能性が出てきました。そこで、吉備高原医療リハビリテーションセンターでは、脊髄損傷のリハビリテーション(以下：リハ)医療の課題の1つである頸髄損傷者の職業復帰を支援するシステムを構築しています。

1 在宅就労支援システムの概要[2)3)]

在宅就労支援システムでは、①医学的判断に基づいたコンピュータ操作の評価・訓練、マウスやキーボードなどの入力デバイスの提示、②コンピュータ操作の評価データによる職業リハへのスムーズな移行、③情報処理機器や通信ネットワークを在宅で活用するための環境整備、が主な内容です(図1)。これらは、リハ医療期間中に通常のリハ訓練と並行して行われ、主と

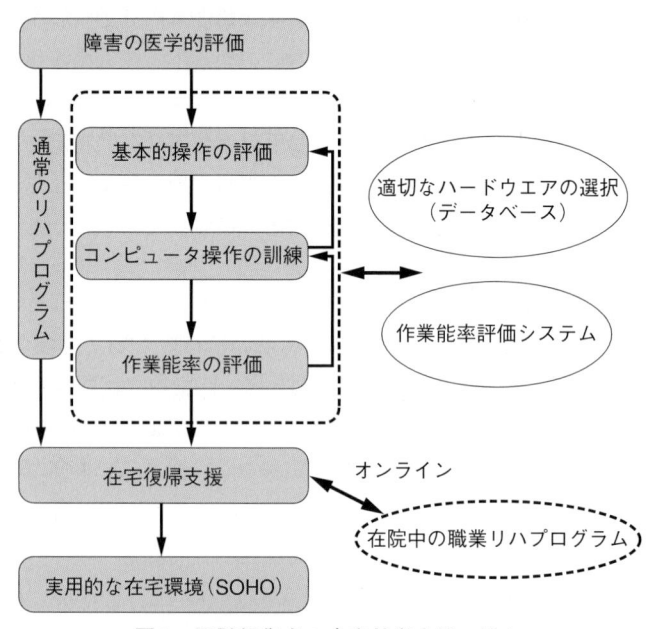

図1. 頸髄損傷者の在宅就労支援の流れ

して医師、作業療法士、医用工学研究員、医療ソーシャルワーカーがかかわっています。情報処理機器や通信ネットワークを活用するための環境整備は、家庭復帰に向けた住環境整備と並行して行っています。

２ 在宅就労支援システム[4]

[1] 基本的操作の評価

本システムの中核となるのは、コンピュータ操作の評価・訓練です。まず、年齢、性別、受傷日、損傷レベル、両上肢の残存機能などの情報を収集後、コンピュータに関する基本的な操作の能力について評価します。ここで、基本的な操作とは、コンピュータに向かい、電源を入れ、フロッピーディスクあるいは CD-ROM、キーボード、マウス・トラックボールを操り、電源を切るまでの操作を示しています。これらの操作について、操作効率は考えず「できる」か「できない」かを、環境や自助具などの条件を変えながら評価します。例えば、まず素手で行い、不可能ならばいろいろな自助具を用いた状態で操作し、評価結果とその際に用いた自助具を記入しておきます。表１は、キーボード入力操作に関する評価表を示しています。

[2] コンピュータ操作効率テストのためのソフトウエア

就労を前提とするとコンピュータ操作の中で効率性が重視されるのは、キーボード操作とマウスやトラックボールなどのポインティングデバイスの操作です。そこで、それぞれの操作について、①スピード、②正確性、③疲労度（耐久性）、④習熟度、を定量的に評価するソフトウエアを開発しました。そして、その結果を操作効率の評価としています。

❶ コンピュータ操作効率評価システム（ポインティングデバイス）[5]

図２は、コンピュータ操作効率評価システム（ポインティングデバイス）のテスト画面です。画面左のテストエリアの中央部に出現するセンターターゲットと、円周上に出現する目的ターゲットにマウスポインタを合わせ、クリックやダブルクリックなどの操作を複数回行います。操作効率テストは、一定時間内の操作効率を評価するものと、クリックなどの操作回数を一定にした時の操作効率を評価するものがあります。前者のテストでは、時間は 20 秒、40 秒、60 秒、後者のテストでは、操作回数は 8 回、16 回、24 回で、画面右のコマンドエリアから選択してテストを行います。さらに、目的ターゲットの出現方法も規則的に出現する方法〈ノーマル〉と、不規則に出現する方法〈ランダム〉から選択してテストを行います。テスト終了後、操作回数、テストに要した時間、マウスポインタの移動距離、間違った操作回数が記録・保存され、テスト終了後評価することができるようになっています。

テスト終了後、コマンド画面右下の〈ビューワ〉をクリックすることにより、図３に示しているマウスポインタの移動軌跡を表示させることができます。

❷ コンピュータ操作効率評価システム（キーボード）[6]

キーボード入力操作テストでは、画面の左上部に提示される文字を、キーボードを用いて入

表1．基本操作の評価（キーボード編）

課題　①キーボードに手が届く　②キーを押す　③キーを押さえ、離す
　　　④指定されたキーを押す　⑤2つ以上のキーを押す　を評価します。

　　質問1、4、5、8の「その理由」は、以下項目から選択してください（複数回答可）。
　1．運動麻痺　2．感覚障害　3．可動域制限　4．疼痛　5．痙性　6．不随意運動　7．その他

　　　操作時に使用する手（右、左、両側）

Ⅰ．素手で課題①〜⑤のいずれもできる　　　　　　　──▶ 次の操作の評価へ進む。
Ⅱ．素手で課題①〜⑤のいずれかができない
　　質問1　できない課題とその理由
　　　　1）キーボードに手が届く　　　　　　　　　（1、2、3、4、5、6、7）
　　　　2）キーを押す　　　　　　　　　　　　　　（1、2、3、4、5、6、7）
　　　　3）キーを押さえ、離す　　　　　　　　　　（1、2、3、4、5、6、7）
　　　　4）指定されたキーを押す　　　　　　　　　（1、2、3、4、5、6、7）
　　　　　（［左shiftキー］、［右shiftキー］の順に押す）
　　　　5）2つ以上のキーを押す　　　　　　　　　 （1、2、3、4、5、6、7）
　　　　　（［左shiftキー］と［@キー］を同時に押す）
　　　　6）その他（　　　　　　　　　　　　　）　（1、2、3、4、5、6、7）
　　質問2　自助具や工夫を加えた場合、変化するか
　　　　1）自助具や工夫をすれば、すべての課題が可能となる　──▶ 質問3に回答し、次の操作の評価へ進む。
　　　　2）自助具や工夫をすれば、一部の課題が可能となる　┐
　　　　3）自助具や工夫をしても変化がない　　　　　　　　├─▶ 質問3・4に回答し、次の操作の評価へ進む。
　　　　4）自助具や工夫を用いて評価しなかった　　　　　　 ──▶ 次の操作の評価へ進む。
　　質問3　使用した自助具または、工夫した点
　　　　自助具：（　　　　　　　　　　　　その装着は：自立・介助　）
　　　　工　夫：（　　　　　　　　　　　　その工夫は：自立・介助　）
　　質問4　自助具や工夫をしても残った課題とその理由
　　　　1）キーボードに手が届く　　　　　　　　　（1、2、3、4、5、6、7）
　　　　2）キーを押す　　　　　　　　　　　　　　（1、2、3、4、5、6、7）
　　　　3）キーを押さえ、離す　　　　　　　　　　（1、2、3、4、5、6、7）
　　　　4）指定されたキーを押す　　　　　　　　　（1、2、3、4、5、6、7）
　　　　　（［左shiftキー］、［右shiftキー］の順に押す）
　　　　5）2つ以上のキーを押す　　　　　　　　　 （1、2、3、4、5、6、7）
　　　　　（［左shiftキー］と［@キー］を同時に押す）
　　　　6）その他（　　　　　　　　　　　　　）　（1、2、3、4、5、6、7）
Ⅲ．素手で課題①〜⑤のいずれもできない
　　質問5　できない課題とその理由
　　　　1）キーボードに手が届く　　　　　　　　　（1、2、3、4、5、6、7）
　　　　2）キーを押す　　　　　　　　　　　　　　（1、2、3、4、5、6、7）
　　　　3）キーを押さえ、離す　　　　　　　　　　（1、2、3、4、5、6、7）
　　　　4）指定されたキーを押す　　　　　　　　　（1、2、3、4、5、6、7）
　　　　　（［左shiftキー］、［右shiftキー］の順に押す）
　　　　5）2つ以上のキーを押す　　　　　　　　　 （1、2、3、4、5、6、7）
　　　　　（［左shiftキー］と［@キー］を同時に押す）
　　　　6）その他（　　　　　　　　　　　　　）　（1、2、3、4、5、6、7）
　　質問6　自助具や工夫を加えた場合、変化するか
　　　　1）自助具や工夫をすれば、すべての課題が可能となる　──▶ 質問7に回答し、次の操作の評価へ進む。
　　　　2）自助具や工夫をすれば、一部の課題が可能となる　┐
　　　　3）自助具や工夫をしても変化がない　　　　　　　　├─▶ 質問7・8に回答し、次の操作の評価へ進む。
　　　　4）自助具や工夫を用いて評価しなかった　　　　　　 ──▶ 次の操作の評価へ進む。
　　質問7　使用した自助具または、工夫した点
　　　　自助具：（　　　　　　　　　　　　その装着は：自立・介助　）
　　　　工　夫：（　　　　　　　　　　　　その工夫は：自立・介助　）
　　質問8　自助具や工夫をしても残った課題とその理由
　　　　1）キーボードに手が届く　　　　　　　　　（1、2、3、4、5、6、7）
　　　　2）キーを押す　　　　　　　　　　　　　　（1、2、3、4、5、6、7）
　　　　3）キーを押さえ、離す　　　　　　　　　　（1、2、3、4、5、6、7）
　　　　4）指定されたキーを押す　　　　　　　　　（1、2、3、4、5、6、7）
　　　　　（［左shiftキー］、［右shiftキー］の順に押す）
　　　　5）2つ以上のキーを押す　　　　　　　　　 （1、2、3、4、5、6、7）
　　　　　（［左shiftキー］と［@キー］を同時に押す）
　　　　6）その他（　　　　　　　　　　　　　）　（1、2、3、4、5、6、7）

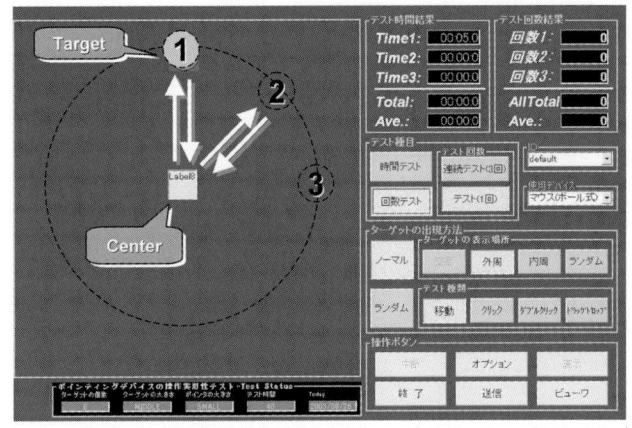

図2．コンピュータ操作効率評価ソフトウエア（ポインティングデバイス）

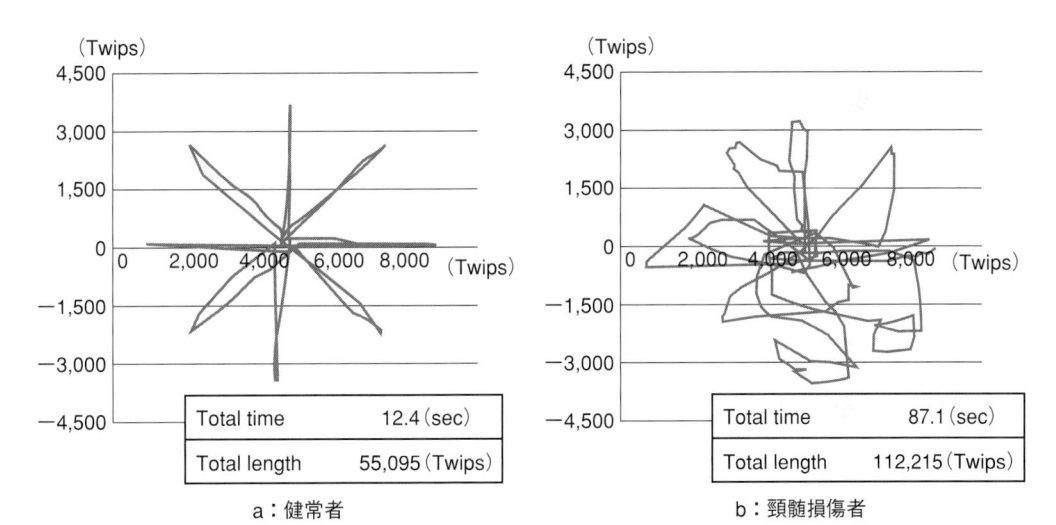

Total time	12.4（sec）
Total length	55,095（Twips）

a：健常者

Total time	87.1（sec）
Total length	112,215（Twips）

b：頸髄損傷者

図3．ポインティングデバイスのテスト結果

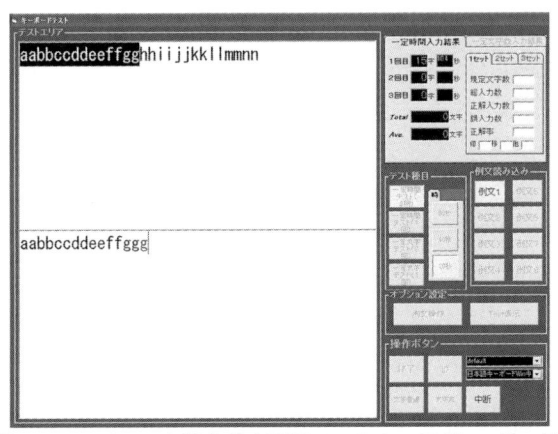

図4．コンピュータ操作効率評価ソフトウエア（キーボード）

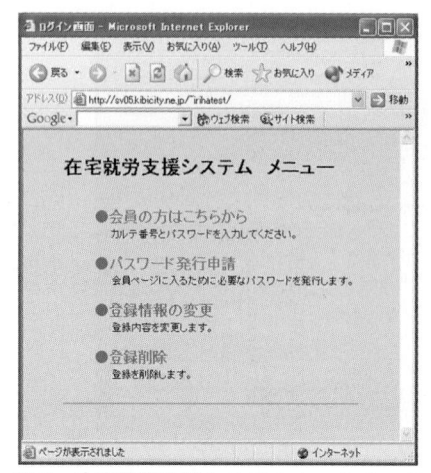

図5. 在宅就労支援システムホームページ

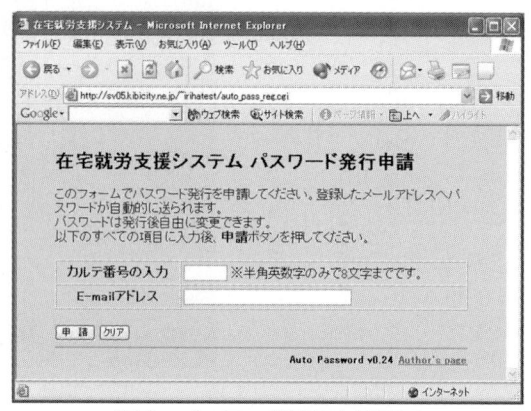

図6. パスワード発行申請画面

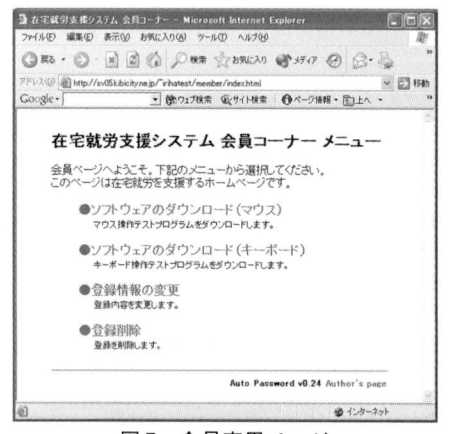

図7. 会員専用ページ

力します（図4）。テスト方法として、一定時間内に正しく入力できた文字をカウントする方法と、一定の文字数を入力するのに要した時間を計測する方法があります。ポインティングデバイスのテストと同じように、一定時間では、20秒、40秒、60秒から選択し、一定文字数では、文字数を任意に設定できるようにしています。テスト終了後、入力した文字数、入力に要した時間、間違って入力した文字数、訂正のために使用したキーが記録されます。

[3] ソフトウエア配信システム

　コンピュータ操作効率テストは、現在リハ医療期間内にある入院患者を対象として行っていますが、今後は社会復帰している障害者も、その評価を利用できるよう計画しています。院外の方は会員登録をすることで、ホームページ*からダウンロードして使用することができます（図5）。このホームページを利用するには、あらかじめ会員登録をする必要があります。ホームページのメニューから、〈パスワード発行申請〉をクリックすると、図6のパスワード発行申請画面が表示されます。ここで、カルテ番号とE-mailアドレスの登録を行うと、入力したE-mailアドレス宛に、登録完了返信メールによりパスワードが通知されます。以後は、〈会員の方はこちらから〉をクリックして、会員番号（カルテ番号）とパスワードを入力後、会員コーナーメニューから、ソフトウエアのダウンロードができます（図7）。

＊：URL…http://sv 05.kibicity.ne.jp/~irihatest/

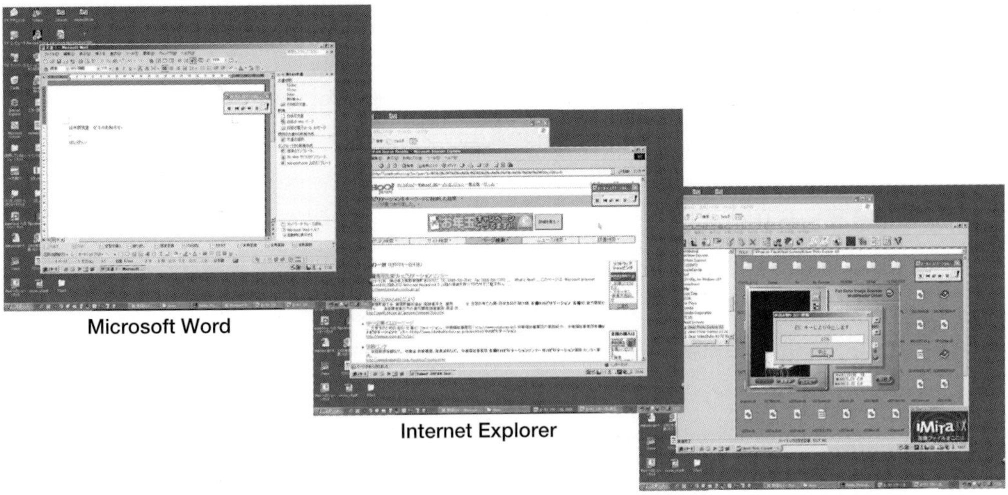

Microsoft Word

Internet Explorer

スキャナーの使い方

図8. ムービー教材

[4] 操作結果のデータ送信と評価

コンピュータ操作効率テストのためのソフトウエアでは、操作結果のデータ送信が行えます。操作結果のデータ送信は、図2のコマンド画面の右下中央の〈送信〉ボタンを押すことにより、2種類の方法で行えます。なお、メール送信の場合は、指定したメールアドレスに添付ファイルとして送信されます。希望される方には、送信されたデータについて詳細な分析後、操作軌跡と操作効率の評価が返信されます。このシステムにより、その方に合ったコンピュータ入力デバイスの選択を的確に行うことが可能となっています。

[5] ナビゲーション付きムービー教材

SOHOでの就労を目的とした場合、ワープロソフトやインターネットを使えることが必要です。そこで、コンピュータの初心者が、ワープロソフトの操作やインターネットが学習できるムービー教材を開発しました(図8)。教材では、Microsoft Word、Internet Explorerおよびスキャナーの使用方法を学ぶことができます。なお、教材の作成にはScreen Camを用いています。

3 在院中の職業リハプログラム

職業リハセンターで普通課程を受講するためには、原則的には日常生活動作までの自立が必要です。しかし、最近、自宅と職業リハセンターを通信ネットワークで結び、自宅にいながら職業リハの訓練を受講できるシステム(遠隔訓練)が試行されています。「頸髄損傷者の在宅就

労支援システム」では、在院中のリハ医療期間内からコンピュータ操作の評価・訓練を開始することで遠隔訓練の導入という役割も果たしています。近い将来、日常生活動作が自立していない頸髄損傷者でも、当センターでのリハ医療期間内に職業リハを受講することが可能となることも見込まれ、就労の道も広がると考えています。

●●● おわりに

頸髄損傷者の在宅就労支援システムは、リハ工学と医療が連携をとることで開発されたシステムです。このシステムは、直接、収入を得る就労・雇用に結びつくものではありませんが、重度の障害者にも就労の可能性を提供する新たな手段として、普及していく必要があると考えています。

(谷本義雄、六名泰彦、古澤一成、元田英一、髙見健二)

【文　献】
1) 徳弘昭博, 住田幹男, ほか：脊髄損傷の outcome. pp.160-174, 医師薬出版, 東京, 2001.
2) 古澤一成, 徳弘昭博：職業復帰の現状と問題点. 総合リハ 30(3)：32-54, 2002.
3) 古澤一成：脊髄損傷；勤労者リハビリテーションの現状と課題. 日本職業・災学医学会会誌 50(3)：171-175, 2002.
4) 古澤一成：リハビリテーション工学を応用した環境整備. 脊髄損傷 16(4)：475-480, 2003.
5) 六名泰彦, ほか：頸髄損傷者のためのコンピュータ操作用マウス試作とその性能評価. Technical Report of IEICE, MI 2002-130：103-108, 2003.
6) 古澤一成, 徳弘昭博, ほか：頸髄損傷者のコンピュータ操作効率の評価. Journal of Clinical Rehabilitation 12(1)：87-91, 2003.

REHABILITATION TECHNOLOGY

8. 家庭用テレビゲーム機用代替入力インターフェースの開発

① 障害者用ゲーム機コントローラー

障害者の家庭用テレビゲーム機へのアクセスの試みは、1980年代からリハビリテーションの現場では取り組まれていますが、日本国内で製品化された単機能のアクセス機器はなく、米国で数種がみられるに過ぎません[1)-3)]。

② 市販の障害者用ゲーム機コントローラー

Adaptive Controllers for Playstation®*1 1 & 2(KY Enterprises 社製)は、改造品が販売されている例です(図1)。マウスピース型のジョイスティックに3つの呼吸気スイッチ、唇で押す2つのプッシュスイッチ、3つのトグルスイッチで構成されたものです。

Team Xtreme*2 for Super NES®*3 (Pathways Development Group, Inc 社製)は、任意のスイッチを接続して使用する仲介装置です(図2)。

③ 家庭用テレビゲーム機の代替入力方法

筆者らは、ユーザ分析により、次のような家庭用テレビゲーム機の代替入力方法を考案しました。

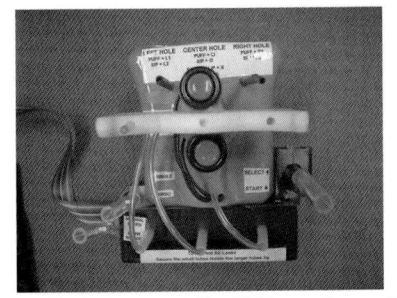

図1. KY Enterprises 社の改造コントローラー

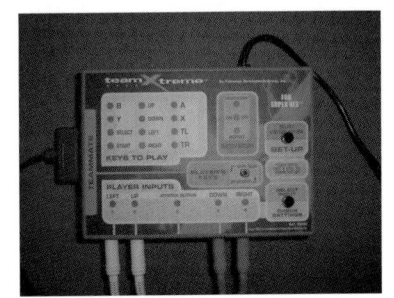

図2. Team Xtreme for Super NES®

*1 : "Playstation" は㈱ソニー・コンピュータエンタテインメントの登録商標です。
*2 : "Team Xtreme" は Pathways Development Group, Inc. の商標です。
*3 : "Super NES" は Nintendo of America Inc. の登録商標です。

[1] オートスキャン

　スイッチ１つでの入力方法です。最初のスイッチ入力により出力対象ボタンを示す表示器のランプが自動的に順次点灯していき、出力対象のランプが点灯した時に次のスイッチ入力をすることで出力を確定する方法です。

[2] １入力ステップスキャン

　スイッチ１つでの入力方法です。スイッチの短入力で出力対象ボタンを示す表示器のランプ１つずつを進めていき、出力対象のランプが点灯した時にスイッチの長入力をすることで出力を確定する方法です。

[3] ２グループステップスキャン

　スイッチ２つでの入力方法です。使用頻度の高いボタングループと低いボタングループに分けます。その２つのグループとも１入力ステップスキャンで入力する方法です。

[4] ２グループオート＆ステップスキャン

　スイッチ２つでの入力方法です。使用頻度の高いボタングループと低いボタングループに分けます。使用頻度の高いグループを１入力ステップスキャン、低いボタングループを１入力オートスキャンで入力する方法です。

[5] ２入力ステップスキャン

　スイッチ２つでの入力方法です。１つのスイッチの入力で出力対象ボタンを示す表示器のランプ１つずつを進めていき、出力対象のランプが点灯した時にもう１つのスイッチを入力することで出力を確定する方法です。

[6] 多入力

　10出力程度のスイッチを使用する入力方法です。標準コントローラーのボタンを別のスイッチに置換するだけなので入力スイッチ数は変わりませんが、必要なボタンだけを自由な形状、レイアウトで配置できる利点があります。

④ 家庭用テレビゲーム機用代替入力インターフェース

　筆者らは、Playstation®２の標準コントローラーおよび市販の互換コントローラーの使用に支障のある肢体不自由者を対象とした前項のような入力が可能な代替入力インターフェースを開発しました（図3）。代替入力インターフェース本体とスイッチ部を分離した構成（図4）で代替入力インターフェースの機能により１から多入力に対応できます[4]。

　家庭用テレビゲーム機用代替入力インターフェースの外観を図５に示しています。この図に

8 家庭用テレビゲーム機用代替入力インターフェースの開発

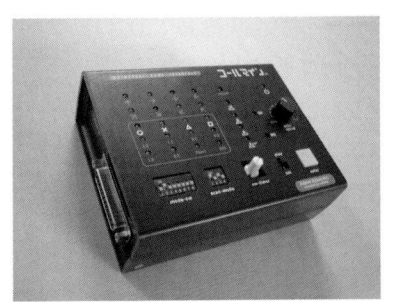

図3. 代替入力インターフェース「コールマイン」外観

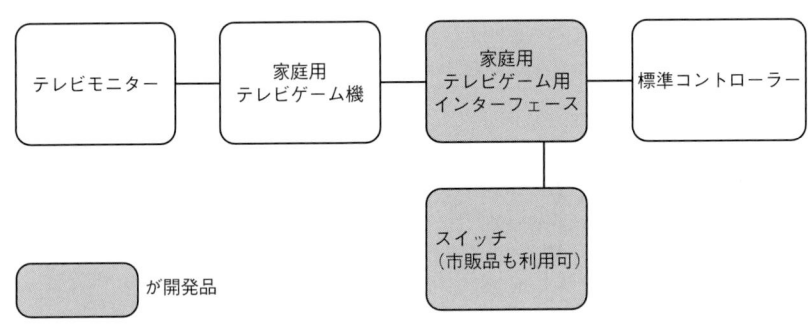

図4. 代替入力インターフェース「コールマイン」の接続ブロック図

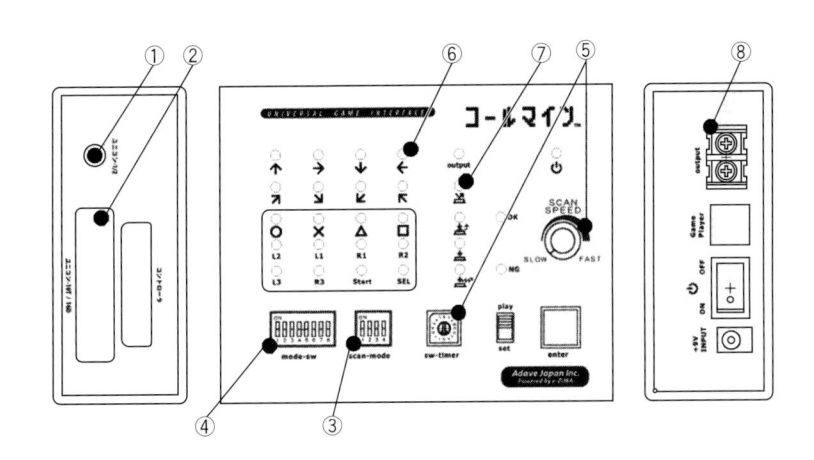

図5. 代替入力インターフェースの機能配置

より機能を説明します。1または2入力の場合は①へ、多入力の場合は②にスイッチを接続します。③により使用するスイッチのモードを切り替えます。前項で述べた代替入力方法のことです。プリセット、あるいは独自に登録したゲームの設定を④により切り替えます。ここでの設定内容は1入力、2入力操作の場合はスキャン対象、スキャン順序などです。多入力の場合は、スイッチの機能割り当てです。⑤では、スキャン入力時の時間要素を設定します。⑥はスキャン入力時、あるいは各種設定時の表示器です。⑦はスイッチの動作モードを表します。こ

れにより2ボタン同時押しや、次画面への早送りなどの機能を代行することができます。出力の対象ボタンと出力タイプは組み合わせて設定できます。⑧は、プレイ中のコールを可能とするための外部出力端子です。

　高位頸髄損傷者を対象とした顎操作のジョイスティックは当初、テーブルに設置したアームに固定していましたが、首掛け式のスイッチホルダーを試みたところ設置性

図6. プレイの状況

も操作性も向上しました（図6）。不可能と思われていた格闘ゲームもプレイ可能としました。

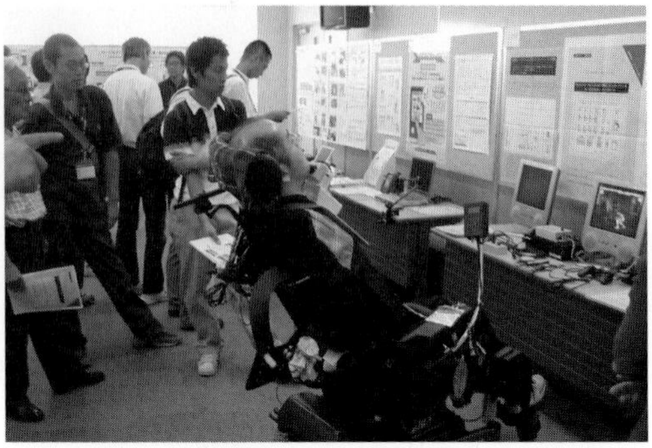

（寺師良輝）

【文　献】
1) 藤家　馨, 井手将文, ほか：残存レベルC3の頸髄損傷者によるファミコン操作. 第2回リハ工学カンファレンス講演論文集, pp 29-30, 1987.
2) 田中栄一, 石川悠加：神経・筋疾患者における家庭用ゲーム機の入力装置の選定と工夫. 第15回リハ工学カンファレンス講演論文集, pp 15-18, 2000.
3) 玉垣　努, 伊藤英一, ほか：楽しく動くためのゲーム用インターフェースの開発. 第16回リハ工学カンファレンス講演論文集, pp 645-648, 2001.
4) 寺師良輝, 高橋　剛, ほか：重度肢体不自由者における家庭用テレビゲームのアクセシビリティ. ヒューマンインターフェース学会研究報告集 3(5)：19-22, 2001.

III REHABILITATION TECHNOLOGY

病棟や治療室で使用する機器

REHABILITATION TECHNOLOGY

1. 手を使えない患者さん自身がナースコールを操作するための機器

●●● はじめに

　患者さんは病床にいて容態が変化した時や何かしてほしい場合に、設置された押しボタン式ナースコールおよびセンサーに息を吹きかけて操作する非接触タイプのブレス式のナースコール(以下：ブレスコール)を用いて看護師を呼んでいます。ナースコールの操作はコミュニケーション手段の１つであり、患者さんの状態によっては命をつなぐ命綱の役割も担っています。しかし病状の悪化により、使用してきたナースコールが操作できなくなった時に、患者さん本人に代わって介護者がその操作を行ったり、看護師による定期的な巡視により経過を観察されることとなります。これは患者さんのもどかしさや不安感を募らせるだけでなく、介護や看護の負担を増加させています。

　これまでに四肢の運動機能に障害をもつ患者さんで、ブレスコールが使用できなくなった症例に対しては、重度障害者向けの環境制御装置・意思伝達装置で用いられる、管で息を吹き込むタイプの呼吸気スイッチや空気圧式のブロアスイッチ、触れて ON するタッチセンサーを改造して接続し、ナースコールとして使用してきました。この経験から、接続することで患者さん本人が操作できるため、不安解消や負担軽減につながっていると考えています。

　そこで、いろいろな障害レベルの患者さんにすぐ対応でき、各種スイッチをナースコールに接続して操作するための機器(コネクター)を製作して、モジュール化しましたので報告します。また今回、対応した症例について紹介します。

① ナースコールの現状と各接続部

　中部労災病院では通常、押しボタン式ナースコール(ケアコム製 RB-802)とブレスコール(ケアコム製 RB-720 F)を用意しています。

　ナースコールは各施設で端子形状が異なることが川上氏らの論文[1]で報告されていますので、まずナースコール接続部と各種スイッチの接続部を調査し、形状を把握しました。そして、ナースコールと各種スイッチに接続するコネクターをスイッチごとに製作し、モジュール化しました。また箱田氏らの論文[2]では針金棒の付いた市販マイクロスイッチを用いてナースコールへの接続を行った例を紹介していますが、我々は、呼吸気スイッチ(友愛メディカルサービス㈱製 EV-200)、タッチセンサー(友愛メディカルサービス㈱製 ES-100)、ブロアスイッチ(パシフィックサプライ㈱製)、自作マイクロスイッチの４種類に対応して接続を試みました。接続の概要を図１に示します。

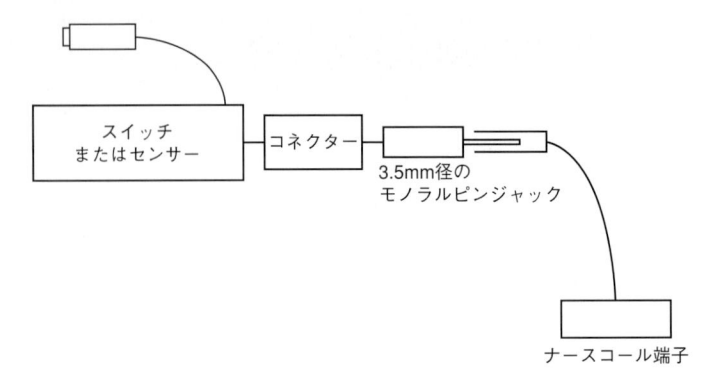

図1．接続の概要

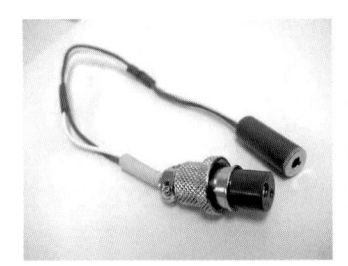

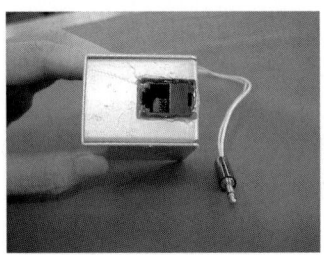

図2．ナースコール端子　　　図3．6極4芯端子　　　図4．D-sub 9ピン端子

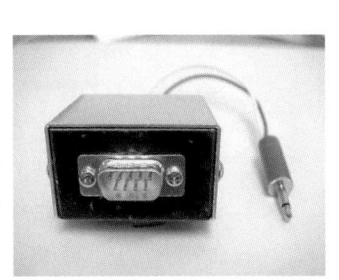

[1] ナースコール接続部

病室設置のナースコール端子(サンワ1402 PR)を図2に示します。端子は2ピンタイプで、それぞれピンの太さが異なるので注意を要します。外れないようにねじ込み式で固定するようになっています。

[2] 各種スイッチ接続部

❶ 6極4芯端子(RJ-11)

呼吸気スイッチとタッチセンサーの2つの製品には、6極4芯端子(RJ-11)のオスタイプが接続されています。図3にコネクター側のメスタイプを示します。

❷ D-sub 9ピン端子

ブロアスイッチは、ゴム製クッションを押し、その空気圧によってON/OFFするスイッチです。ブロアスイッチには、D-sub 9ピン端子のメスタイプが接続されています。図4にコネクター側のオスタイプを示します。

コネクターの入力部分は、上記各タイプの対の端子を使用しますが、ナースコールと接続する出力部分は3.5 mm径のモノラルピンジャックで共通化しました。

図5. 自作マイクロスイッチ外観　　図6. 自作マイクロスイッチ

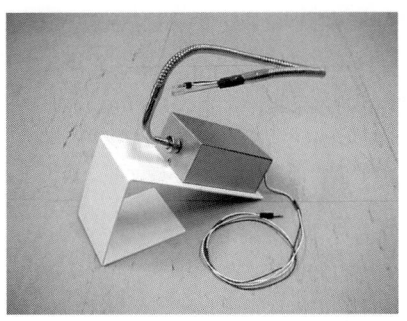

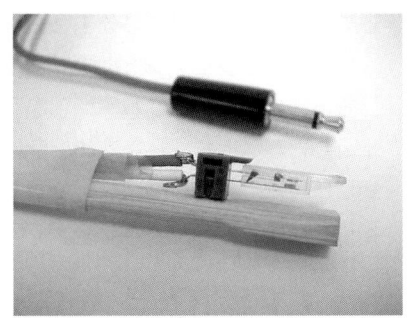

② 自作マイクロスイッチについて

　自作マイクロスイッチは、リーフスイッチと呼ばれるものを改良して、口にくわえやすいように加工したものです。図5、6に示すこのリーフスイッチは、数gの力で透明プラスチック内の接点が触れてONするものです。そして、その接点間隔はわずか1mm未満です。ナースコールと接続する出力部分は、3.5mm径のモノラルピンジャックを使用し、コミュニケーション機器への接続も考慮しました。最近は、このピンジャックタイプで接続できる機器が多くなってきています。

③ 症　例

　患者さんは62歳の女性です。1995年10月下旬頃から、右半身のしびれがあり、他病院でのCT検査で左側頭葉に梗塞が認められました。その後、中部労災病院へ転院となり、1996年12月24日に多発性硬化症と診断されました。
　現在の症状は、運動機能レベルが左右ともC4の完全四肢麻痺です。肩の随意運動も認められず、人工呼吸器のため頸部運動にも制限がありました。なお、顔面〜頭部の筋を動かすことは可能でした。

④ 本症例への導入

　本症例で、看護師を呼ぶために使用していたブレスコールが、病状の悪化によって使用できなくなったので、「本人が操作できるように機器改造をできないか」と病棟より相談がありました。そこでモジュール化したコネクターを用いて、まず環境制御装置・意思伝達装置用の低い空気圧で動作する呼吸気スイッチをナースコールへ接続しました。息を吹いてONするように設定しましたが、本人の呼気圧が足りなかったため実際には使用できませんでした。前後

して、人工呼吸器を付けるようになったため、呼気圧低下でさらに困難となりました。
　次に接続をブロアスイッチに変更し、ゴム製クッションを頭で押した圧力で ON するように設置しましたが、これも頭部をうまく動かせないことから断念しました。観察により、唇は十分動かすことができたため、自作マイクロスイッチを使用することとし、ナースコールと接続しました。なお今回、タッチセンサーは電源を確保することができなかったため使用しませんでした。

> ● ワンポイント
> 今回製作したモジュール化スイッチコネクターには、
> ①各種スイッチを容易に変更できる
> ②従来のナースコール端子に接続可能
> ③患者さんの病状に合わせて短時間に対応できる
> ④専門知識なしに、だれでも取り付けができる
> ⑤製作費は極めて安価である
> という特徴があります。

●●● おわりに

　自作マイクロスイッチを使用して、患者さん本人がナースコールを操作できたので、介護者の負担が大幅に減少しました。従来、看護師からの依頼があった時にのみ機器への接続・改造を行っていたため、タイムラグを生じていましたが、コネクターをモジュール化し、あらかじめ予備部品を用意したことで、看護師自身によって、すぐに種々のスイッチの接続を簡単に行えるようになりました。このスイッチコネクターは部品数が少なく、配線が単純であるので、簡単な知識があり、部品調達が可能なら容易に製作することができます。またモジュール化したため、すぐに対応でき、スイッチ自体は改造しないので、種々の用途にそのまま流用できるようになりました。
　患者さんはその後、回復して環境制御装置・意思伝達装置用の呼吸気スイッチが使えるようになり、その際もコネクターとスイッチの変更だけで対応できています。このことからモジュール化は病状の変化にもすぐに対応できる点で優れていることがわかりました。図7に操作の様子を示します。
　現在、このコネクターは、電源をもたない ON/OFF スイッチと内蔵電源をもったタッチセンサーに使用できます。病状の多様化により、今後より多くのスイッチに対応することが求められると思います。なお、患者さん本人が自分でナースコールを操作できるようになったため、「介護者へ気を遣わずに済む」などの感

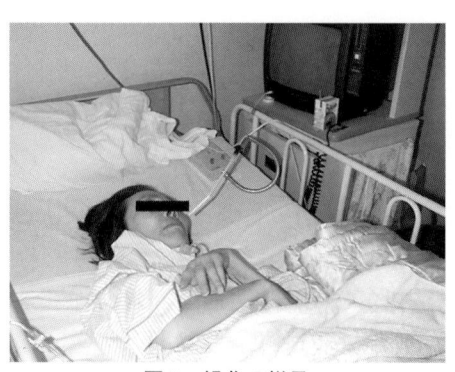

図7．操作の様子

想が寄せられています。患者さん本人が自分で操作できるということで患者さんに自信をもたせることも可能です。その意味でも本人が操作できることが重要であり、意義のあることです。これにより希望を与え、人間性の回復につながるものと考えています。次の目標として、既存のスイッチでコミュニケーション機器の「パソパル」(㈱ナムコ)などを操作できるようにする予定であり、その場合もコネクターを用いれば容易に接続することができます。

(田中芳則、髙見健二、岡本真一)

【参考文献】
1) 川上博久, 西村泰直：病院向け市販ナースコール装置の現況調査. 第5回リハ工学カンファレンス講演論文集, pp 287-290, 1990.
2) 箱田歳正, ほか：市販マイクロスイッチのナースコールへの応用. OTジャーナル 27：287-289, 1993.
3) 畠山卓朗, ほか：ナースコールにおける人間性の回復. 第12回リハ工学カンファレンス講演論文集, pp 297-300, 1997.

REHABILITATION TECHNOLOGY

2. 頸髄損傷者の手指機能改善を目的とした電気刺激の使用

① Simple Hybrid FES による頸髄損傷者の手指屈筋群筋力強化

　頸髄損傷者の手指屈筋群（以下：屈筋群）の筋力を改善する目的で治療的電気刺激（Therapeutic Electrical Stimulation；TES）を行いました。TES作用の1つである筋収縮から生じた関節運動と手関節固定装具を用い、機能的電気刺激（Functional Electrical Stimulation；FES）を構築し手指機能を再建しました。TESはSimple Hybrid FES（単一筋の筋制御と装具の併用）とし筋力の改善を目的とする刺激筋の関節運動を実際の動作に応用し行いました。結果、筋力が改善したので若干の考察を含め以下に報告します。

[1] 対象

　対象は屈筋群（浅指屈筋・深指屈筋）が徒手筋力測定法で2（除重力位でわずかな動き）で左右の機能レベルがほぼ同等であり治療側と非治療側との比較検討が可能であると判断した頸髄損傷者2例としました。

[2] 方法

　手関節固定装具を作製し右手関節を背屈30度橈尺屈中立位に固定しました。固定の目的は、屈筋群の手関節に対する補助筋作用の掌屈運動をブロックして良肢位を保ち、効果的に手指屈曲を得るためとしました（図1、2）。

　TESは右屈筋群（浅指屈筋・深指屈筋）の筋力の改善を目的に当該筋を前腕内側の筋腹上と前腕内側中央の腱上の2点、最も筋収縮が得られる部位（モーターポイント上）で刺激する表面電極法としました。刺激装置はOG技研㈱製PULSECURE-PRO KR-7を使用しました。刺激周波数20 Herz、パルス幅300μsecond、出力波形は単極性方形波で刺激強度は刺激により示指から小指まで十分に屈曲運動が生じる程度としました（図3）。

　刺激装置から表面電極までのコードに改良を加え、オルタネイトスイッチ（ON/OFF変換が1クリックで可）にて反対側の上肢による電気刺激の通電と休止の操作を可能としました。通電時には手指の随意屈曲と休止時には拮抗運動である手指の随意伸展を強調して指示しました。以上、

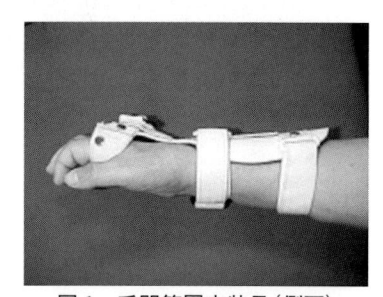

図1．手関節固定装具（側面）

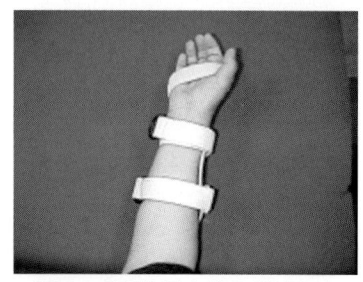

図2．手関節固定装具（掌側面）

TESはSimple Hybrid FESとし手指機能を再建し能動的に屈筋群に行いました(図4、5)。

[3] 経過と評価

任意の位置で手指の屈伸が必要なアクティビティーを治療者の選択により1〜2種類行い、屈曲はTESと随意屈曲、伸展は随意伸展のみでアクティビティーを遂行しました(図6、7)。

治療は1日15〜20分週5回としました。発症より症例1は約7ヵ月後、症例2は約3ヵ月後から開始し3ヵ月間行いました。なお、TES以外の上肢筋力強化は時間や負荷などの条件をすべて左右対称としました。

評価は示指のActive ROM(総自動屈曲角：TAF、総自動運動角：TAM)を屈筋群の作用の1つの尺度として測定し単位は角度としました。ROM測定は前腕および手関節を中立位で固定し症例に手指の随意屈曲、随意伸展を指示しました。デジタルスチールカメラでそれぞれ撮影し画像上で角度を測定しました(図8)。

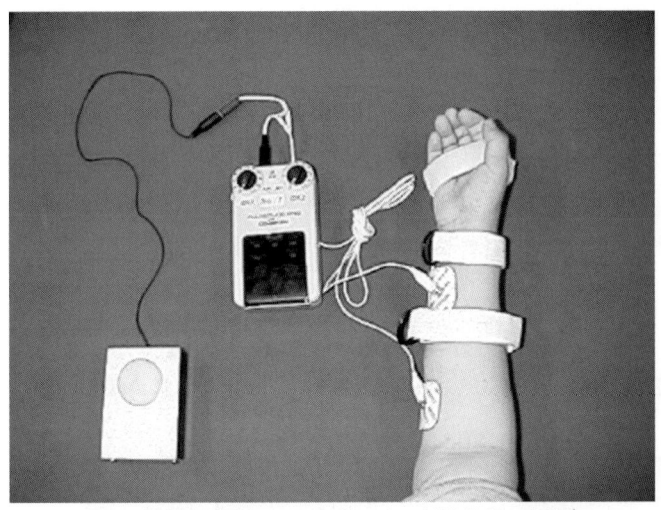

図3. 電気刺激(左からスイッチ、刺激装置、電極)

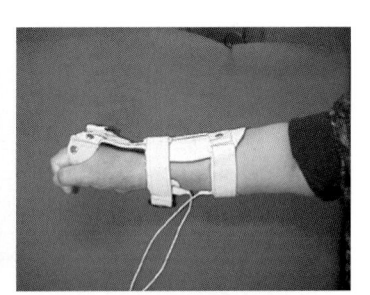

図4. 電気刺激と随意屈曲

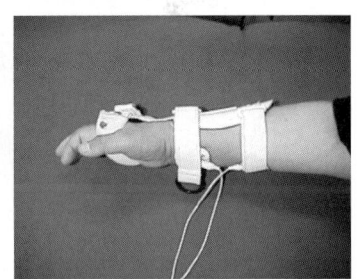

図5. 随意伸展のみ

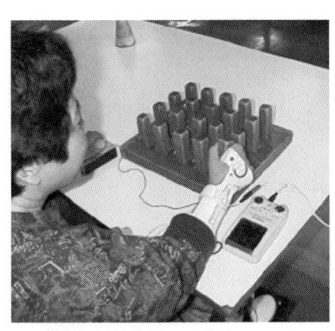

図6. アクティビティー1

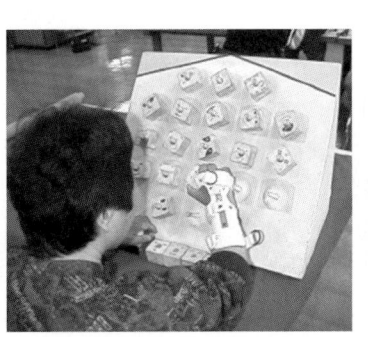

図7. アクティビティー2

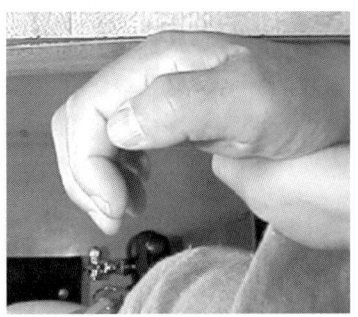

図8. 評価(関節角度の測定)

測定は治療前、1、2、3ヵ月(治療)後に行いました。比較は治療前後のROM変化および右を治療側、左を非治療側としROM変化の比で行いました。

[4] 結果

対象者のTAF、TAMは漸増しました。増加角度は治療側(24～30度)、非治療側(16～20度)でいずれも治療側に高く非治療側の1.3～1.8倍でした。増加比は治療側1.6～3、非治療側1.1～1.6で治療側に高くなりました。TAF、TAMは増加しかつ治療側は増加角度、増加比ともに高く屈筋群の筋力は改善しTES効果を示唆する結果となりました(図9、10)。

手関節掌背屈による動的腱固定作用に加え屈筋群の筋力が改善したことでADLにも変化が生じました。ユニバーサルホルダー使用であったものが箸用自助具での摂食、柄を太くすることで実用的な歯磨き、書字動作が可能となりました(図11～13)。さらに症例1は部分介助で調理訓練を行い(図14)、症例2は自己導尿が自助具なしで自立しました。

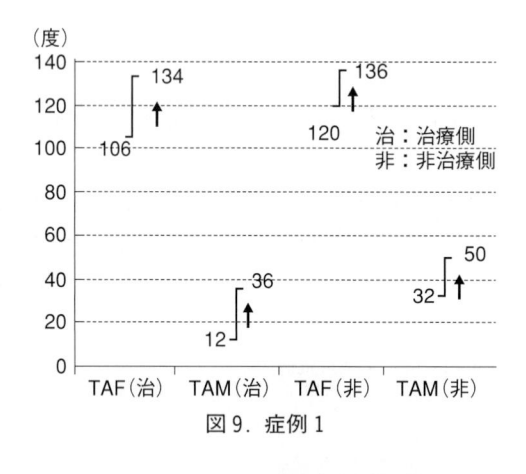

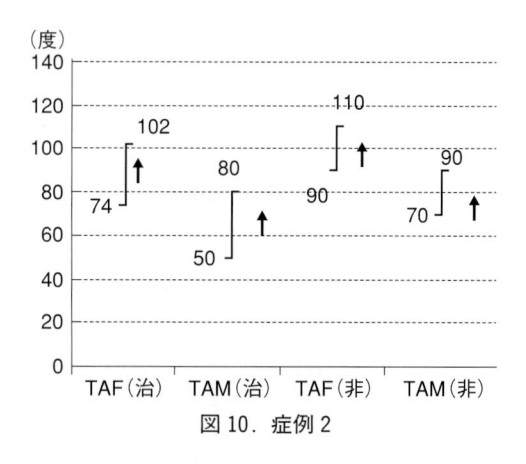

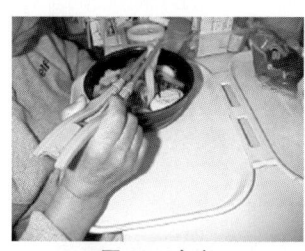

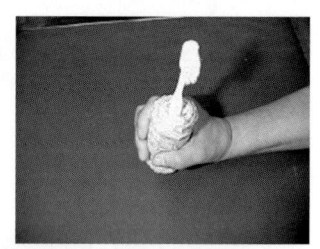

図9. 症例1

図10. 症例2

図11. 食事

図12. 歯磨き

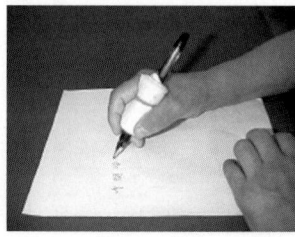

図13. 書字

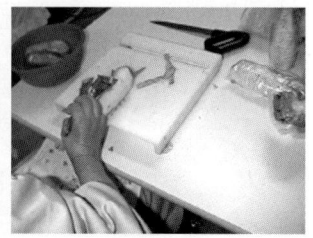

図14. 調理

[5] 考察

　TESはSimple Hybrid FESとし筋力の改善を目的とする刺激筋の関節運動を実際の動作に応用し行いました。結果、筋力が改善しADLの拡大に関与したので報告しました。本邦における報告では麻痺筋に対するTESの方法として、当該筋を関節運動が十分に生じる刺激強度、刺激周波数20 Herzで刺激と休止時間を1：1としCyclic刺激を行い、患者さんに当該筋を強く収縮させる指示を与えるとしています。今回のTESの方法は刺激装置制御のCyclic刺激を症例自身の操作とし筋収縮より生じた関節運動をFESとして応用しアクティビティーを介した点が大きく異なります。TESをSimple Hybrid FESとしアクティビティーを介したことは受動的要素の強い物理療法を能動的に行いTESのもつ求心性、遠心性効果に加えより強い随意収縮、上位中枢神経系からの促通効果の関連を推察しました。また副次的効果として適切なアクティビティーを選択することで動作に関連する筋の筋力強化の可能性および本治療に対するモチベーションの改善を予測しました。

② 不全型頸髄損傷者の手指伸展位拘縮に対する治療的電気刺激

　不全型頸髄損傷者の手指伸展位拘縮の治療において装具療法や自動、他動運動が主として行われます。しかしこれらにより得られた柔軟性も不全麻痺により拘縮に抗して可動域を維持、拡大する筋力を有しないために時間の経過とともに治療前の状態近くに戻り拘縮の治療は難渋します。そこで不全型頸髄損傷者の手指伸展位拘縮を改善する目的に治療的電気刺激(以下：TES)と装具療法を併用し行いました。結果、関節可動域(以下：ROM)は改善したのでこの方法を若干の考察を含め以下に報告します。

[1] 症例

　症例は60歳男性の不全型頸髄損傷者です。Frankelによる神経症状の分類はC、損傷のタイプは半側型で左に麻痺が重く筋力は徒手筋力測定法で上下肢ともに2、右は4レベルでした。左手指に伸展位拘縮があり適切な初期治療の遅れが原因と考えられました。発症約5カ月後より手指伸展位拘縮に対しTESと装具療法を併用した治療を開始しました。

[2] 方法

　TESはTES制御による手指屈伸のROM Exerciseと刺激筋の筋力の改善を目的としました。TESは手指伸筋(総指伸筋、以下：伸筋)と手指屈筋群(浅指屈筋・深指屈筋、以下：屈筋群)に行いました。伸筋を前腕外側の筋腹上と前腕背側中央の腱上の2点、屈筋群を前腕内側の筋腹上と前腕内側中央の腱上の2点で各々の最も筋収縮が得られる部位(モーターポイント上)で刺激する表面電極法としました。刺激装置はOG技研㈱製PULSECURE-PRO KR-7を使用しました。刺激周波数20 Herz、パルス幅300 μsecond、出力波形は単極性方形波で刺激強度は伸筋が手指が完全伸展できる程度、屈筋群が手指が屈曲し伸展位拘縮に抗する程度

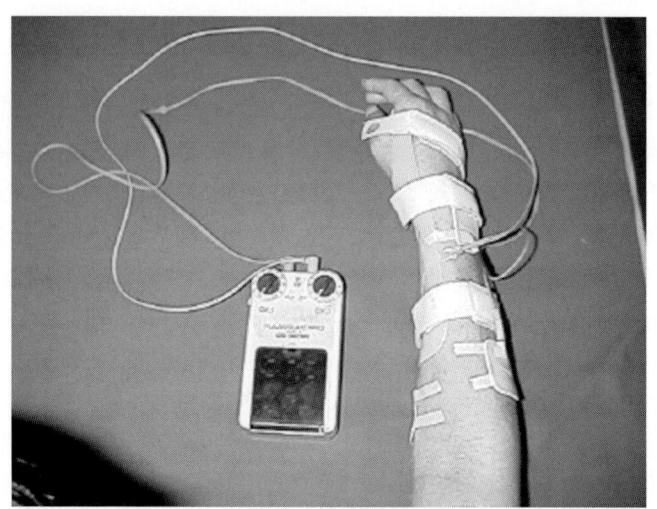

図15. 電気刺激

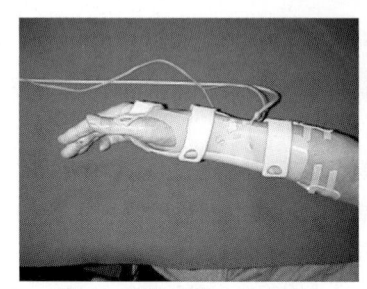

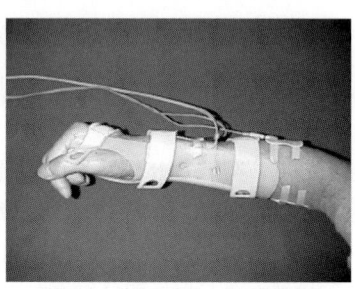

図16. 電気刺激と随意伸展　　図17. 電気刺激と随意屈曲　　図18. 装具（手指屈曲装具）

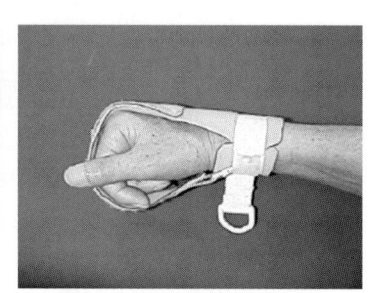

としました（図15）。

　さらに手関節を手関節固定装具を作製し背屈30度橈尺屈中立位に固定しました。固定の目的は伸筋、屈筋群の手関節に対する補助筋作用の背屈、掌屈をブロックして良肢位を保ち、効果的に手指屈伸運動を得るためとしました。以上の設定で伸筋と屈筋群を5秒間隔でCyclic刺激し、各々の刺激に合わせ筋の随意収縮を症例に強く指示しました（図16、17）。

　装具療法は手指伸展位拘縮に対し持続的伸長と矯正力を与える目的としました。Hunter Strapを厚さ1.5 mmのネオプレーンゴムで作製し症例に用いました（図18）。手指伸展位拘縮に対し弱い矯正力から開始し時間の経過に伴い徐々に強めました。

[3] 経過

　TESは1日に午前、午後1回ずつ1回30分、週5回8週間行いました。装具療法は1日平均5〜6回、1回10〜15分を日常生活に支障のない範囲内で行いました。なお、TESは装具療法後で手指の柔軟性が得られ可動域が改善した状態で行いました。評価は示指のROM［総他動屈曲角（以下：TPF）を手指伸展位拘縮、総自動屈曲角（以下：TAF）を屈筋群の筋力、伸展不全角（以下：EL）を伸筋の筋力］として測定しました。ELはほかのROM値と整合性をもたせるために90度より実際のEL値を減じたものを値としました。ROM測定は前腕および手関

図19. 評価（関節角度の測定）

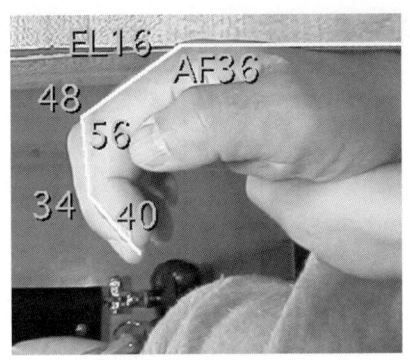

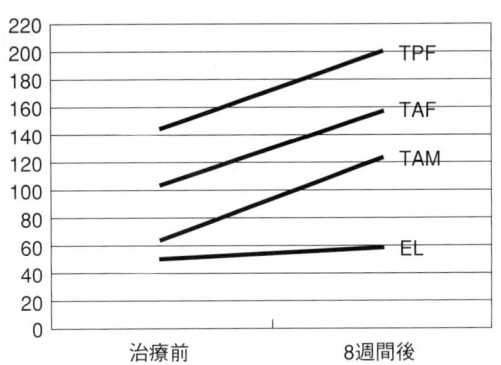

図20. 治療前後のROMの平均値

節を中立位で固定し症例に各々の運動を指示し、デジタルスチールカメラで撮影して画像上で行いました。筋力に関して筋持久力の役割を担う遅筋の評価は重要ですが、今回は十分に行えませんでした（図19）。

[4] 結果

ROMは治療前の1.2～1.9倍に拡大しました。統計学的処理は治療前後のROMを対応のあるt検定で行いました。｜t｜＝3.633＞t 0.05(3)＝3.182、p値＝0.0359で危険率5％水準にて治療前後のROMの平均値に差を認めました（図20）。

日常生活では軽量物を把持するなどの動作が可能となり補助手として使用が可能となりました（図21）。

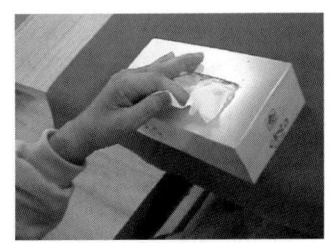

図21. 軽量物の把持

[5] 考察

不全型頸髄損傷者の手指伸展位拘縮を改善する目的にTESと装具療法を併用し行いました。その結果、ROM、筋力は改善しADLの拡大に関与したので報告しました。通常の拘縮治療は装具療法や他動運動で関節の柔軟性を得た後、自動運動を行い筋力の改善やさらにROMの拡大を目指します。この自動運動に関し不全型頸髄損傷による筋力低下（2レベル）で十分に行えず、その代償としてTES制御のROM Exerciseを用いました。TESには刺激する麻痺筋を促通し筋力の改善と刺激により筋が収縮し筋ポンプ作用で末梢の血行動態が改善するという報告があります。末梢の血行動態の改善は拘縮治療で重要な要素の1つです。TES制御ではありますが筋を収縮させ血行動態を改善し関節運動を行う点は極めて生理的であるといえます。しかし今回のTES制御による手指屈伸のROM Exerciseは装具で行うほどの矯正力は得られないために装具療法と併用しました。拘縮に対する矯正力は弱いが麻痺筋の促通効果と同時に血行動態を改善した状態で関節運動を行うTESと、逆に拘縮に対する矯正力は強いがTESのもつ効能を有しない装具療法の併用が効果的であったと考えます。今後は症例数を増やしTESのより効果的な方法を検討していきます。

（岡本真一、元田英一）

3. 滴下量カウント調整装置「てきかちゃん」

●●● はじめに

　点滴の滴下量調節は看護業務の中で比較的多い技術です。輸液ポンプ、シリンジポンプなどを使用する微量の滴下量調節以外の40～120 mℓ/時間の滴下量調節は看護師が1分間の滴下量を暗算し、腕時計やストップウォッチを使用して目視で滴下量調節をしています。そのため点滴の滴下量調節という技術は看護師の経験に大きく関与していると思われます。

　そこで、平成10年に点滴の滴下量調節を簡単、迅速、正確にできないかと考え、光の点滅速度に合わせて滴下量調節を行う機械、滴下量カウント調整装置(以下：「てきかちゃん」)を労災リハビリテーション工学センターに依頼し、作製してもらいました。

　また、平成11年には、「てきかちゃん」を使用した感想、寸法、重量、使用頻度、操作方法についてのアンケートをもとに形、大きさ、夜間帯でも使用できるようにライトを取り付けるなどの改良をした「てきかちゃん」が完成しました(図1)。しかし、「てきかちゃん」が従来の時計による滴下量調節より簡単、迅速に調節できるのか調査していませんでした。ほかにも、「てきかちゃん」のように光の点滅速度や音に合わせて滴下量調節をする点滴速度調整用補助用具が発案されており、初心者には好評であるが経験のある看護師には不評であったという報告があります[1)2)]。

　今回はこれを使用した病棟の看護師の経験年数別に、時計による調節と「てきかちゃん」による調節にかかる時間を調査しました。

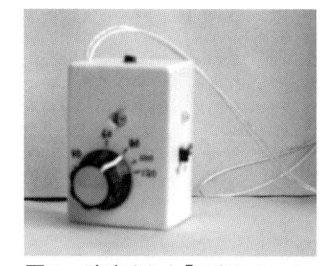

図1. 改良された「てきかちゃん」

1 「てきかちゃん」による滴下量調節と時計による滴下量調節にかかる時間の調査

1. 調査期間：平成12年6月～12月
2. 対象：看護師15名(1年目3名、2年目3名、3年目3名、4年目以上6名)
3. 調査方法：
   ①アセテート加電解質補液(アクチット®)500 mℓの空ボトルを使用する。
   ②設定滴下量は比較的日常で多い40、60、80、100 mℓ/時間とする。
   ③「てきかちゃん」による調節と時計による調節にかかる時間(秒)を調査する。

a：40 mℓ/時間　　　　　　　　　　　　b：60 mℓ/時間

てきか：104.6, 43.1, 35.8, 31
時計：57.3, 40.8, 22, 23.1

てきか：78.7, 28, 26.3, 29.2
時計：27.6, 22.1, 18.3, 26.3

c：80 mℓ/時間　　　　　　　　　　　　d：100 mℓ/時間

てきか：62, 28, 18.8, 31.8
時計：62, 30.3, 25.2, 22.7

てきか：55.2, 25.3, 27.8, 20.1
時計：72, 25.5, 25.8, 18.3

図2．滴下量調節にかかる時間

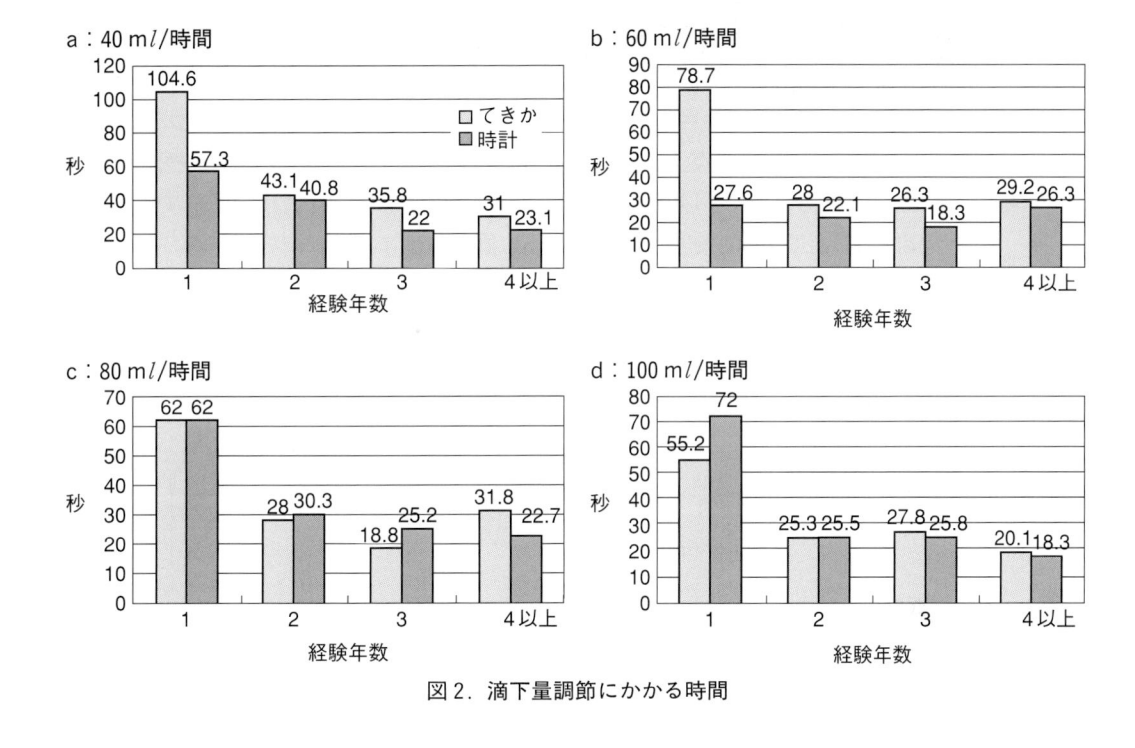

② 結　果

　図2には、2方法における経験年数別の滴下量調整にかかる時間を示しました。個々のデータでは、「てきかちゃん」による調節が時計による調節より時間がかからなかった者が、40 mℓ/時間では1名、60 mℓ/時間では1名、80 mℓ/時間では3名、100 mℓ/時間では4名おりました。

③ 考　察

　「てきかちゃん」による調節に時間がかかったのは、光の点滅速度に合わせる作業に慣れていないためと考えられます。初心者には好評であるが経験のある看護師には不評であったとの報告もありますが[1)2)]、今回の結果からは経験年数による差はみられませんでした。これは新人看護師が点滴の滴下量調節に慣れてきた6月頃から調査を実施したこと、3年目以上の看護師は改良前の「てきかちゃん」を使用したことがあったことが結果に影響したと考えられます。設定滴下量80、100 mℓ/時間で「てきかちゃん」による調節の方が時計による調節より時間がかからなかったのは、1分間に点滅する回数が多いので調節しやすいのではないかと考えられます。「てきかちゃん」は速度計算をしなくても調節できるので楽であるとの感想もあるので、滴下量調節に慣れていない新人看護師には使用しやすいと思います。

●●●**おわりに**

　今回の調査では対象数が少なく、新人看護師が滴下量調節に慣れてきた時期に実施したため、「てきかちゃん」を使用したことのない他病棟の看護師や臨床経験の少ない看護学生などもっと多くの対象に調査すると「てきかちゃん」の有効性が明確になると考えます。

　本来、「てきかちゃん」は滴下量調節が簡単、迅速にできるように改良したものであるので、使い慣れることで有効な結果が期待できると思われます。

（本杉敦子、田中芳則、髙見健二、太田一重、小山憲路、森　真由美）

【参考資料】
1) 筏　宏臣, ほか：(12)公開特許公報(A), 特開平 8-33711.
2) 門井佳美：(12)公開特許公報(A), 特開平 7-112024.

4. 上肢挙上装置

●●● はじめに

　電動車いすに乗り移動される頸髄損傷四肢麻痺の図1の症例は、日常の作業においては吊り上げタイプの上肢挙上補助装置を使用しています。使用する吊り上げ挙上装置は、前腕の手関節部に吊り具のバンドを装着し留め具でロープと結ばれ、ロープの巻き上げで上肢の動きを補助しています。手部の回内外は、手関節部を保持するバンドを柔らかな材料でゆとりをもたせているため手首を回すようにすれば可能です。

1 挙上装置の構成

　吊り上げ式上肢挙上装置は前腕支持のバンドにロープ先のフックをかけ、そのロープを車いすの後ろに付けたスプリングバランサの巻き込み作用力を利用しています（図2）。また巻き込み力は常に同じです。ロープは巻き上げ力が低下しないようするのと、ガイドから外れるのを防ぐため、U溝が付いたローラーにかけパイプフレーム内を通しています。車いすの移動では家屋内が狭いため、パイプフレームの大きさに制限があり、高さを除いて車いすサイズ内に収めています。取り付け・取り外しは、車いすのガイドパイプに差し込むことで簡単に行えます。

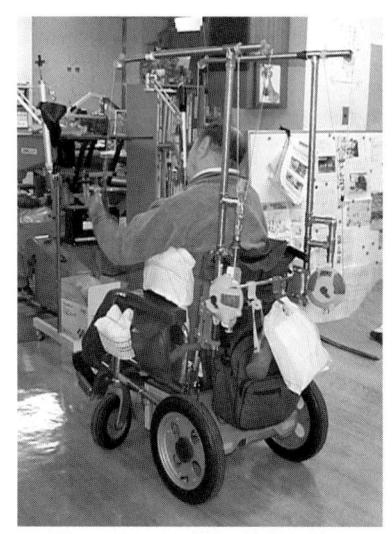

図1．吊り上げ式上肢挙上装置
挙上しているところ。

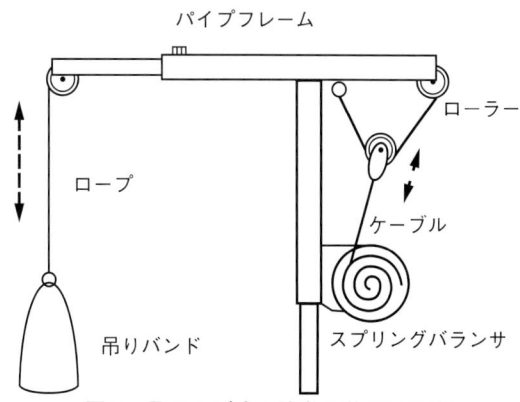

図2．吊り上げ式上肢挙上装置の構成

> ● ワンポイント　スプリングバランサ
>
> 　スプリングバランサはスプリングの復元力を利用した製品です。復元力はケーブルの巻き込み作用に変え、ケーブルの可動域ではいつも同じ力が働くようになっています。そのため吊り下げた状態がそのままで上下への移動は軽く操作できます。

② 吊り上げ力の調整

　吊り上げ力を発生させるスプリングバランサは、一定の巻き込みになるよう調整されています。しかし、使用する四肢麻痺の方から、手を高く挙げるように吊り上げ力を調整すると、降ろすのに力がいる、また、降ろした状態を保持するのに力がいるという問題が起こりました。さらに、降ろした状態で調整を行うと、希望する位置まで挙げられなくなりました。原因は吊り上げの挙上力が一定のため、低い位置では前腕のみの重さですが、高く挙げれば上腕の重さも加わることになり、吊り上げ力が不足するためでした。

③ 必要な吊り上げ力の測定

　対象となる四肢麻痺の方の必要とする吊り上げ力を測定しました。測定は常時使用している状態と同じとし、前腕部を吊りバンドにバネばかりのフックをかけて測りました。腕を車いすのアームレストに置いた状態から高い位置へ挙げる、また逆の順序で行いました。測定は吊る高さが10cmごとに変わる位置で行いました。測定結果は図3のように低い位置と高い位置に違いがみられ、高い位置では大きな吊り上げ力が必要であることがわかりました（対象とした四肢麻痺の方はわずかの筋力しかありませんでした）。

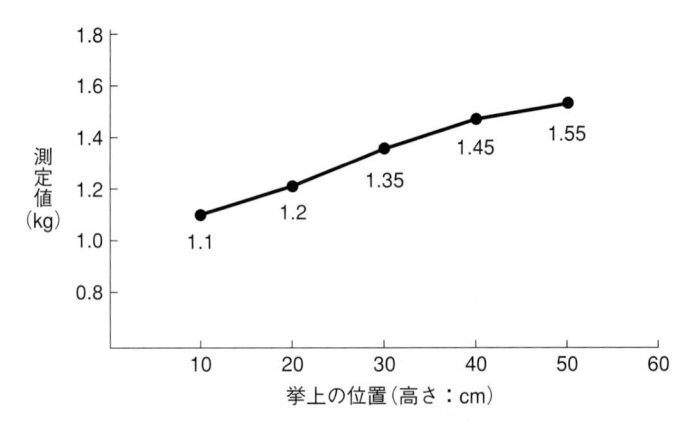

図3．吊り上げ力の測定結果
バネばかりを使用し吊りバンドを保持して測る。

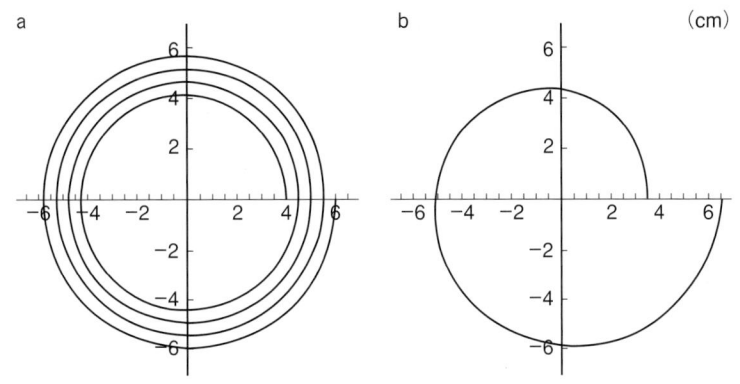

図4．スパイラル曲線比較図
a：引っ張り力が一定の時のスパイラル曲線(オリジナル形状)
b：引っ張り力を可変にした時のスパイラル曲線

4　挙上力を変えるための改良

　高く挙上するためには、高い位置と低い位置で吊り上げ力を変える必要があることは先に述べました。吊り上げ力を得るのに使用しているスプリングバランサは、ドラムのスパイラル曲線溝に巻き込まれるケーブルの引っ張り力を利用しているので、スパイラル曲線形状を変え、巻き込み方法を変えれば、一定の巻き込み力を変えることができます。
　挙上の可動域で吊り上げ力を可変するためのスパイラル曲線は、図4-b で外縁より中心へ巻き込みが大きく変わり引っ張り力を大きくするようにしています。図4-a は従来のオリジナル曲線で、巻き込みがゆるいため一定の巻き込み力となります。スパイラルの加工ではスプリングバランサに内蔵されたドラムと同じものをつくり曲線溝を付けました。溝の巻き数が少なくなるためケーブルの巻き込み量は少なくなりました。

5　スプリングバランサ改良後の引っ張り力の変化

　改良加工したドラムを組み入れたスプリングバランサを、パイプフレームに取り付け車いすに装着しました。ロープ、吊りバンドは従来のものを使用し、固定法も変えないようにしました。また、改良後の巻き込み力が、吊り上げ力にどのように影響したかを調べるため、吊りバンド留めにバネばかりのフックをかけ、下に引っ張る方法で行いました。測定結果は先に行ったスパイラル曲線での計算値に近いものでした(図5)。表中の実線は計算値を、丸はバネばかりの計測値を示します。

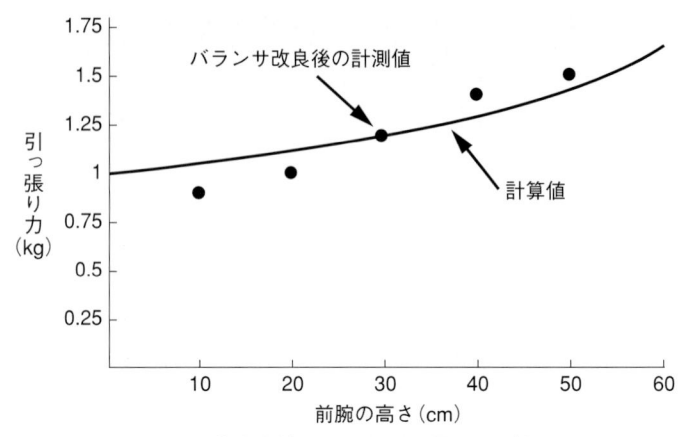

図5．前腕支持ベルト位置の吊り上げ力

6　改良したスプリングバランサを使用する挙上動作

　想定した挙上力が可能か、実際に装着してみました。装着は従来と同じく介助者がバンドを前腕に回し、スプリングバランサの引っ張り部を通したロープ端の留め具にかける方法で行いました。

　結果、前腕の支持部を吊り上げる効果が働き、従来は胸部位置までしか挙げられなかった手部が頭の上部の位置まで挙げることができるようになりました。さらに、降ろすのも容易にできるため、動かせる可動域が広がり、苦労していた食事動作の改善と、新聞のページをめくることができるようになりました。また、日常生活の中で行う机上の作業が楽にできるようになりました。

●●● おわりに

　上肢の挙上補助を吊り上げで行う方法を示しました。吊り上げに使用するスプリングバランサは、決められた重さの物を常に一定の力で支えているもので動力は必要ありません。また、力の調整も内部スプリングの巻きトルクを強くしたり弱くすれば可能です。

　挙上においては、前腕を降ろした状態と挙げた状態では吊り上げ力を変える必要があることがわかりました。必要な吊り上げ力を得るため、ドラムの改良を行いました。つくり変えたケーブルの通るスパイラル曲線溝は、使用者の残存する能力を考慮した形状にしました。日常生活の活動をする中で重い物は動かすことはできませんが、動きを支えることができました。改良前に比べ疲労感が少なくなったとの感想が得られました。

（太田一重、鈴木康雄、笠原富美雄、前田朋子）

5. 浴室のシャワースタンド

　従来のシャワー浴では、シャワーチェア使用者は一度シャワー台に移動しないと備えつけのシャワーは使いづらく、介助者がすべての介助を行っていました。
　しかし、シャワースタンドを利用することにより、介助者の負担減とともに、利用者自身のシャワー使用が可能となり、自立へとつながりました。また、利用者の保温の効果も得られます（図1～3）。

＜特長＞
　①シャワーを任意の高さ、角度に固定できます。
　②シャワースタンドにより、シャワー位置が自由に変更できます。

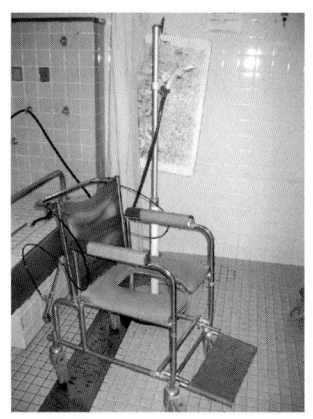

図1. シャワースタンドとシャワーチェア 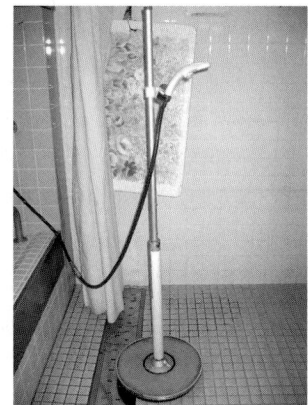　　図2. シャワースタンド 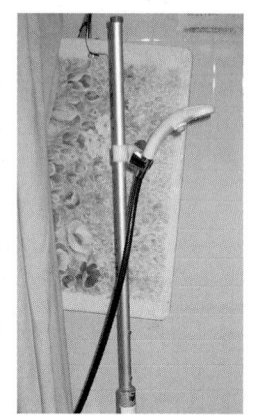　　図3. シャワーハンガー（拡大図）

● 使用上の注意点
①湯温の確認は、必ず健側で行う。
②シャワースタンドの高さおよび角度調整を行う。
③麻痺側に長時間シャワーをかけると低温火傷の可能性があるため注意する。

（堀　香代子、小山憲路、太田一重）

REHABILITATION TECHNOLOGY

6. 電動ベッドを足で操作できるように工夫

●●● はじめに

通常の電動ベッドにはリモートコントローラーが付いています。ベッドに寝たきりの方でも自分で操作することにより、背上げや膝上げなどができますが、上肢に麻痺などがあり手を使ってコントローラーの操作ができない場合、ほかの方法を使って行わなくてはなりません。ここでは手でコントローラーを操作できないが下肢は動かせる人の場合のコントローラーの製作について説明します。

1 製作と使用方法

例として、ALS（筋萎縮性側索硬化症）の患者さんの場合を取りあげます。これまで、電動ベッドのギャッジアップ（背上げ）機能を使い、起き上がり動作の補助をしてきましたが、進行性の疾患のため上肢の麻痺が重篤になり指を使ってコントローラーの操作ができなくなりました。しかしその時点では下肢機能は幾分残っており足部の底背屈機能を使ってコントローラーを操作できないかと考えました。足で操作するには付属のコントローラーではスイッチが小さく、固定の方法にも問題があるため、新しくコントローラーの部分をつくることにしました。

背上げ操作ができればよいとのことなので、背上げの「上げ」と「下げ」の両方のスイッチが必要となります。スイッチは足で操作することから大きめのボタンスイッチを用意しました。直径が4cmほどの押し込みスイッチです（図1）。これを板に取り付け、この板はベッド上の足もとに置き、足で押しやすいように傾斜角度をつけて大きめの板に取り付けました（図2）。

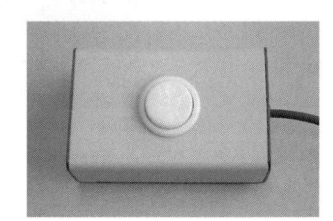

図1. 押し込みスイッチ

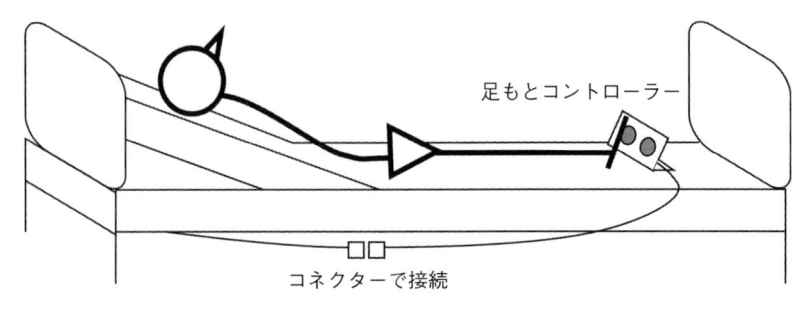

図2. 足もとのコントローラーでギャッジアップ

182

既存のコントローラーの代わりにこのスイッチを使うことになるのですが、病院のベッドの場合、いずれはもとのコントローラーに戻して使うわけですので、このスイッチと電動ベッドのコントローラーユニットとをハンダ付けなどで直接接続するわけにはいきません。そのため、コネクター部で付け替えることができるようにしました。コネクターはベッドメーカーから入手し、コネクターピンに今回のスイッチからケーブルを付けました。配線は既存のコントローラーボックスのケースを開け確認しながら行いました。

　使用者は片方の足で「上げ」「下げ」それぞれのスイッチを押しながらベッドの背もたれの角度を変化させ、起き上がりやすい位置に調整します。2つのスイッチそれぞれを操作しなくてはならないのでスイッチ間の距離やこのコントローラーを置く位置など操作しやすいように注意が必要でした。この患者さんは体幹の筋も少し残っており、ベッドのギャッジアップにより体幹を傾けてベッドから足を出しやすくなり、起き上がり動作ができるようになりました。

（鈴木康雄、山中武彦）

REHABILITATION TECHNOLOGY

7. 誤動作を少なくするスイッチの改良

① 安心感を得るナースコール

　人工呼吸器を装着している高位頸髄損傷者のナースコール装置の1つに呼吸気センサースイッチがあります。

　中部労災病院のナースコールシステムは、ベッドサイドにある個別インターホンではありません。スイッチが入ると、病室ごとに廊下側と室内天井中央に備えられた赤いランプが点灯します。この室内のランプは仰向けに寝ている場合は確認できるのですが、体位交換時（横向き）には見えなくなってしまう可能性があります。

　人工呼吸器を装着している対象者の場合、特にナースコールは状態変化を知らせるためにはなくてはならないものです。しかし先に述べた状況では、スイッチが入ったかどうか確認ができないのです。

　そこで、改良型ナースコールコネクターを作製しました。ボックスにはブザーを内蔵し、目視確認用に赤いLEDを取り付けてあります（図1）。回路図は図2のとおりです。

　外観はアルミケース仕様になっています。左側が壁に埋め込まれているナースコール接続端子用、右側が呼吸気センサーボックスに接続するミニピンジャックです（図3）。これで光と音で確認することができるようになり、安心感が高まりました。

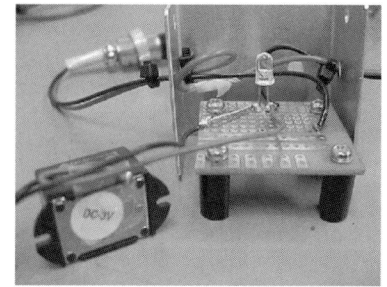

図1. ナースコールコネクター内部

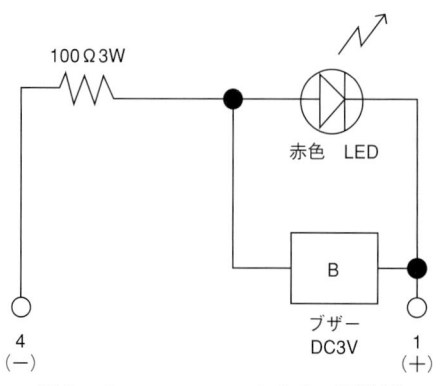

図2. ナースコールコネクター回路図

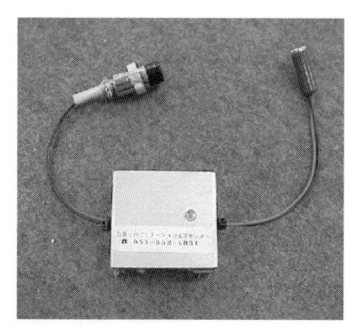

図3. ナースコールコネクター全景

② 鳴りっぱなしのナースコールの原因は？

　しばらく使用していると今度は、ナースコールのスイッチが入り、コールが止まない状況が出てきました。

　ナースコールは一度通電すればスイッチが入るために、本人から切る仕組みをもちません。基本的に看護師が手動で切ることになっています。呼吸気センサーは、息を吹いたり吸ったりする口元の部分とセンサー本体部の間に蛇管があります。自由に角度がつけられる管で45cmあり、中は空洞です。この呼吸気センサーを逆さにしたら、大量の唾液が蛇管から落ちてきました。実はこの中に唾液が溜まり過ぎて、通電してセンサーが常にオン状態になっていたのでした。

　そこで、口元の部分と蛇管に入るまでの間に、「唾液溜まりケース」をつくりました。この唾液溜まりケース本体は、密閉性がよく、洗浄が容易で安価な、フィルムケースを使用しました。蓋に2ヵ所の穴を空け、ビニールの管を2本挿し、1つは口元へ、もう1つは蛇管につなぎました（図4）。この唾液溜まりケースで唾液を溜めてしまえば、蛇管の中に浸入できません。

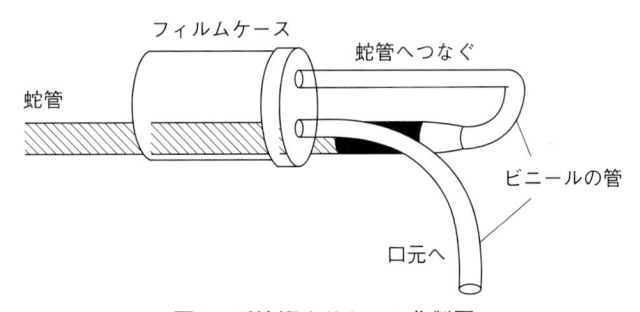

図4．唾液溜まりケース作製図

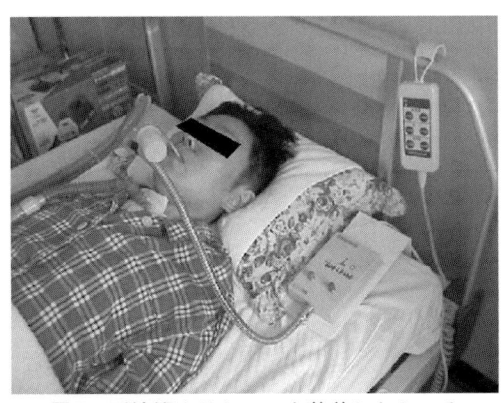

図5．唾液溜まりケースを装着したところ

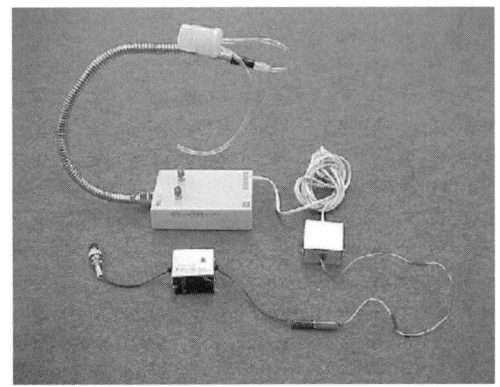

図6．呼吸気センサーとナースコールコネクター、唾液溜まりケースを付けたところ

設置後センサーへの反応も変わりなくできるようになりました（図5）。
　図6は今回の装置の全体です。呼吸気センサー側にもう1つボックスがありますが、これはセンサーのモジュラージャックとナースコール端子接続用のミニピンジャックを接続するコネクターです。この装置はほかにもタッチセンサーや瞬きセンサーなど、環境制御装置で使用されるモジュラージャック入力支援デバイスを接続することができます［このコネクターについては、「手を使えない患者本人がナースコールを操作するための機器」（163頁）に詳細があります］。ナースコールはすべての人が扱えることが前提にあります。状態に合わせた組み合わせができるように考えることが必要です。

（中村恵一、田中芳則）

REHABILITATION TECHNOLOGY

8. 車いすと丸便器間の段差の解消

●●● はじめに

　脊髄が損傷を受けると、損傷脊髄神経支配節以下の四肢、体幹に麻痺をきたします。それと同時に、膀胱直腸障害などが併発します。そのため、社会生活を営むうえでは、障害と合併症を理解したうえで自己管理が必要となってきます。

　入院中の排便管理は看護師が決定権をもち、患者さんに考える場をもたせ、ともに検討することが多くあります。武田は、「脊髄損傷のリハビリテーション看護には、失われた感覚を言葉で表現し、イメージ化するフィードバック行為と患者にどうするかをたずねて決定を促す行為がある」と述べています[1]。

　中部労災病院では、武田の考えを参考に、麻痺領域の障害と合併症を自分の一部として、自己管理の必要性を考えるよう、フィードバック行為と自己決定を促す行為が患者さんの自律の第一歩につながると考え、看護に役立てています。そのために、訓練が進み、便器への移動が確立できると、患者さんは排泄について自己管理の意識が高まります。

1　動　機

　患者さんが便器へ移動するには、車いすと便器の間に8cmの高さの段差ができます(図1、2)。車いすから便器への移動は、「高いところ」から「低いところ」への移動です。それは平行移動ができる患者さんにとっては容易です。しかし、移動後患者さんは自己摘便を行い、しっかり排便を促すために坐薬や浣腸を使用し、また排泄処理を行うために最低20分は便器に座っていなければなりません。排泄後、便器から車いすへの移動は、「低いところ」から「高いところ」への移動となります。排泄処理の疲労のために筋力低下や上肢に麻痺のある患者さんの平行移動は困難です。このような患者さんは、訓練が進み移動動作の確立の見込みがあればよいですが、見込みがない方は便器への移動は断念せざるを得ません。そのため、そのような患者さんには段差解消の必要があると考え、労災リハビリテーション工学センターに依頼を行うこととなりました。

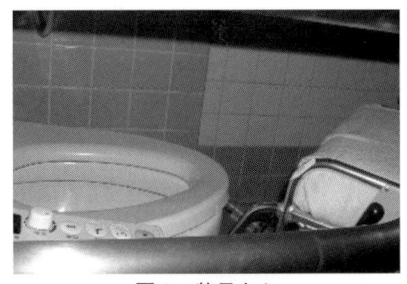

図1．装具なし
何も付けないと、8 cm の段差ができる。

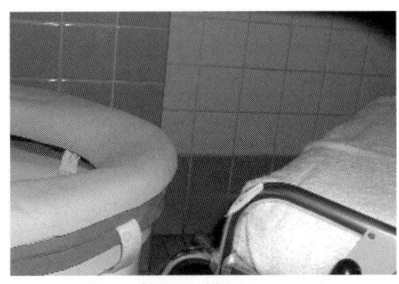

図2．装具を付けたところ

前面　　　　　　　　斜めより

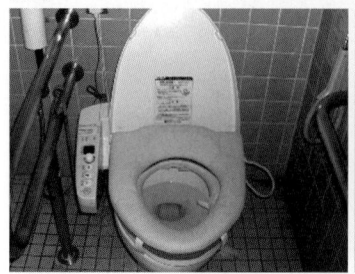

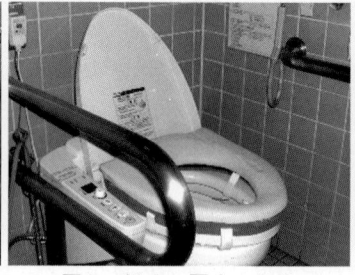

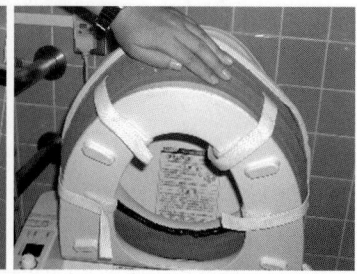

図3. 便座の固定の仕方
固定の仕方はマジックテープになっている。

　便器と車いすのクッションを含めた段差は8cmです。装具はその差を埋めるための柔らかい材質で体幹バランスを保てるものとして、また便座にマジックテープで固定し、安易に動かないようになっています(図3)。

2　結　果

　当院から労災リハビリテーション作業所への入居をする患者さんは、すべてのセルフケアができていなければなりません。便器移動もその中に含まれます。また、前記のように排泄処理の疲労や筋力低下や上肢に麻痺のある患者さんで、便器移動のニーズがある方、このような患者さんには早期からイメージをつけて、自信をもってもらうために使用を勧めてきました。現在は、介護用品の会社から製品が販売されています。そのためこの装具を、病棟で2〜3回使用し、本人の状況に合わせて購入をアドバイスしています。

●●●おわりに

　実際の使用頻度は少ないですが、排泄行為において患者さんが便器移動動作に自信をつける訓練の必要な時期に、この装具は1つの選択肢となっています。

（江崎富士子、太田一重、小山憲路）

【文　献】
1) 武田宣子：脊髄損傷患者のリハビリテーション医療における看護婦の行為と意味の探索. 第11回日本看護科学学会, pp170-171, 日本看護協会出版会, 東京, 1980.

9. 歩行訓練のための吊り上げ装置付きトレッドミルの製作 —現状と今後の展望

●●● はじめに

　脊髄損傷者に対して、トレッドミル（ベルト式歩行装置）上で体重を支えた交互歩行の訓練を行うと下肢からの周期的な刺激により歩行パターンを形づくる作用があるといわれています。これは脊髄内に歩行動作を誘発させる神経回路があるといわれるためで、1992年にWernig[1]、1994年にDietzら[2]によって報告され、リハビリテーションへの応用としてトレッドミルを用いた歩行訓練が行われています。労災リハビリテーション工学センターでも安価で安全性を重視した、転倒防止と姿勢保持のための吊り具（歩行スリング）および吊り上げ装置を製作し、この装置を用いて、立ち上がりの可能な不全頸損および脊髄損傷、脳血管障害の片麻痺の患者さんに対してトレッドミルによる歩行訓練を行っています。

1　方　法

　製作した吊り上げ装置は3台で、それぞれのトレッドミルに合わせたやぐら型のアルミ構造としました（図1）。トレッドミル上に、転倒防止と姿勢保持のための歩行スリングおよび吊り上げ装置を用意しました。吊り上げる量を調整するため上昇、下降速度を変えることができる

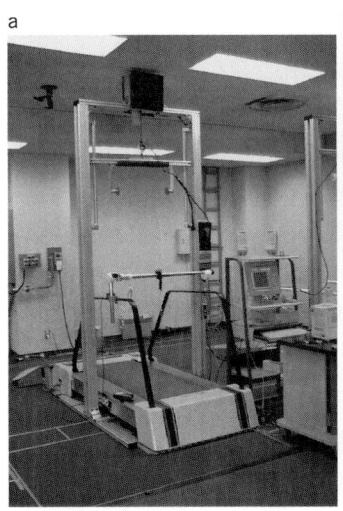

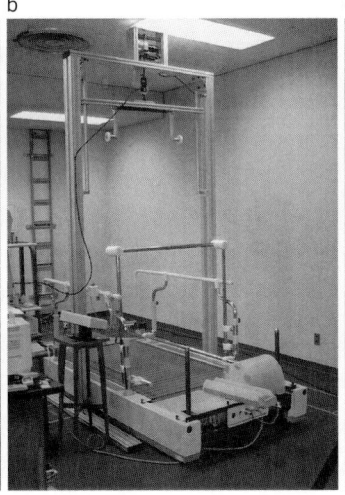

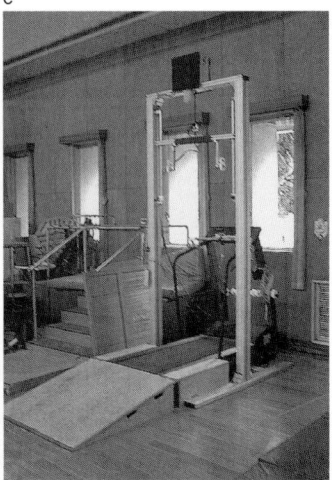

図1. 各トレッドミルに対応した吊り上げ装置
a：Senoh社製トレッドミル、型番：LABORDO（BG 0300）、走行面：幅（600 mm）、長さ（1,630 mm）
b：SAKAI社製トレッドミル、型番：（SPR-7050）、走行面：幅（900 mm）、長さ（1,550 mm）
c：フジモ社製トレッドミル、型番：SPORTS ART（3200）、走行面：幅（508 mm）、長さ（1,400 mm）

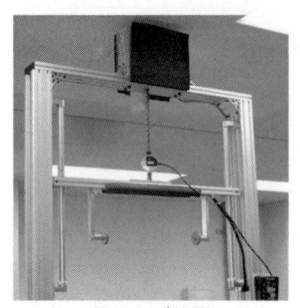

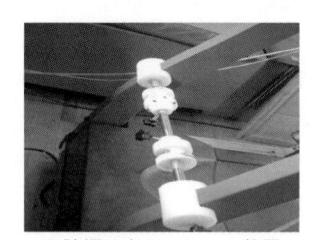

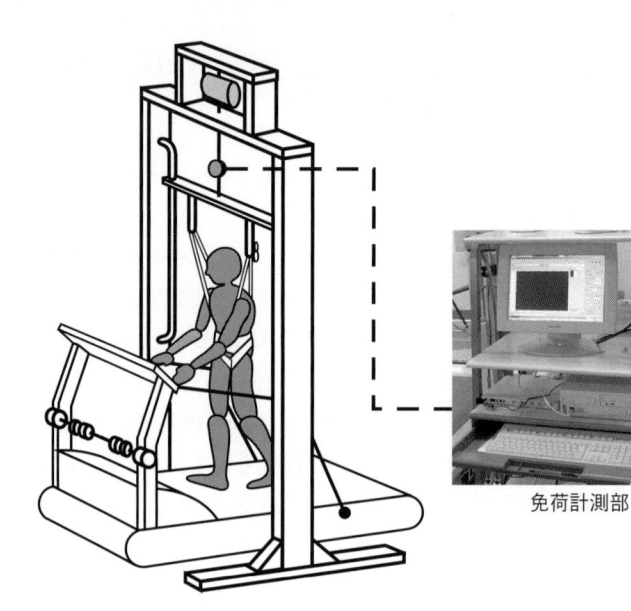

図2. 吊り上げ装置付きトレッドミルシステム

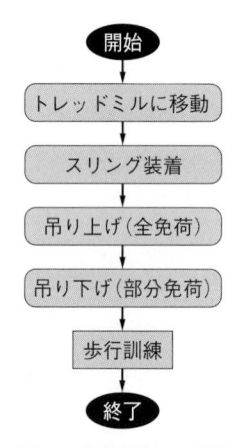

図3. 歩行訓練の手順

チェーンホイスト（吊り上げ機）をやぐら上部に設置しました。吊り上げる力を計測するため、荷重変換器に連結したセンサーインターフェースを用いて吊り上げ量を実時間でパソコン画面に表示させました（図2）。対象者に装着する吊り具は、歩行時の体幹の横ブレや車いすからの吊り上げを考慮して、両側に設置したガイド、上下に動くⅡ型バーに歩行スリングを取り付ける方式をとりました。対象者に合わせて4点吊り歩行吊り具と2点吊り腋下吊り具を用意しました。歩行時に爪先が引っかかる場合や足の振り出しが弱い場合には、ゴム張力を利用した歩行補助装置（下肢振り出しアシスト）をトレッドミル前方に設置しました。

歩行訓練の手順は、対象者をトレッドミル上に誘導し、立位姿勢を確保できたら素早く車いすを後方に移動して吊り具を装着します。吊り上げ装置で、足底がトレッドミルから浮くように身体を吊り上げた状態にした後、徐々に吊り下げて体重が加わるようにします。この場合、体調と歩容および精神的な緊張状態が緩和された状態を見極めて、対象者に合わせて体重の量や歩行速度を設定します。次に、トレッドミルを動かして歩行訓練が開始されます（図3）。歩行運動のメニューは、脈拍計と運動の感覚的な強度を数字による尺度でとらえる自覚的運動強度 RPE（Rating of Perceived Exertion）を手がかりとしました。

② 結果および考察

　従来の歩行訓練は、理学療法士が介助または監視して平行棒や装具および歩行器、杖などを用いた方法で行っています。しかし、訓練時間などの制約があり、連続的な運動による歩行が困難なため患者さんの能力を引き出した訓練法として有効かどうか疑問が残ります。吊り上げ装置付きトレッドミルは、歩行学習に有効であり、転倒の危険がないため連続した負荷をかけることができます。その結果、歩行機能を再び形成する作用を引き出し、心肺機能や筋力の増強や持久力を高めるのに適しています。また、異常歩行などの観察が容易であり、患者さんに合わせて吊り上げを調整できます。対象者に対する語りかけや音楽などによって精神的ストレスが低くなり、訓練効果が高まります。

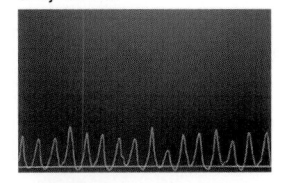

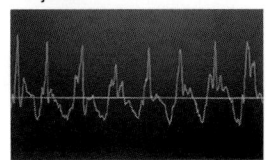

図4. 免荷量の典型例

　一般に用いられる吊り上げ方法は空気圧、油圧、おもり、電気などの種類があります。一次試作では、体重を除去するように作用するおもりを利用したカウンターバランス方式を試みました。しかし、歩行状態により瞬時に体重増減（免荷量）するため調整ができないなどの問題が生じました。そこで、操作性と起動性に優れているチェーンホイスト（最大吊り荷重：200 kgf）を吊り上げ装置に用いる構造としました。この結果、免荷量の操作部の調整がトレッドミルの速度制御部に隣接可能となりました。このため、歩行状態に対応した速度と免荷量の操作がモニター画面の出力波形で確認でき、免荷量、歩行速度および距離が数値として表示されるので訓練の成果が具体的に患者さんに反映されます（図4）。また、側方からの歩容が支柱によって隠れないように、やぐら型構造の支柱を2本並列に組み上げました。さらに鏡による歩容や免荷量の変化をモニター画面による視覚情報として用いることで対象者自身が歩行状態を的確に把握することが可能となりました。2003年6月末まで44名の患者さんに対して、延べ2,600回の歩行訓練を実施しました。その結果、歩行機能の向上から自宅での生活が意欲的になり、会社へ復帰した複数の対象者がいます。

（小山憲路、元田英一）

【文　献】
1) Wernig A, Muller S：Laufband locomotion with body weight support improved walking in persons with severe spinal cord injuries. Praplegia 30：229-238, 1992.
2) Dietz V, Colombo G, Jenson L：Locomotion activity in spinal man. Lancet 344：1260-1263, 1994.

REHABILITATION TECHNOLOGY

10. 職業前作業療法と人間工学的援助

●●● はじめに

上肢切断者に対する職業前訓練の援助経験を通して、人間工学的な視点をもって援助することの重要性が確認できました。ここでは具体的な援助内容を紹介しながら説明をします。

① 症例の紹介

27歳男性、職業は電鉄会社車両整備士、職務内容は電車のブレーキ部品の整備です。

職務中の受傷（電撃症）で、左上腕切断、右示指・中指切断、左腓骨神経麻痺となりました。主に義手の基本操作を習得し日常生活動作の自立度を拡大する目的でリハビリテーションを進め、これがほぼ確立した時点で現職復帰の希望があり、具体的援助を進めることになりました。

② 現職復帰への課題と対策

現職復帰に必要な条件として最も重要な職務遂行能力を高めるために作業療法室に模擬的作業現場を設定しました（図1）。症例の職務内容は、主に電車のブレーキ部品の解体洗浄を行うメンテナンス作業で、立位作業中心で各種工具を使用します。両手動作が多く、上肢・手指機能の高いスキルが求められるものです。主に現職の工程分析と作業姿勢評価から、①作業に適した義手を選択すること、②作業台、いすなどの作業環境を整備すること、③スキル向上のための適切な工具類の選択と改良を行うこと、④新たなデバイスを作製・提供すること、が必要であると確認されました。

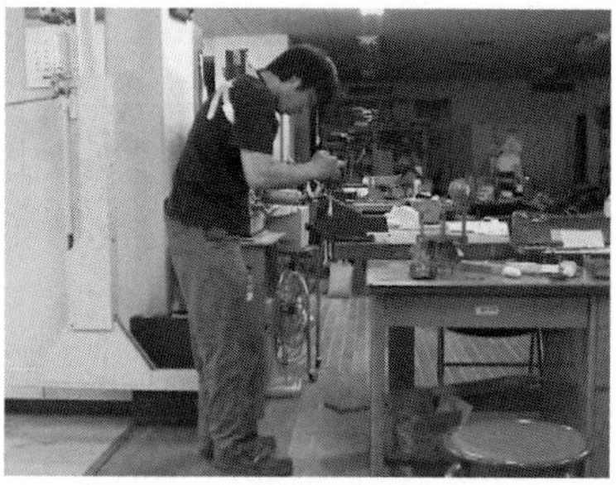

図1. 模擬的作業現場

[1] 義手の選択

作業姿勢評価の結果、訓練用義手（仮義手）装着時の作業では、一部の立位両手動作において腰背部への負担が大きいと推察される不良姿勢が確認されました（図2）。不良姿勢は主に、①義手の正中線までのリーチが不足すること、②手先具の可動性に制限があること、などに起因し、これらの制限を代償する形で出現していました。この問題に対し、作業用義手作製時に、

①肘離断用ターンテーブル付き継手を採用し、上腕部に内外旋機能をもたせ、正中線付近での作業を容易にする(図3)、②クイックチェンジリスト(手先具の把持角度を自由にするために前腕の回内外機能をもたせた手継手)の採用で多様な角度設定を可能にする(図4)、という2点で解決を図りました。

[2] 作業環境の調整

作業工程分析と作業姿勢評価の結果、工程によって作業台の高さを変えた方がよいことが確認できました。高さ調整付き作業台の適応があることを指導しました(図5)。

[3] 工具の選択と改良

症例は右示指・中指の切断があり、このため右手の巧緻的運動と強い把持力を必要とする工程について、スキル低下が生じていました。柄の太い工具の選択や用具の改良を行いました(図6)。

[4] 新たなデバイスの提供

手指の欠損のある右手と左の義手による両手動作では、対象物を強く固定しながら行う作業や重量物を運搬するなどの作業が困難でした。それぞれに適した新たなデバイスを作製し改善しました(図7)。

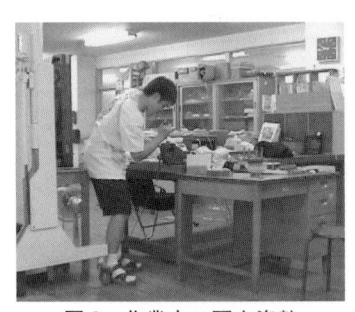

図2. 作業中の不良姿勢 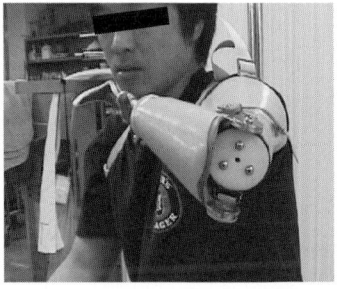　図3. ターンテーブル付き肘継手 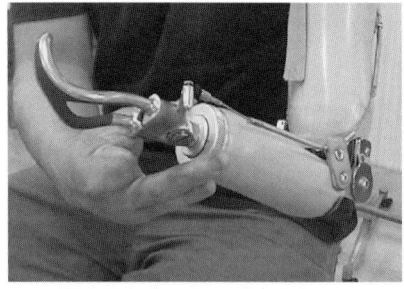　図4. クイックチェンジリスト

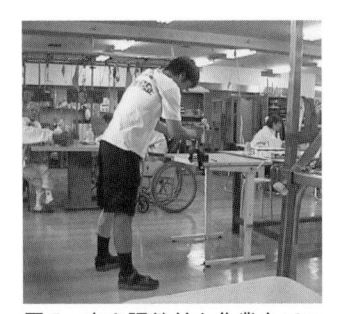

図5. 高さ調整付き作業台での作業 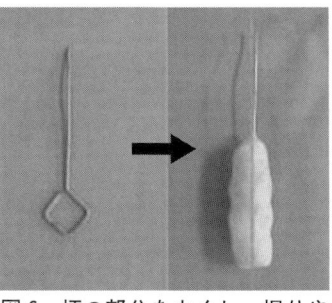　図6. 柄の部分を太くし、握りやすく改良 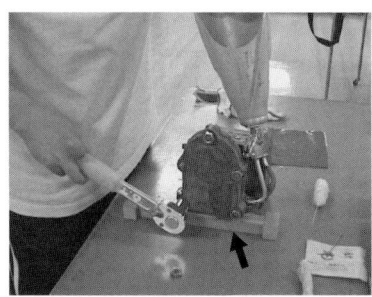　図7. 対象物を安定させるための木製の棒

これらの援助の結果、リハビリテーション終了後、症例は現職に復帰しました。

●●●**おわりに**
　職業復帰を援助する時、職務遂行能力の獲得を目指しますが、詳細な工程分析や人間工学的な視点からの作業姿勢評価によって、より確実で安定性の高い作業能力が得られます。
　人間工学的な視点をもった評価と援助の重要性が確認できました。

（山中武彦）

REHABILITATION TECHNOLOGY

11. 下肢交互屈伸器の開発

　脊髄損傷による不全対麻痺、不全四肢麻痺などの下肢の筋再教育にはさまざまな方法が施行されています。その中には、筋力低下が著明であったり、痙性が強いため自動運動ができない症例があります。その場合に適応となる訓練機器の必要性を感じていました。

　この機器の構造は、幅34cm・全長94cmのフレーム内のレールを左右一対のブーツが滑走するものです。重量は約9.5kgです。左右のブーツを紐と滑車で連結することで、一側のブーツの動きが対側のブーツの動きに干渉します。背臥位で両下肢にブーツを装着して使用します。一側の下肢が伸展すると対側の下肢が屈曲します（図1）。

　自動運動がまったくできず、従来の訓練機器を使用しても介助運動さえできない場合には、電気刺激装置と併用します。両膝伸筋に電極を装着し、一側に通電する時は対側は休止するように電気刺激装置を設定します。通電により筋を収縮させ、下肢を伸展させることが十分にできなければ、補助紐を引いて対側下肢を屈曲させます（図2）。

　このように対側下肢の動きや補助紐を利用できる特性により、自動運動が少し可能になりましたが、従来の方法では独力で下肢の運動が困難な症例には、電気刺激装置なしでの使用も可能です。下肢の運動機能が改善すれば、それに応じて訓練方法を変更すればよいのです。

　なお、伸筋痙性が強い場合、使用中に身体とこの機器との適切な位置関係が保てないことがあります。その際には付属のバックレストを本体に装着し、長座位で使用することができます（図3）。

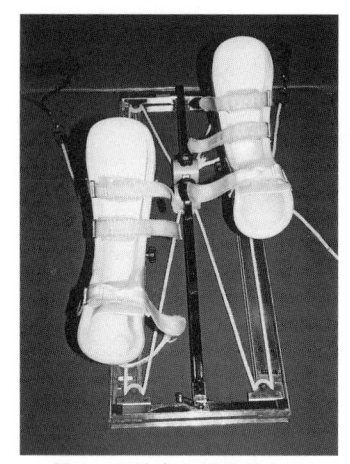

図1. 下肢交互屈伸器本体

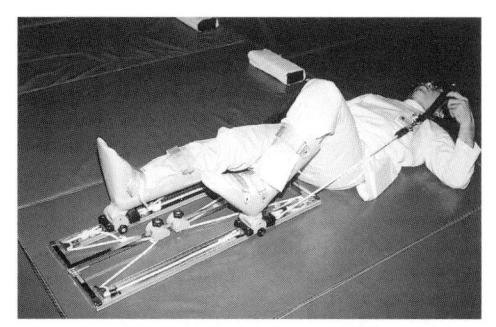

図2. 補助紐を用いた訓練

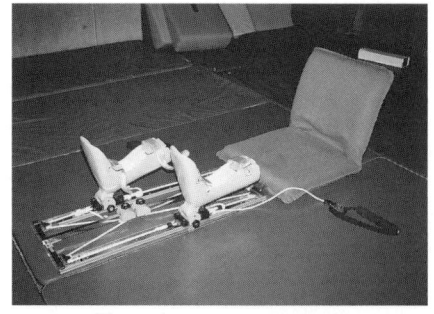

図3. 本体＋バックレスト

（村瀬正男、元田英一）

REHABILITATION TECHNOLOGY

12 車いす走行抵抗可変装置の考案
― 試作例と実用性

●●●はじめに

　車いす駆動能力の低い患者さんに対して、車いすの操作に必要な筋力、持久力や心肺機能を高めることを目的とした車いすの駆動訓練が行われています。この訓練方法は、重しになる砂袋などをロープを介して車いすのクロスバーに結び付け、車いすを動かすことによって発生する重しと床面との摩擦抵抗を利用したものです。中には、ロープをゴムバンドに置き換え、砂袋を引くことで生じる床面との摩擦に変化をつけて行っているところもあります（図1）。この方法は、車いすが前進するにつれてゴムバンドが伸び、砂袋が動き出す摩擦力の限界を超える前に駆動抵抗が加わります。そして、床面と砂袋との摩擦力以上の力が加わった場合に砂袋は堪えられなくなり動き出すことになります。したがって、引っ張っている車いすの方向に対して床面を滑り、その後、床面との摩擦の作用によって停止します。このように、抵抗が加わる状態と加わらない状態をゴムバンドによって繰り返すことになります。しかし、この方法では砂袋の重さが牽引力の目安になりますが、砂袋の材質が布であるため床面のワックスや綿ぼこりなどの影響で滑りやすくなります。特に、車いすを動かすタイミングが速い場合には、一度動き出した砂袋は停止する時間が短くなり連続的な動きとなるため、動き始めの時ほどの力は必要としません。このため、いくら20kgの砂袋を引っ張ったとしても駆動抵抗が小さく、車いすの駆動訓練としての効果が低くなります。簡便な解決策として、砂袋と床面とが接している表面にゴム材を塗り付ける方法や砂袋にアメゴム素材のゴムを巻き付ける工夫などが考えられます。

　リハビリテーション科から車いすの駆動抵抗が変えられる旨の依頼を受け、我々がこの問題の解決にどのように対処したのかを紹介いたします。

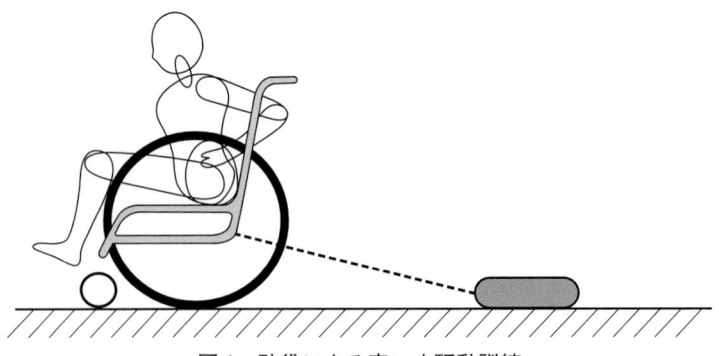

図1. 砂袋による車いす駆動訓練

1 開発のポイント

　訓練がどのように行われているかを観察することから始めました。次に、依頼された条件を満たす設計プランを立てて、実際に使用できる環境や制約などを調べ設計プランを1案、2案と複数用意して、対象となる使用者の従来の駆動訓練の状態を確かめて作業を進めました。
　車いすの駆動抵抗のメカニズムを考えた場合、駆動する側に抵抗が変えられる機構を付けるか、また、リハ訓練で行われている砂袋などを引っ張る方式のように車いすの後方に機構を設置するかを検討しました。
　昔、おもちゃの自動車で、カードを差し込むことによって走行する運転パターンを変えられるものがありました。また、模様をつくり出すパンチカードを用いた編み機などが頭の中でアイデアとしてひらめきました。一般的に、駆動抵抗を導き出すための方式やその駆動源には電気式、機械式、油圧、空気圧を、出力や応答性などを考慮して選択し開発を進める手法がとられます。しかし、入院中の患者さんに対して行われているリハ訓練において、短期間にこのような問題に対処する必要があります。このため、基本として以下の点を考慮して開発を進めました。
　①駆動抵抗は、メンテナスや製作が短期間にできる機械方式とする。
　②駆動抵抗の調整および抵抗パターンの設定が短時間にできる。
　③汎用性にするため、個々の車いすに取り付けられるように砂袋を引っ張る方式とする。
　④屋内外でも使用できるようなデザインとする。

2 製作のポイント

　リハ訓練の期間内に間に合わせる必要があるため、できるだけ手に入りやすい材料と既存の機構を利用することにしました。そこで、従来行われている砂袋を引く車いす駆動訓練を基本としたデザインにしました（図2）。全体の構成は、図3に示すように抵抗を発生させるバンド

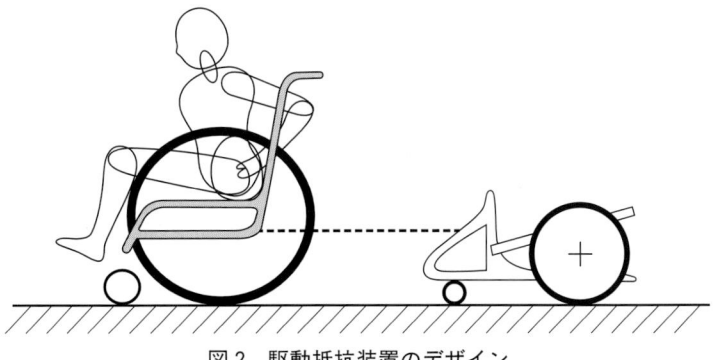

図2．駆動抵抗装置のデザイン

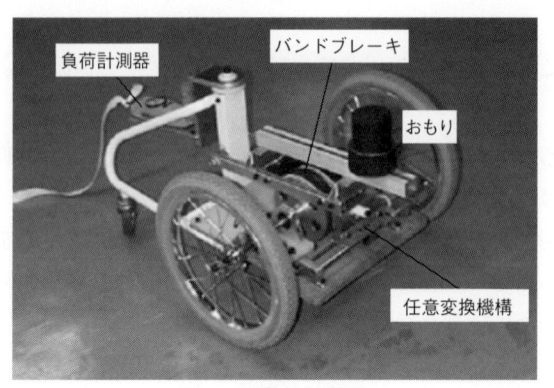

図3. 駆動抵抗装置

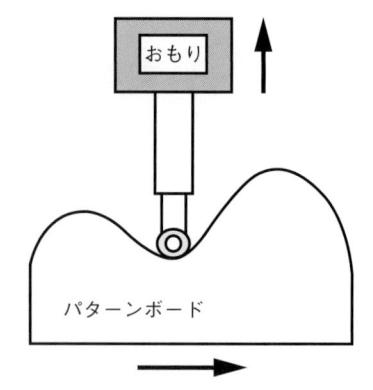

図4. パターンボードを用いた任意変換機構

ブレーキ、抵抗の強さを変えることができる負荷パターンボードを組み合わせた任意変換機構（図4）とその抵抗を計測する計測器から成るような設定にしました。この任意変換機構は、廃棄処分となっていたプリンターのトラクタフィーダを改良しました。また、装置の外形と円筒ドラムも同様にキャスターラックと工作物の表面を削り取る工具である大型ベルトサンダーの円筒ドラム部品を再利用しました。そこで、リハ訓練室の歩行路が周回になっているため、前輪キャスターの動きに追従するように左右に独立した動きをつくり出す後車輪を配置しました。床面にスリップマークがつかないようにグレータイヤ（16インチ）を選び、ゴムタイヤによるブレーキ力の作用と走行時の安定性に配慮した4輪の牽引車としました。

3 駆動抵抗のメカニズム

駆動抵抗は、おもりの位置を移動させて調整できるテコを利用しました（図5）。すなわち、独立した左右の後車輪に連動されている円筒ドラムに対して、ブレーキシューが個々に押しつけられるように配置して、後車輪と床面との摩擦抵抗を発生させることができるバンドブレーキ方式を採用しました。抵抗パターンは、図4に示すように山形パターンをなぞるようにバンドブレーキのガイドレバーは上下に移動するため、その結果、円筒ドラムに対してブレーキシューが押しつけられ駆動抵抗が変化します。すなわち、ガイドレバーがボードパターンの谷に位置した場合はおもりによってバンドブレーキが強く作用し、パターンの山側にきた場合はおもりを持ち上げるように作用するためブレーキ力は減少することになります（図6）。このように、時間を横軸、抵抗の大きさを縦軸とする負荷パターンボードの形状を工夫することで、個々の患者さんに対応した運動プログラムの設定が可能となります。この装置には自動的に初期位置に復帰させるリターン機構を取り付けることが困難であるため、もう1つの機械的な方法でこの問題を解決しました。それはパターンボードの取り付け部に組み込んだバネの力でナットを送りネジに押しつけるものです。したがってパターンボードが移動する場合、ナットと送りネジは連動して動き、このボードが端に移動して動きが停止した場合、送りネジの破損を防ぐためにナットが空回りします。パターンボードを初期位置に戻すには、ガイドレバーを持

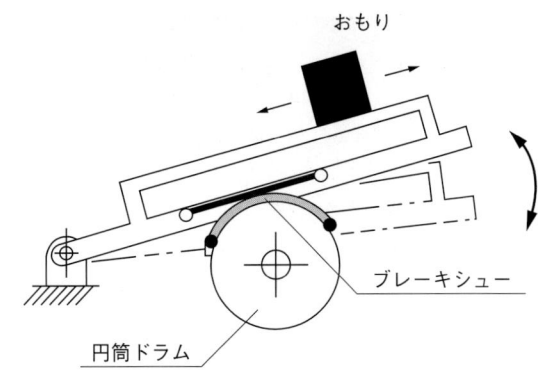

図5. 駆動抵抗を発生させるバンドブレーキ

a：駆動抵抗が小さい状態　　　　　　　　b：駆動抵抗が大きい状態

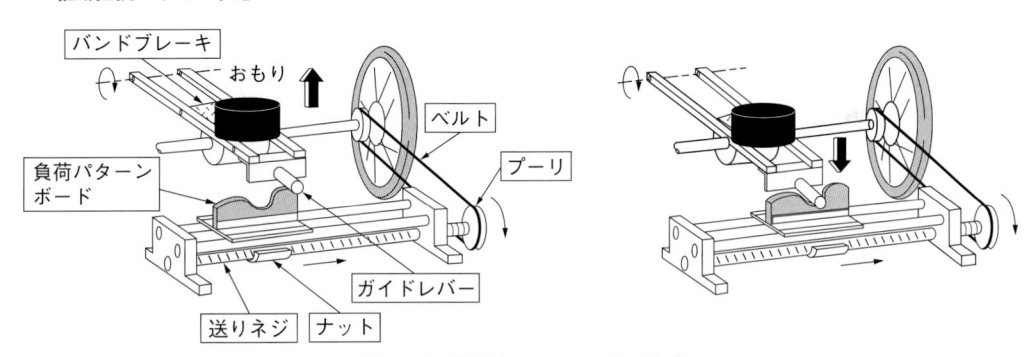

図6. 駆動抵抗のメカニズム構成

ち上げ、次にパターンボードを逆に動かすことで初期状態に戻す操作を行います。

4　臨床評価

　臨床試験でこの装置の動きを観察すると、車いす駆動に伴って後車輪が回転し、プーリとベルトを介して送りネジが回転します。この動きによって任意変換機構である負荷パターンボードが横に移動し、ガイドレバーがこの山形パターンをなぞるように上下に動き、円筒ドラムをブレーキシューが押しつける一連の動きが確認できました。
　そこで車いす駆動訓練に使用し、評価を行いました(図7)。この結果、駆動抵抗を大きくした場合にブレーキシューと円筒ドラムの間でブレーキ鳴きが発生し、蛇行して動きました。また、装置の総重量が軽いために抵抗を強く調整しても期待したほどの牽引力を得ることができませんでした。一方、使用者の評価は、牽引力が変化するため訓練効果が高いという意見でした。しかし、パターンボードには初期状態に戻る機構がつけられていないため、手動による操作をする必要があり、今後の問題として残りました。

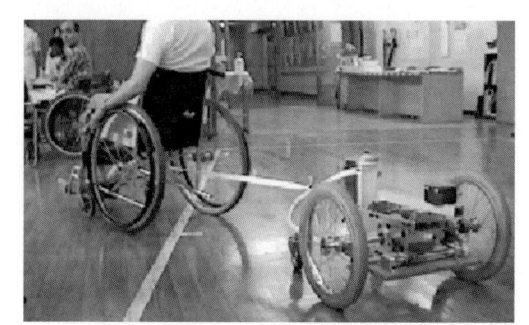

図7. 車いすによる駆動抵抗の訓練

5 問題点の改良

ブレーキ鳴きの発生原因を調べた結果、ブレーキシューの材質であるゴム材に偏りがみられ、片効きの状態になり摩擦による振動が発生していました。この防止策として、ゴム材を自転車のチューブに変更しウレタンシートと組み合わせ、円筒ドラムに対して均一に接するように調整を行いました(図8)。この結果、振動とブレーキ鳴きの現象が少なくなり安定した走行とブレーキ効果を得ることができました。さらに、本装置の重量を増やすことで駆動抵抗の効果を高めることができました。任意変換機構のパターンボードを自動的に初期状態に戻す機構は、おもりによるバンドブレーキ方式を含めて検討する必要があり、今回は時間の制約もあるため改良を断念しました。

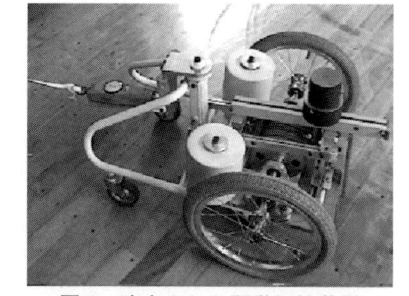

図8. 改良された駆動抵抗装置

6 今後の課題

本装置は、砂袋を用いた牽引方式に対して、転がり摩擦をブレーキによって機械的に操作する方式です。この特徴は、駆動抵抗の強弱や加える時間などの運動プログラムをパターンボードを介して機械的に設定できる負荷装置です。しかし、対象者ごとに運動プログラムを検討し訓練の流れに基づいた負荷パターンボードを製作する必要があります。そこで、障害のレベルや運動能力などの蓄積された情報があるのであれば、それに対応した負荷パターンボードを用意することが可能です。今後は、訓練過程の駆動抵抗や車いす駆動の状態を自動的にパソコンに取り込んでモニターできる装置が望ましいと思われます。

(小山憲路、太田一重、髙見健二、鈴木康雄、隅谷　政)

13 低濃度オゾンを利用した室内脱臭装置の開発 —空気清浄機タイプ（フレッシュケア24）

●●● はじめに

　四肢麻痺を呈し、自分の力では身体をまったく動かすことのできない高位頸髄損傷者では、電動車いすで自立移動できるようになりますが、衣服の着脱や排泄動作などは介助に依存せざるを得ません。神経因性直腸障害を有する脊髄損傷者の排便は、準備動作から後始末動作まで含めると、その所要時間は30分以内から2時間かかる場合まで、個々の身体機能やその日の調子などでさまざまです。病院などでは、本人の尊厳を保ちながら、看護師などの介助で速やかに行われますが、拭い去れないのが「臭い」です。

　この問題については、さまざまな施設で、本人や家族あるいは同室の方々から、脱臭の要望が出されてきていることは周知のとおりです。もちろん、便に臭いがあることが問題なのではなく、臭いを嗅ぎたくない時に、臭いをコントロールできないことが問題なのです。そこで、この問題を解決するため、その第一報として、身体に安全な低濃度オゾンを利用した布団乾燥機型脱臭装置（フレッシュケア）を開発し、排便時の脱臭効果を報告しました（図1）。その後、この低濃度オゾンの脱臭・除菌効果を踏まえ、取り扱いのより容易な空気清浄機型を開発しました。

　この研究の最大の目的は、身体に安全とされている0.1ppm以下の低濃度オゾンを使っての脱臭効果です。この効果については、実験室内でタバコを使った実験と病棟での試用評価を行い、効果を確認し市販化しました。

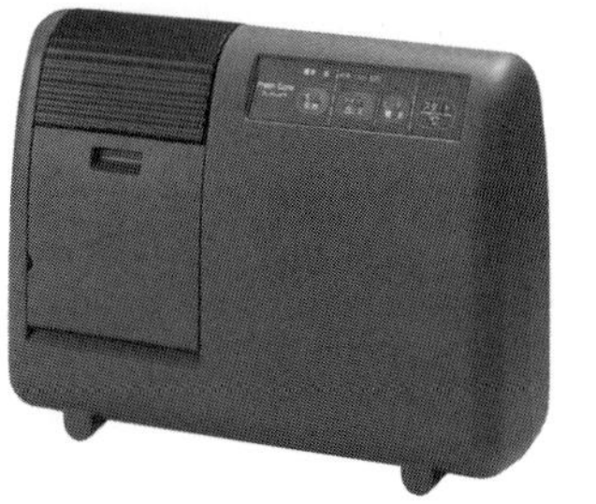

図1．布団乾燥機型脱臭装置（フレッシュケア）

1　研究方法

1．従来のオゾン利用脱臭装置の状況
2．低濃度オゾンを利用した空気清浄機型脱臭装置の開発コンセプトと仕様
3．実験室でのタバコを使った脱臭実験
4．病棟での脱臭効果の主観評価

② 研究結果

[1] 従来のオゾン利用脱臭装置の状況

これまでに市販されているオゾン利用の脱臭装置は、吹き出し口のオゾン濃度を高くして室内の脱臭効果を狙ったもの、あるいは臭いを含んだ空気を吸引して脱臭機内部で比較的高い濃度のオゾンを用いて脱臭し、掃き出し口で活性炭などのフィルターでオゾンを吸着して安全な空気にするタイプのものなどがあります。これらの考え方は、オゾン濃度が低ければ、脱臭効果が得にくいというものです。オゾン濃度が高ければ高いほど、脱臭効果が高いことは周知のとおりですが、身体への影響を考えると人が生活する環境の中に高濃度のオゾンを噴出すべきではありません。オゾン曝露による人体への影響について、濃度による身体への影響の目安を表1に、表2に各国のオゾンの作業環境基準値を示します。従来の脱臭装置では、脱臭機内に入った臭気は消えますが、臭気源が室内にある場合は、臭いは残るのです。

表1. 人体への影響

オゾン(ppm)	作用
0.01～0.02	多少の臭気を覚える(やがて慣れる)
0.1	明らかな臭気があり、鼻や喉に刺激を感ずる
0.2～0.5	3～6時間曝露で視覚が低下する
0.5	明らかに上部気道に刺激を感ずる
1～2	2時間曝露で頭痛・胸部痛・上部気道の渇きと咳が起こり、曝露を繰り返せば慢性中毒にかかる
5～10	脈拍増加・体痛・麻酔症状が現れ、曝露が続けば肺水腫を招く
15～20	小動物は2週間以内に死亡する
50	人間は1時間で生命危険となる

(参考文献2)より引用)

表2. 各国の環境基準

法律・勧告など	基準(ppm)	備考
ICSC[*1]	0.1(0.2 mg/m^3)	天井値 (1996)
米国 EPA	0.12	1時間値 (1979)
米国 OSHA[*2]	0.10	8時間値
米国 FDA	0.05	空気清浄機
米国 ACGIH[*3]	0.1	天井値 (1989)
日本大気汚染防止法	0.12	1時間値 (1968)
日本空気清浄協会	Max 0.1 平均0.05	(1967)
日本天気環境基準	0.06	1時間値 (1973)
日本産業衛生学会	0.1	8時間値 (1963)

*1：International Chemical Safety Cards
*2：Occupational Safety and Health Administration
*3：American Conference of Governmental and Industrial Hygienist

(参考文献2)より引用)

[2] 低濃度オゾンを利用した空気清浄機型脱臭装置の開発コンセプトと仕様

前開発の布団乾燥機型脱臭装置（図1）は、吹き出し口でのオゾン濃度が0.1ppm以下でしたが、排便時に1m離れたところから肛門に向けて放出することで、便臭を少なくすることができました。つまり、低濃度オゾンでもその効果があることを実証したのです。

この効果をさらに向上させ、また実際の使用場面において使用方法を簡略化することを考え、空気清浄機の吹き出し口に、安定して低濃度オゾンを発生することができる装置を装着し、臭気源に向かって0.1ppm以下の低濃度オゾンを含んだ空気を当てて、その空気を空気清浄機のフィルターを通して回収しようと考えました。そのイメージを図2に示します。こうすることで、スイッチを入れておくだけで済むように、かつ脱臭効果の向上を図ったのです。忙しい看護師や介助者の手を煩わせずに脱臭できるのです。

また、オゾン発生装置からは、50万個/cm^3 のマイナスイオンも発生しており、疲労回復を促進し、ストレスを軽減する効果を期待しています。

図3に発生装置の設置状況を、図4にフレッシュケア24の外観、表3に開発した脱臭装置の仕様を示します。

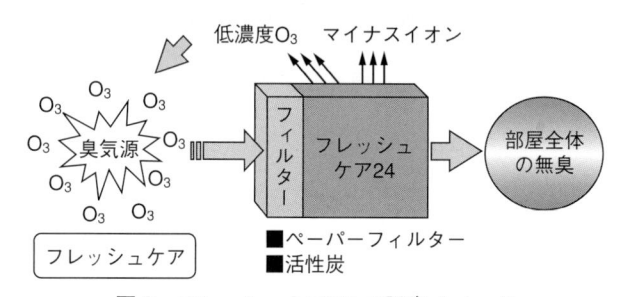

図2. フレッシュケア24の脱臭イメージ

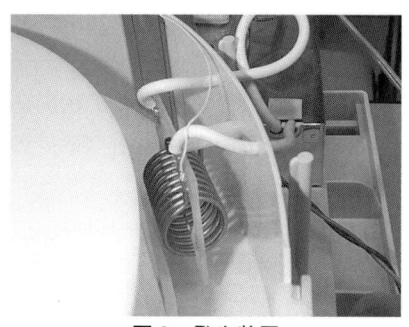

図3. 発生装置

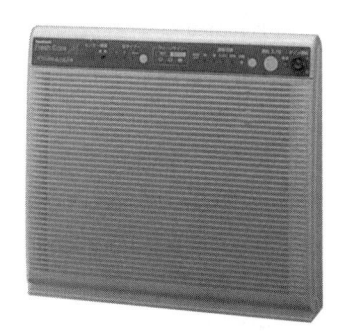

図4. フレッシュケア24

表3. 仕様

型番		FC-24		
電源		100 V(50/60 Hz)		
風量運転	風量調節	強	弱	微弱(静音)
	消費電力	35/40 W	25/26 W	21/20 W
	風量	2.0 m³/分	1.0 m³/分	0.5 m³/分
適用床面積の目安		～約10畳(17 m²)		
オゾン濃度		0.0～0.1 ppm(温度・湿度などの環境条件により変化します。吹き出し口測定)		
コードの長さ		3 m		
外形寸法		幅445×奥行150×高さ392 mm		
製品質量		4.97 kg		

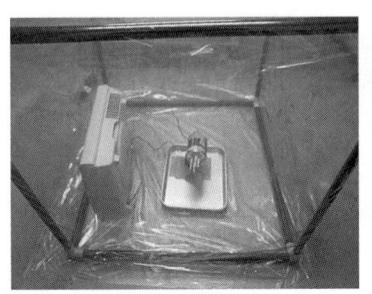

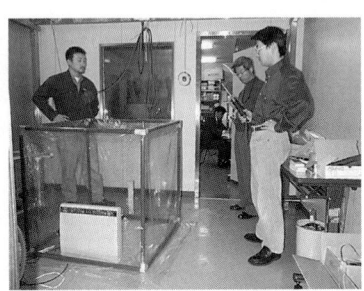

図5-1. タバコ実験　　　図5-2. 1m³の実験状況　　　図5-3. 4m³の実験状況

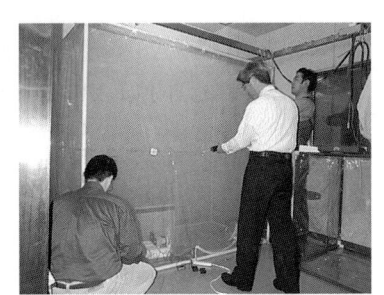

[3] 実験室でのタバコを使った脱臭実験

　温度と湿度をコントロールできる6畳ほどの特殊実験室にて、透明ビニールシートで覆った1m³と4m³の実験箱をつくり、その中で20本のタバコを燃焼させて、空気清浄機のスイッチをリモコンで入れ、箱内のタバコ臭(アンモニアを検知管にて記録)と煙の減少状況などについて、室内温度を20度、湿度を50%にセットして実験を行い記録しました(図5-1)。

　図5-2は1m³における実験状況で、図5-3は4m³における実験状況です。また、アンモニア液を用いて、同様の実験を行いました。記録に用いた検知管の状況を図6-1、6-2に示します。実験では、市販の光触媒を用いた脱臭装置との脱臭効率の比較も行いました。その結果を図7に示します。

　市販の光触媒脱臭装置との比較では、アンモニアの脱臭スピードは約2.5倍でした。タバコ臭に関しては、今回開発した脱臭装置では、135秒後には消臭が完了しましたが、光触媒では600秒後でも30%は残っていました。

[4] 病棟での脱臭効果の主観評価

　総合せき損センター看護部の看護研究の一環として、①布団乾燥機型脱臭装置(フレッシュ

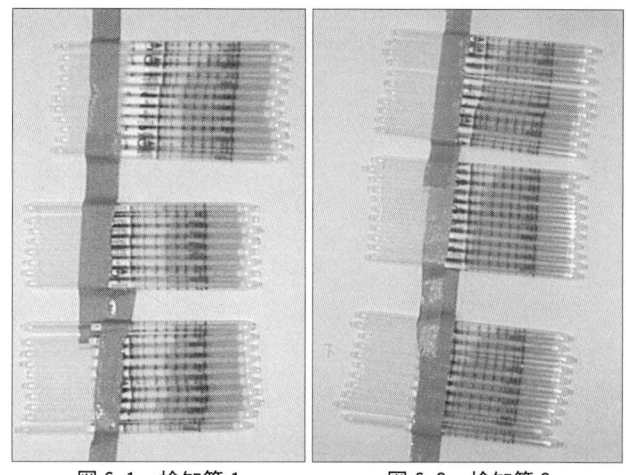

図6-1. 検知管1　　　図6-2. 検知管2

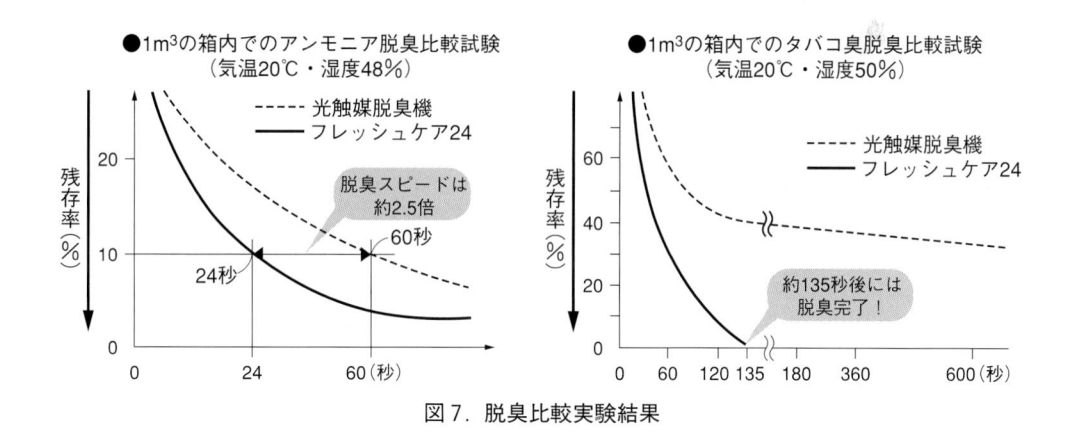

図7. 脱臭比較実験結果

ケア）、②今回開発した空気清浄機型脱臭装置（フレッシュケア24）、③現在試作中の除湿器型脱臭装置、の3タイプを排便時に用いて、排便時の悪臭を脱臭する効果について調査しました。最初は、便臭（インドールやスカトール、アンモニア、硫化水素、揮発性物質）のみをキャッチしてほしいと考え、臭気測定器を用いて室内条件をできる限り一定にして実験を試みましたが、不安定な測定結果しか出なかったため、主観評価について聞き取り調査の方法で実施しました。

ベッド上での排便患者数は30名で、その時の室内条件を表4に示します。約1ヵ月間計測しました。その結果は表5のとおりです。図中の機種の縦枠の番号のAは「効果があった」、Bは「少し効果があった」、Cは「効果がなかった」という項目です。

病棟における患者さんの主観評価の結果は、①のフレッシュケアは、「効果があった」と「少し効果があった」を合わせると79％の評価でした。②の今回開発したフレッシュケア24では、同様の合計では90％の評価でした。③の除湿器型脱臭装置では、65％の評価でした。

表4. 室内条件

項目 \ 機種	①	②	③
室温	22〜24°	20〜25°	20〜26°
湿度	60〜75%	35〜70%	34〜70%
換気扇	on	on	on
窓の状態	閉	閉	閉
設置場所	臀部より1m	部屋の入口	部屋の入口

表5. 病棟での主観評価

機種	対象	本人	Ns	その他	計	割合	総数
①	A	5	5	6	16	70%	23
	B	0	2	0	2	9%	
	C	2	1	1	4	17%	
②	A	6	9	4	19	66%	29
	B	3	3	1	7	24%	
	C	1	0	0	1	3%	
③	A	6	6	3	15	65%	23
	B	0	0	0	0	0	
	C	2	4	0	6	26%	

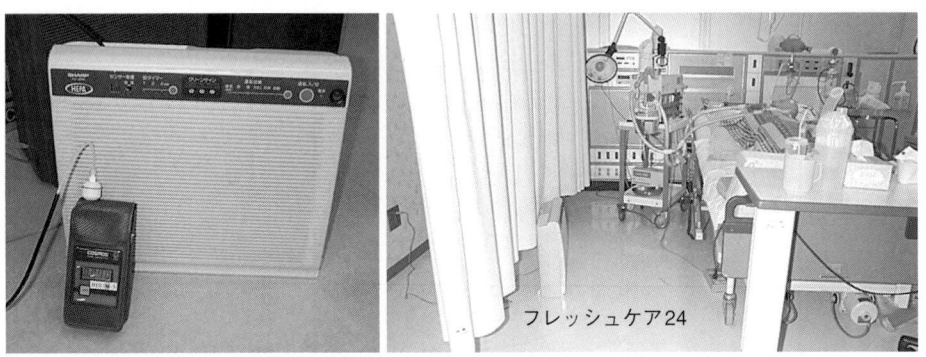

図8-1. オゾン計測

図8-2. ICUでの使用状況

図8-1、8-2に、今回開発した脱臭機の吹き出し口でのオゾン濃度計測の状況と病棟での設置例を示します。

●●● おわりに

　室内における排便時の臭いの問題を解決するため、身体に安全な低濃度オゾン(0.1 ppm以下)を利用した空気清浄機型脱臭装置を開発しました。その効果を確認するため、実験室内にて、タバコの脱臭と煙の除去効率について計測し、かつ病棟の4人部屋における排便時の脱臭効果について主観評価を行いました。その結果、身体に安全とされている0.1 ppm以下の低濃度オゾンを使った空気清浄器型脱臭装置の脱臭効果を確認しました。

（松尾清美、江原喜人、杉光英俊）

【参考文献】
1) 杉光英俊, 上村元子, ほか：線状オゾン発生体の開発とその応用. オゾン学会, 1999.
2) 杉光英俊：オゾンの基礎と応用. 光琳, 東京, 1996.

3) 松尾清美, 杉光英俊, 上村元子, ほか：低濃度オゾンを利用した介護療養環境用多目的脱臭装置の開発. 日本医療・環境オゾン研究会会報, pp 1-6, 1999.
4) 松尾清美, 江原喜人, ほか：低濃度オゾンを利用した排便時の脱臭装置の開発. 第14回リハ工学カンファレンス論文集, pp 369-374, 1999.
5) 永井里見, 小宮山ちはる, ほか：床上排便の看護を考える；脱臭の試み. 看護研究集録, 総合せき損センター看護部, pp 16-20, 2000.

REHABILITATION TECHNOLOGY

14. ズレ防止機能を有した体位変換マットの開発

●●● はじめに

　頭髄損傷や加齢などにより自分で身体を動かせない方が自宅で生活する場合、褥瘡予防のため夜間2～3時間おきに体位変換を行うことは本人および家族にとって精神的にも身体的にも大きな負担となっています。これが心配なために自宅に戻れない方、あるいは自宅に戻っても褥瘡をつくり再入院してくる方が後を絶たないのが現状です。これまでに、自動で体位変換を行う機器も開発されていましたが、体位変換時に身体のズレが生じるなどの問題も多く、実用に堪えるものがありませんでした。そこで、それらの問題点を改善し、使用者および介助者が安心して夜間の睡眠を確保できるズレ防止機能付き褥瘡予防体位変換マットの開発を行いました。

1 基本仕様決定のための検討事項

　10個のエアセルの空気量を制御することで、横になったまま身体を起こしたり、ひねったり、寝返りをしたり、背筋を伸ばしたりといったストレッチ運動を自動的に行う「スイミングベッド21」(㈱オカベ)に着目し、体位変換マットへの応用を検討しました。健常者で安全性を確認した後、頭髄損傷者による試用を行うという手順で、以下の内容を検討しました。

[1] 体位変換方法

　まず、スイミングベッド21のエアセルは表面が硬いため、ウレタン製のマットレスを組み合わせて使用しました。褥瘡予防の体位変換としては、仰臥位と側臥位が行われることが多いことから、仰臥位と左右の側臥位を交互に行うこととしました。体圧分布計測システム(FSAシステム)を用いて体位変換時の体圧分散状況を検討したところ、側臥位時には約30度の角度が必要なこともわかりました(図1)。

[2] 身体のズレ防止方法

　身体のズレを防ぐために、サポート用パッドを用いました。体位変換時にズレが生じやすい部位は、腕、腰部、脚部であったことから、腰部を保持しつつ腕の挟み込みを防ぐ腕・体幹用パッド、脚部のズレを防止する脚部パッドを設置しました。なお、パッド自体のズレを防止するためにマットレスおよびパッドともに、表面が凹凸型のものにしており、設置位置は各個人に合わせて移動することができます。

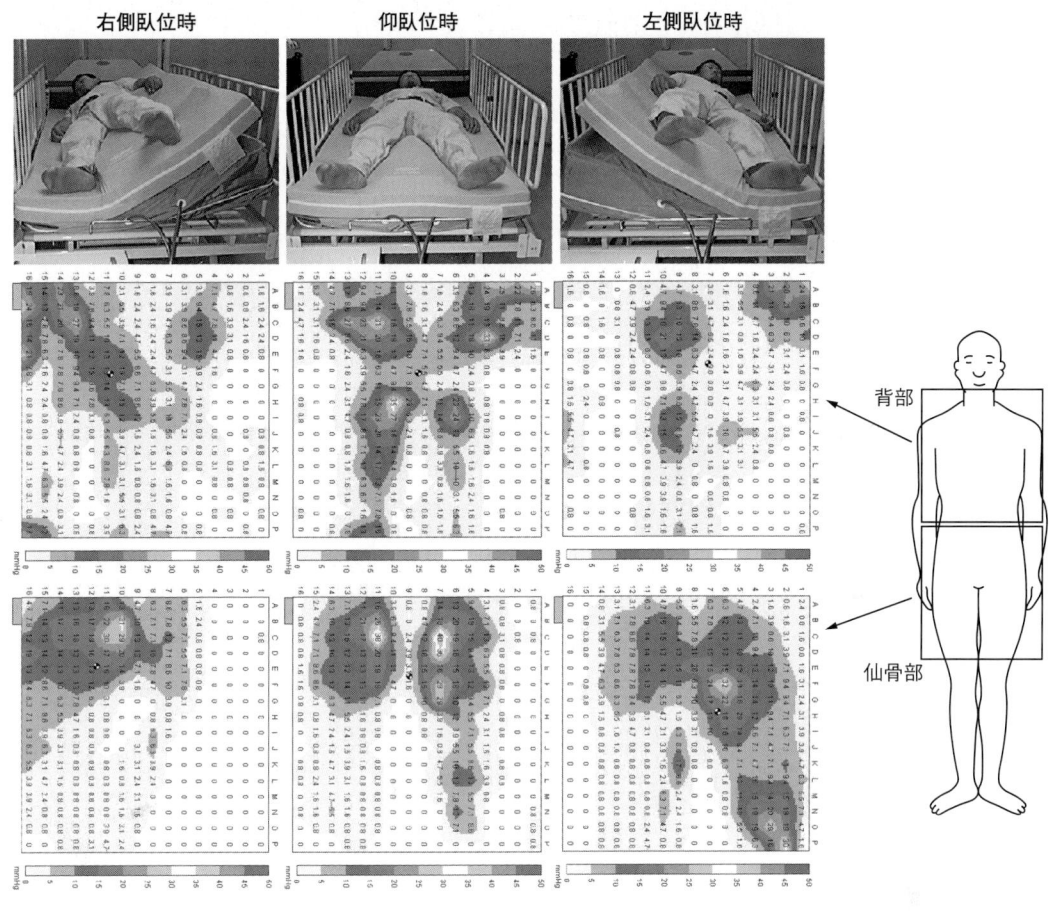

図1．体位変換時の体圧分散状況

2　体位変換マットの構成

　検討内容をもとに体位変換マットは、エアマット部、マットレス部およびコントロールユニット部で構成することにしました（図2）。各部の詳細は以下のとおりに決定しました。

[1]　エアマット部

　縦長の左右2分割のエアセルを内包した構造となっています。ベッドパネル上に設置し、空気を抜いた状態が仰臥位となります。この状態で、ベッドの背上げ機能は通常どおり使用することができます。内部エアセルの空気量を変化させることによって仰臥位から左右の側臥位へと体位変換を行います。約30度の角度が確保できることを考慮し、厚みは150 mmとしています。

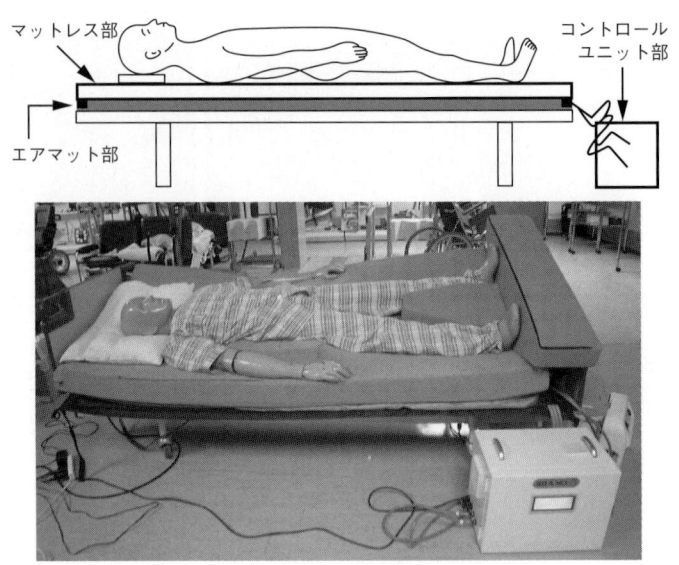

図2. 体位変換マットの構成と全体風景

[2] マットレス部

　すべてウレタン製で、ベース部、体幹支持と腕の挟み込みを防止する腕・体幹用パッド、脚部のズレ防止用の脚部パッド、それに尖足防止用パッドで構成されます。
　収尿器を使用する際、尿が逆流しないようにチューブをペニス先端から下方に向けられるようにベース部の足もと中央部をくり抜いた形状とし、チューブをその部分に這わせ、上から脚部ズレ防止パッドで押さえて固定できるようにするため、ベース部の形状を工夫しています。

[3] コントロールユニット部

　エアマットの空気量調整を行うユニットです。本体部分は、ベッド下に収納できるようにできる限り小さくするため、パネル部分を独立させています。パネルは、本人が動作状況を確認できる場所に設置することができます。操作はタッチパネル式で、誤動作防止のため2秒程度の長押しで反応するようにしています。体位変換姿勢の継続時間は、0分および20～999分の間で任意に設定可能で、どの姿勢から開始するかも選ぶことができます。タッチパネル以外にも、使用者が大型押しボタンスイッチなどで操作できるように、外部スイッチの接続端子も備えています。

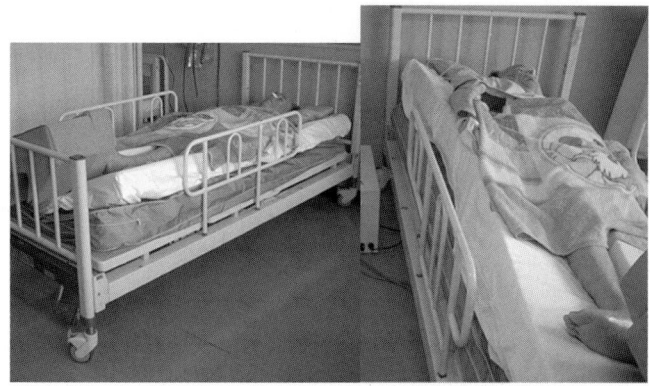

図3．病室での体位変換マット使用状況

③ 使用状況

[1] 病院における使用例（図3）

　使用者はがんにより自分自身で身体を動かすことが困難な66歳の男性で、食事の時に座位姿勢になる以外は、臥位で過ごされていました。仰臥位と左右の側臥位を2時間おきに繰り返しながら、1日中連続的に体位変換マットを使用しましたが、使用開始1週間ほどで、仙骨部周辺の皮膚が赤くなり始めました。今回は、仙骨部周辺のみに厚さ30 mmの低反発フォームを敷き、かつ剪断方向の力による皮膚のズレを解消するために数時間おきに仙骨部を少し浮かせる処置を行いながら体位変換マットを使用し続けたところ、皮膚の状況はよくなっていきました。

[2] 在宅における使用例

　対象者は、54歳男性のC4レベル頸髄損傷者でした。日中は、仕事のためチンコントロール式の電動車いすで外出されていました。就寝前にベッドに上がり、翌朝までの間、使用されていました。ベッドに上がってしばらくは20分、入眠前に2時間おきの設定にしていました。この方の場合は、特に問題なく使用されていました。

④ まとめ

　体位変換中は、身体の大きなズレは生じないものの、皮膚とマットレス間に剪断方向の力が生じています。低反発フォームは非常に柔らかく追従性がよいため、皮膚表面に生じる剪断方向へのズレをある程度吸収したことが考えられます。今後、このような剪断方向への力を評価する方法を確立し、マットレスの種類や使用方法などについて改善していく必要があると考え

ます。

　今回の例では、従来行われていた看護師による体位変換に比べ、身体への接触や大きな動作、局所的な圧迫が少なく、身体的に楽になったという評価も頂いています。それに伴い、以前は行っていなかったテレビ操作を自分で行うようになった、などご家族も非常に喜ばれていました。この種の重度障害者を対象とした機器は、それぞれの身体状況や使用方法に応じた細かな対応や配慮が必要とされるため、今後も多くの方に評価頂き、広く使用して頂けるものになるよう今後も研究、改良を行っていきたいと考えます。

（江原喜人）

【参考文献】

1) 江原喜人, 松尾清美, ほか：ずれ防止機能付き褥瘡予防体位変換マットの開発. 第15回リハ工学カンファレンス講演論文集, pp 169-172, 2000.
2) 江原喜人, 松尾清美, ほか：ずれ防止機能付き褥瘡予防体位変換マットの開発；その2. 第16回リハ工学カンファレンス講演論文集, pp 581-584, 2001.
3) 江原喜人, 松尾清美, ほか：ずれ防止機能付き褥瘡予防体位変換マットの在宅・施設における使用評価. 第17回リハ工学カンファレンス講演論文集, pp 141-144, 2002.

IV 身辺動作関係機器

REHABILITATION TECHNOLOGY

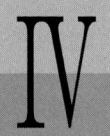

REHABILITATION TECHNOLOGY

1. 女性脊髄損傷者の導尿時に使用する照明付きミラーの製作

●●●はじめに

　中部労災病院リハビリテーション科では従来より脊髄損傷者が車いす上で導尿を行う際に使用するミラーの固定器具を作製し提供してきました（図1）。退院後の行動範囲の拡大に伴い、外出先での導尿の機会が増えた女性脊髄損傷者から身障者用トイレの照明の暗さに苦労していることを聞き、照明付きミラーの製作を労災リハビリテーション工学センターに依頼しました。

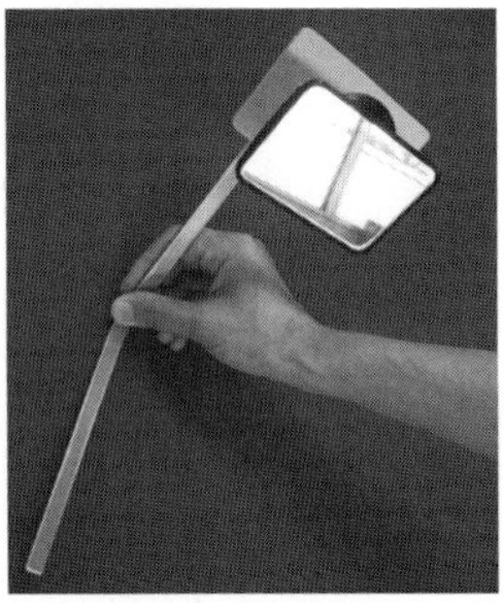

図1．従来より作製していたミラーの固定器具

1　車いす上での導尿について

　女性脊髄損傷者が導尿を行う場合、知覚麻痺があるためミラーを見て尿道口を確認することが必要となります。車いす上で導尿を行う際には、両大腿を広げるために臀部を車いすの前方にずらします。導尿に伴う動作はいずれも両手動作であり、ミラーは手を使用せずに、固定しなければなりません。両大腿の間、車いすの前方にミラーを置く必要があるのですが、外出先では必ずしも置く場所が確保できるわけではありません。ミラーの固定に工夫が必要になってきます。

2　従来より作製し提供していたミラーの固定器具

　図1に示すように、アルミ製の棒とプラスチックの板をボルトで固定したベースにカーショップなどで市販されているバニティミラー（吸盤が付いており、ミラーの角度調節がボールジョイントでできるもの）を接着固定しています。

3　照明付きミラー（モデル1）

　図2に示すように、バニティミラーの裏側にフレキシブル管（瞬間湯沸かし器などに用いられているもの）を固定し、その先端に小型懐中電灯を取り付けています。懐中電灯とフレキシブル管の接合部は熱可塑性プラスチック（スプリントなどの製作用）を使用しています。小型懐

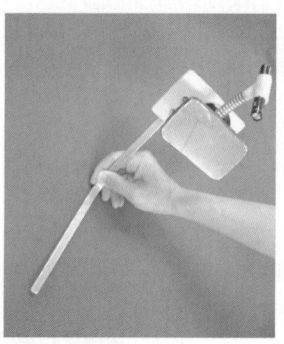

図2．照明付きミラー（モデル1）　図3．照明付きミラー（モデル1、スイッチ改造）

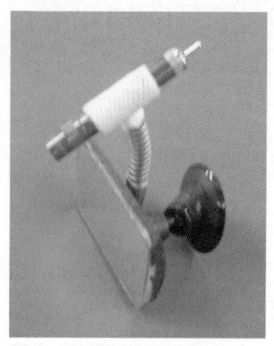

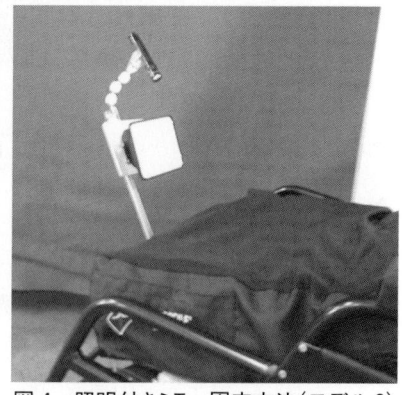

図4．照明付きミラー固定方法（モデル2）

中電灯は単4電池1個入りで、キャップを回すことでON・OFFができるものです。
　図3は上肢障害を伴いキャップを回すことができないケースに対して、労災リハビリテーション工学センターでレバー型のスイッチに改造したものです。

4　照明付きミラー（モデル2）

　モデル1のタイプは、ミラーを分解してフレキシブル管を取り付けるため作製手順が煩雑です。図4に示すモデル2のタイプは、ミラー固定用プラスチック板にメモクリップを取り付け、もう一方のクリップに懐中電灯を挟みました。使用したメモクリップは両端に物が挟めるクリップが付いており、クリップの間が数個のプラスチック製ボールジョイントで連結されており、角度調節ができるものです（100円ショップで購入）。

5　使用方法

　図4に示すように、アルミ製の棒を車いすのシートとクッションの間に差し込んで使用します（体重がかかっているので器具は安定して固定されています）。両大腿の間にミラーを設置し尿道口が確認できるようにミラーと照明の角度調節をします。持ち運ぶ際にはコンパクトにするためクリップをプラスチック板から外します。

●●●おわりに
　身障者用トイレの設置数は増加していますが、そこで導尿という行為がなされていることを知る設置者は少ないでしょう。導尿に適した環境が整うにはいまだ時間を要すると思われます。安価で簡単に製作できる道具の提供で外出時の導尿に関する心配が減少し、外出の機会が増えることを望んでいます。

（前田朋子、髙見健二）

REHABILITATION TECHNOLOGY

2. 頸髄損傷者が使用する箸の工夫

●●● はじめに

　頸髄損傷者は、手の麻痺による日常生活の不自由さを補うために、さまざまな自助具を利用しています。中でも食事動作は、ユニバーサルカフ（図1）に食べやすい角度に合わせて曲げたスプーンやフォークを差し込んだものを手に装着するなどの方法（図2）を利用して、より早期から自立可能となりやすい動作です。しかし、日本の食文化の特徴の1つである箸操作においては、手指での細かいつまみ動作が必要となります。このために、手指の機能が失われている頸髄損傷者にとっては、使用のニーズが高いものの、現在市販されている箸の自助具では使用困難なことが多いのが現状です。

　そこで今回、担当した患者さんからの「箸でご飯が食べたい」という言葉をきっかけに、箸にそれぞれ2つの違った工夫を加えて箸自助具を作製してみました。ここでは箸自助具について、および箸動作が可能となった症例の経過を含め紹介したいと思います。

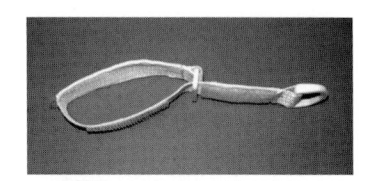

図1. ユニバーサルカフ

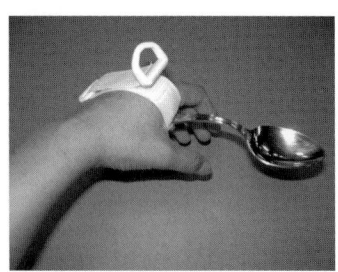

図2. ユニバーサルカフにスプーンを差し込む

1　市販の箸自助具の種類

[1]　ピンセット（クリップ）様箸（図3）

　2本の箸がバネやピンでつながっているもので、先端で食物を挟む際にクロスしないようになっています。

[2]　グリップ付き箸（図4）

　把持しやすいように配慮されたグリップが2本の箸と一体になっているもので、ピンセット様箸と同様、食物を挟む際クロスしないようになっています。商品によっては、右手用、左手用があるものもあります。

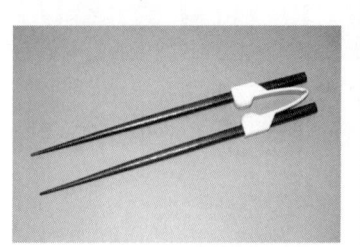

図3．ピンセット様箸（楽々箸）
（青芳製作所社製）

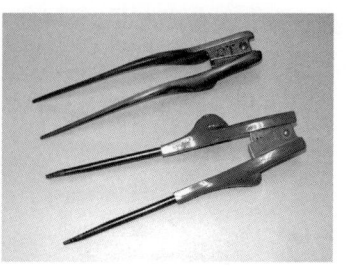

図4．グリップ付き箸（上：箸の助、下：箸蔵くん）（ウインド～風～社製）

2 市販の箸自助具の問題点

①バネの力の調節が困難です。
→Ｃ６、Ｃ７残存頸髄損傷者の場合、テノデーシス握り（手関節を背屈した時、手指が屈曲することで物をつまむ作用、図5）を利用して母指と示指の握りやつまみ動作を行います。この動作の場合、手関節を背屈する力が強い方は使用可能ですが、力が弱い方の使用は困難です。

②母指と示指で箸をしっかり固定できる部分がありません。
→母指と示指での固定がうまくできていないと、テノデーシス握りによるつまみ動作の作用をうまく利用することができません。

これらの問題点を改善するために、2症例に箸自助具を試作し、良好な成績が得られましたので紹介します。

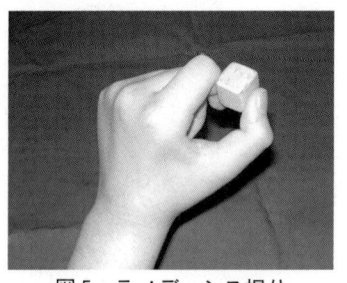

図5．テノデーシス握り

3 症例①

[1] Ｃ６残存頸髄損傷者 Ｏさん（20歳、男性）

❶ 手の機能

左利き。握力・ピンチ力０kg。テノデーシス握りにより、つまみ動作が可能です。手関節を背屈する力は２kg、掌屈する力は１kgの重錘バンドを手に巻いて、それを持ち上げることができるぐらいの筋力があります。

❷ 食事動作

ご飯・おかず類の場合は、ユニバーサルカフにスプーンを差し込む方法で自立しています。麺類は、スプーンをフォークに取り替えて摂食しています。

❸ 箸動作

　市販のグリップ付き箸を使って、実際に 1 cm の立方体をつまむ動作を行ってみたところ、つまむ前は母指と示指で箸を保持できましたが、いざ立方体をつまもうとしたら、指から箸が離れてしまい、箸を落としてしまいました。単独の箸動作においても、バネの力が強過ぎて、箸先を閉じることができませんでした。

[2] 改良ポイント

①大きな力を要しなくても、箸でのつまみ動作が可能となるようにしました。
②箸を母指と示指できちんと固定できるようにしました。

[3] 使用材料

・アクアプラスト®：T 1/16（1.6 MM、Smith & Nephew 社製）

[4] 作成方法

　市販のピンセット様箸を参考に、アクアプラスト®を 70～75℃ の湯に浸け軟らかくした後、ピンセット部分を形づくります。この時、静止状態で箸の先端が閉じているようにします。また、箸の先端がクロスするのを防ぐ部分もつくっておきます（図6）。最後に、母指と示指を入れて箸を固定できる部分をつくって完成です（図7）。

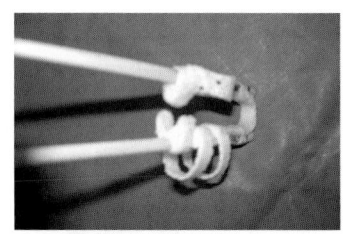

図6．箸の先端がクロスするのを防ぐ部分の工夫

[5] 使用方法（図8、9）

　物をつまもうとする時に、手関節を掌屈させて箸を開き、つまんで物を口へ運ぶ時、手関節を背屈させることで、箸でのつまみ動作を行います。静止状態で箸の先端が完全に閉じている点が、市販の箸自助具と異なります。

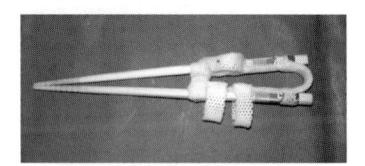

図7．症例①の箸完成図

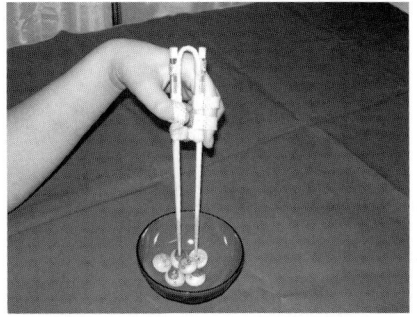

図8．物をつまもうとする時

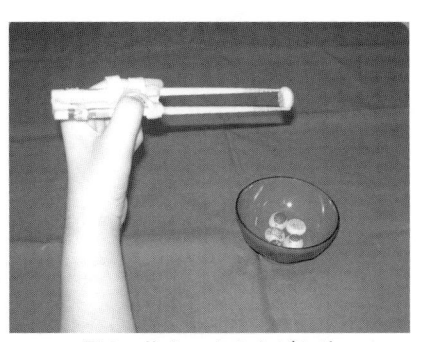

図9．物をつまみ上げた時

[6] 利点

静止状態で箸の先端が閉じているため、弱い力（手関節を自然に背屈するだけの力）で物をつまみ上げることが可能となります。

[7] 欠点

患者さんの手に合うように形づくるため、できあがりまでに、かなりの時間を要してしまいます（バネとなる部分の強さ加減についても何度も調整が必要となります）。

4 症例②

[1] Ｃ６残存頸髄損傷者Ｙさん（39歳、男性）

❶ 手の機能

右利き。握力・ピンチ力０kg。テノデーシス握りにより、つまみ動作が可能です。手関節を背屈する力は0.5 kg、掌屈する力は0.25 kgの重錘バンドを手に巻いて、それを持ち上げることができるぐらいの筋力です。症例①と比べると、手関節を背屈する筋力は弱いといえます。

❷ 食事動作

症例①と同様にユニバーサルカフを利用する方法で自立しています。

❸ 箸動作

症例①と同様でした。

[2] 改良ポイント

①箸のバネの強さを調節することができるようにしました。
②箸を母指と示指できちんと固定できるようにしました。

[3] 使用材料

・レストンフォームラバー®（EPTスポンジゴム製、㈱日本アビリティーズ社）
・ピアノ線（1.6〜1.8 mm）
・輪ゴム

[4] 作成方法

箸の上から約１cm下の部分に１ヵ所、そこから約４cm下の部分に２ヵ所、ちょうど母指と示指を添える部分に、穴の間隔が指の幅となるように計６ヵ所穴を空けます。穴の大きさは、ピアノ線の直径よりも少し大きいぐらいの穴とします（図10）。次に上の穴の部分に、フォームラバーを小さく円柱状に切ったものが箸と箸の間にくるように置き、ピアノ線を通して

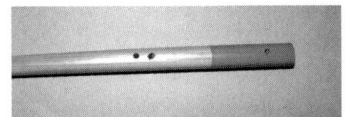

図10. 穴を空ける 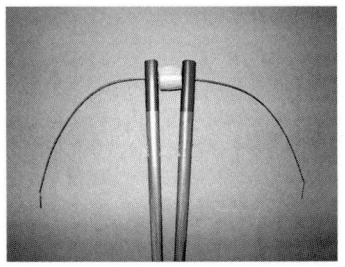　　図11. ピアノ線を通す（上部分） 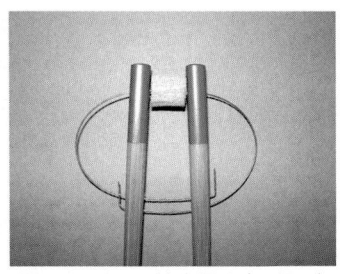　　図12. ピアノ線を通す（下部分）

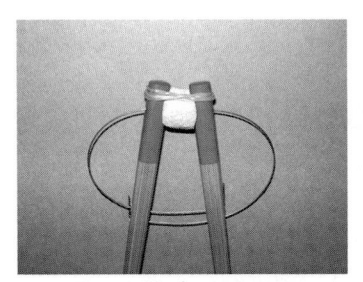

図13. 輪ゴムで留める 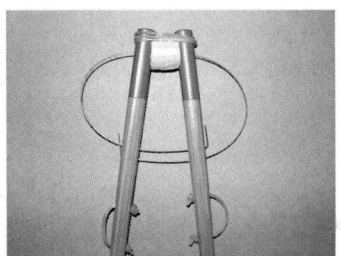　　図14. 症例②の箸完成図

いきます（図11）。そして、ピアノ線が円状になるように下の穴に通します。ピアノ線の先は、箸がいっぱいに開いた状態で止まるように、箸と平行に折り曲げます（図12）。最後に箸の上の部分を輪ゴムで止め（図13）、母指と示指を添える部分の穴にもゴムを通し、指を固定する穴をつくって完成です（図14）。

[5] 使用方法（図15）

母指と示指を固定するためのゴム穴に、それぞれ指を通します。後はテノデーシス握りを利用して、手関節を背屈する力で箸のつまみ動作を行います。

[6] 利点

・輪ゴムをかける強さによって、箸のバネの強さの度合を調節することができます（手関節を背屈する力の度合によって調節することができます）。
・母指と示指を箸に固定する部分にゴムを使用しているため、フィット感があります。

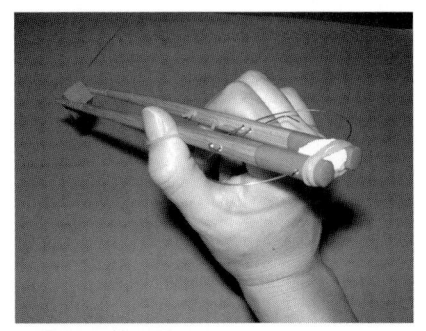

[7] 欠点

・作製に慣れてしまえば、短時間で作製できますが、実際に箸が使用可能となるまでに、やはり時間を要してしまいます（特に、母指と示指を箸に

図15. 箸で積み木をつまんだところ

固定する部分の位置の調整に時間を要します）。
・母指と示指の固定部分のゴムを強くし過ぎると、指の圧迫を招いてしまうことがあるため、注意が必要です。

⑤ 今後の作製における課題

　どちらの箸においても、各症例の手や機能に合わせて作製しているので、市販のものより実用的なものとなっていますが、その反面、作製に若干の時間が必要でした。また、市販のものと比べ、製品の耐久性が少し低く、部分的に壊れてしまって手直しが必要となったり、調整を要することも何度かありました。
　これらのことから、箸自助具の作製においては、
　①作製時間の短縮
　②使用部品（耐久性のある部品への変更）
　③つくり方（工学的な原理にも視点を向けて）
などの点についての考察が必要と思われます。

●●●おわりに

　今回、2種類の箸を作製してみて、改めて箸操作が手指の細かい動作を必要とするものであることを実感するとともに、その作製の難しさがよくわかりました。また、作製していく段階で、使用者である患者さんの意見を聞き入れながら一緒になって考えることが重要であることもわかりました。箸の作製後、患者さんより「やっぱり、箸で物を食べると、食べた気がするね」とか、「外食する時、ほかの人と同じように箸で食べられてよかった」という言葉を頂くことができました。個々の患者さんの障害に合わせて箸自助具を工夫し作製することは有益なことだと思います。

（植手加奈子）

REHABILITATION TECHNOLOGY

3. 脊髄損傷者がお茶を飲む際の逆流防止装置

　中部労災病院では、脊髄損傷のレベルに合わせて、飲水スタンドを入院時に作製して使用しています。ブレスコール使用者には、口元ですぐにブレスコールが使用でき、お茶の飲水が可能なように作製しています。そのほか、お茶飲みホースにハンガー・S字フックなどを取り付け、ベット柵に掛けることで、お茶の飲用を常時可能にしています。

　しかし、口元での飲水スタンド（図1）では、飲水した後ホース内のお茶をいったん吹いて水筒に戻さないとお茶がホースより垂れ続けるため、顔や衣類を濡らし、利用者に不快感がありました。そのため、飲水ホース先端に逆流防止装置（図2-1～3）を取り付けることで、お茶がホースより垂れることがなくなりました（図3）。

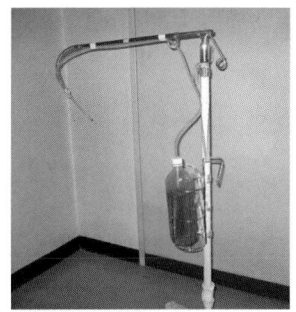

図1．飲水スタンド

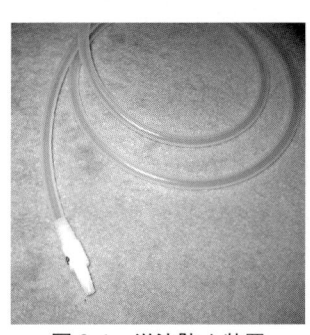

図2-1．逆流防止装置

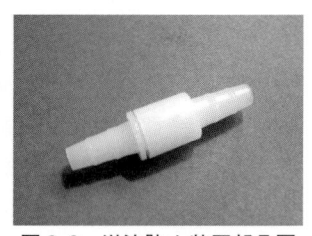

図2-2．逆流防止装置部品図

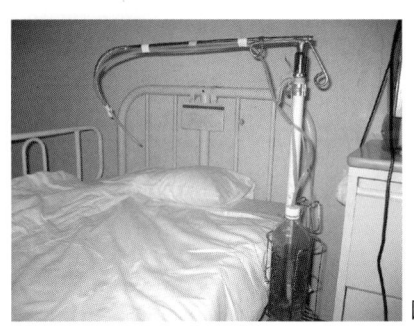

図2-3．逆流防止装置部品分解図
中央の丸い部品はゴム製弁です。

図3．飲水スタンド設置例

● ワンポイント
- 部品名：ナルゲンチェックバルブ（PE製）ゴム製弁付き
- 特　長：真空で逆流防止に便利。簡単に分解でき、洗浄に便利
- 仕　様：適用チューブ内径6～9mm
  当病院ではシリコンチューブを使用しています。

（堀　香代子、太田一重、髙見健二、小山憲路、隅谷　政）

4. 口腔ケア用品の開発

●●● はじめに

口腔ケアは、①快適な食生活の確保、②口腔疾患の予防・改善、③ADL（日常生活動作）・QOL（生活の質）の改善・向上、④誤嚥による呼吸器疾患の予防・改善、につながります。

特に要介護者への口腔ケアは介護者の技術や環境にその成果が左右され、中でも視野の確保と照明の重要性はいうまでもないことです。しかし好条件のもとでのケアは少なく、悪条件下で行わなければならないことが多いのが現実です。結果的に食物残渣や歯垢・痰などの滞留が生じ、納得いく口腔ケアを行うことが難しく介護者として不満の残るところでもあります。

私たちはベッドサイドで口腔ケアを行っている看護師の声をもとに問題点を抽出してみました（アンケート289名中262名より回答）。要約すると以下の4点に集約することができました。

①患者さんが口を開いてくれない
②口の中がよく見えない
③歯ブラシが届きにくい部位がある
④汚物をうまく口の外に出せない

これらのうち②、③の問題については十分な照明が得られれば改善されるものであり（図1）、④については歯ブラシにより掻き出される残渣や歯垢を吸引すれば解決されることより、照明付き歯ブラシ・照明付きデンタルミラー・吸引付き歯ブラシを考案、開発しましたので紹介します。

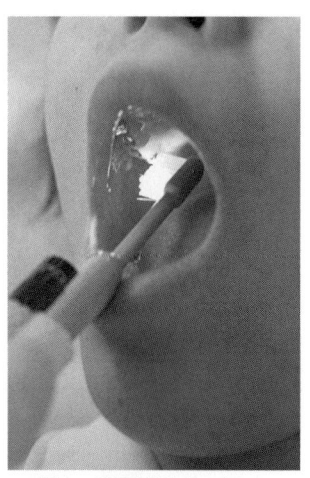

図1．照明付き歯ブラシ

1　照明付き歯ブラシ

介護者による口腔ケアの手技の多くはペン型ライト・懐中電灯などを片手に持ち、もう一方の手で歯ブラシ・トゥースウェッテ®・綿花を巻いたペアンなどを持って残渣や歯垢・痰などの除去を行っています。この手法の欠点は視野の確保を行いつつ同時に視野を照らす操作を行わねばならないため、視野の確保に追われ十分な照明が得られにくいことです。

そこで歯ブラシに照明を付けることで、両手を使っていた作業を片手で行えるようにし、空いた手で視野の確保を行えばよりケアが容易になるとの発想のもと、試行錯誤の末、介護者用歯ブラシとペン型ライト（いずれも市販品）を組み合わせた使用しやすいコードレスの照明付き歯ブラシの装置を考案しました。

[1] 製作方法

❶ 材料（図2）
- アクアプラスト®（5cm×7cm）
- 歯ブラシ（ライオン社製：デントエラック541S）
- ペン型ライト（今回の試作ではマグライト使用）

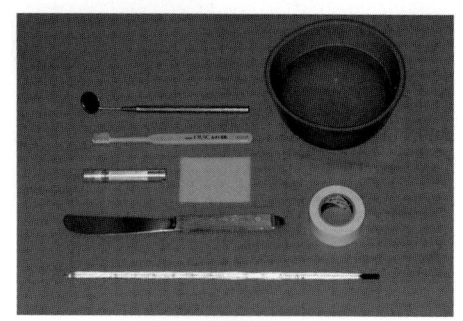

図2．準備するもの

❷ 用具（図2）
- スパチュラ（千枚通しなど）、温度計、ボウル（直径10cm以上）、70℃の湯、ビニールテープ、ハサミ

❸ 操作手順

①アクアプラスト®を5cm×7cmの大きさにハサミで切り取っておきます。

②ペン型ライトと歯ブラシをビニールテープで仮固定します。この時アクアプラスト®が被らないように7cmほどの間隔を空けて、ペン型ライト上下部分で固定します（図3）。

③70℃の湯を用意します（70℃以上になると軟らかくなり過ぎ、それ以下では軟化しにくく作業が困難となります）。

④アクアプラスト®の短い方の一辺を手に持ち2/3を湯に浸けます（図4、テープ・グローブなどに付着すると外れにくく変形してしまうので注意）。

⑤湯へ浸ける時間は10〜20秒程度です。軟化してくるとその部分が透明になってきます（長く浸け過ぎると軟らかくなり過ぎて作業しにくくなるので注意）。

⑥アクアプラスト®をいったん湯から取り出し、テープで固定した歯ブラシとペン型ライトに巻き付けます。その際にアクアプラスト®がテープに付かないように注意してください（テープにアクアプラスト®が付いてしまうと外すのが困難となります）。作業時間は15秒くらいです（図5）。

⑦軟化したアクアプラスト®の巻き付けが2/3終わったら、軟らかいうちに残りの1/3を湯に浸け軟化させ全体を圧接します（図6）。この時スパチュラなどを使い歯ブラシとペン型ライトとの間にも、アクアプラスト®が沿うよう圧接します（図7）。しっかりと圧接しないと緩みやすくなるので注意してください。

⑧アクアプラスト®が硬化してくると乳白色から透明に変化します。しっかり硬化させるため流水下で冷やします（図8、ペン型ライトに水をかけ過ぎると故障の原因になります）。

［使用材料の説明］
- アクアプラスト（Aquaplast−T）：低温域熱可塑性プラスチック、Smith & Nephew社製
  規格：46×61、厚さ1.6mm、穴あき　　値段：16,000円
- 購入希望など製品に関する問い合わせ先
  労災リハビリテーション工学センター
  　電話：052-652-5831（髙見まで）　　FAX：052-652-6275

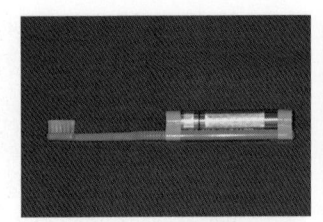

図3. テープで固定 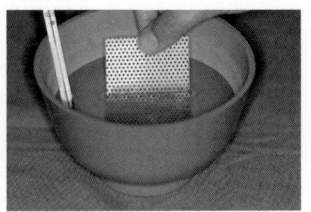　　　図4. 70℃の湯で軟化 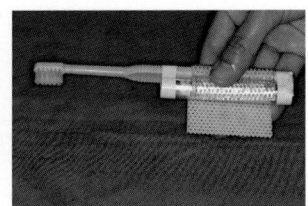　　　図5. テープに付かないよう巻き付ける

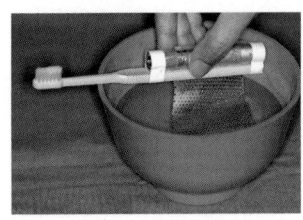

図6. 残り1/3を巻き付ける 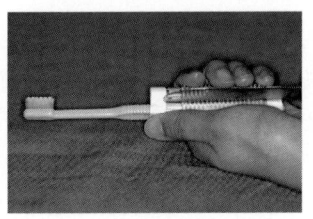　　図7. スパチュラで圧接 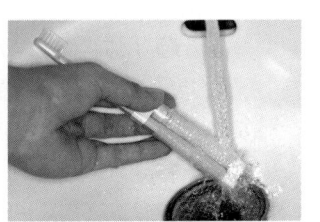　　図8. 流水下にて冷やす

⑨完全硬化を待ちテープを除去します。その後歯ブラシとペン型ライトをそれぞれ引き抜いて仕上げます(図9)。出し入れを確認し緩いようであれば、歯ブラシとペン型ライトを戻してから、もう一度湯に短時間浸け圧接し直します(ホルダーに歯ブラシの名前をマジックで記入しておくと便利です)。

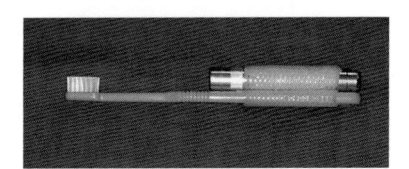

図9. 完全硬化後にテープ除去

❹ 消毒方法

薬液消毒のみ可、過熱による消毒やオートクレーブは不可です。

[2] 使用方法

歯ブラシ・ペン型ライトをホルダーにセットし位置を調整します。次に歯ブラシの毛先にペン型ライトの焦点を合わせれば完了です。口腔内に歯ブラシを入れる時、見たいところに照明が当たるよう角度を工夫してご使用ください。

② 照明付きデンタルミラー(図10)

歯科領域では口腔内の観察にデンタルミラーは欠かせません。またベッドサイドでの患者さんの口腔内の観察時には照明が不可欠であり、両方が片手で行えるのであれば効果的です。そこで照明付き歯ブラシの応用として照明付きデンタルミラーを作製しました。この照明の付いたミラーは、既に商品化されているものがありますが、今回作製したものの特徴は、診療室で日常使用しているデンタルミラーがそのまま使え、その都度簡単に交換ができることです。照明とミラーが一体型のものではないため簡単にミラー交換ができ、また専用のミラーを購入す

る必要もないため経済的です。

[1] 製作方法

歯ブラシをデンタルミラーに換えて、照明付き歯ブラシと同様の方法で製作しました。

[2] 使用方法

デンタルミラー・ペン型ライトをホルダーにセットします。照明の焦点をデンタルミラーに合わせてご使用ください。鏡部分のみを手のひらまたは患者さんの口腔内で体温近くの温度に温めてから使用しますと、口腔内に入れた時曇りにくく見やすくなります。

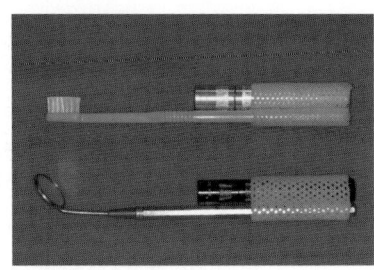

図10. 照明付き歯ブラシ・照明付きデンタルミラー

3 吸引付き歯ブラシ

アンケート結果で、汚物をうまく口の外に出せないという回答がありました。そこでベッドサイドで汚物などを吸引しながらブラッシングができれば効果的と考え試作しました。

[1] 製作方法

❶ 材料（図11）
・歯ブラシ（GUM 222）
・吸引用カテーテル（今回 14 Fr 使用）
・ビニールテープ

❷ 用具（図11）
・切削用具一式（歯科用エンジンまたは電気ドリル）、ハサミ、プライヤーなど

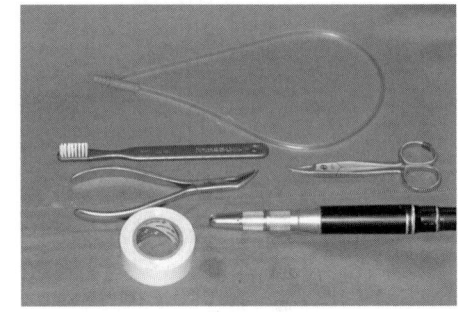

図11. 準備するもの

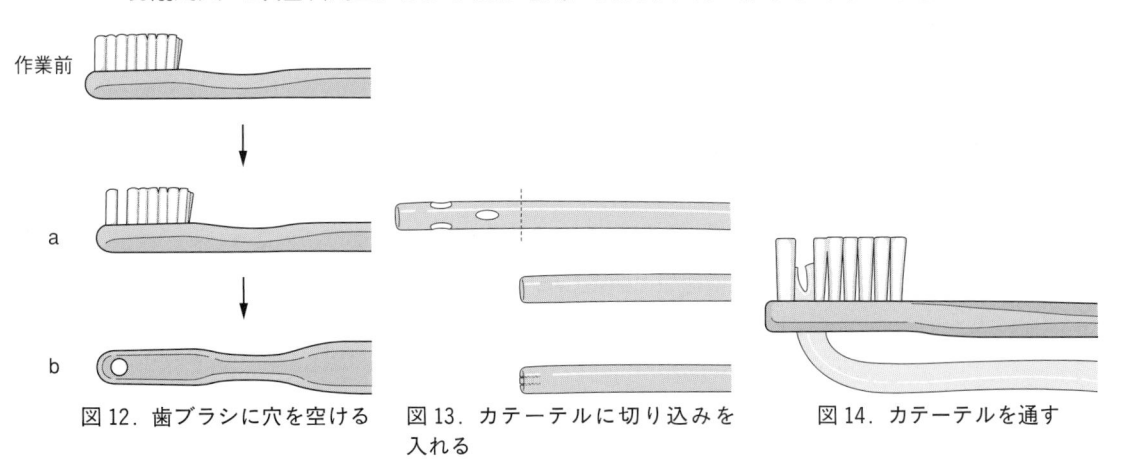

図12. 歯ブラシに穴を空ける
図13. カテーテルに切り込みを入れる
図14. カテーテルを通す

❸ 操作手順
　①使用したい歯ブラシのナイロン毛部分の先端一列を残してカテーテルを通す部分の毛を数束プライヤーで抜き取ります(図12-a)。
　②抜き取った部分にチューブを通すための穴を開けます(図12-b)。穴の大きさはチューブの外形よりやや狭くします(今回は約4 mm)。
　③カテーテルの先端部分の側孔から先の部分を切り取ります。その後、先端に2 mmくらいの切り込みを6ヵ所くらい入れます(図13)。

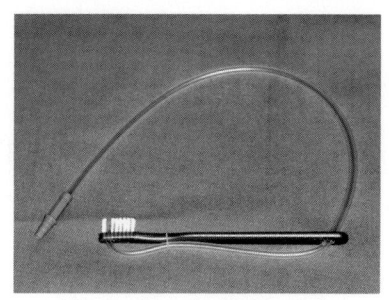

図15．テープで固定し完成

　④切り込みを入れたカテーテルを歯ブラシに空けた穴に通します(図14)。通したカテーテルは毛の先端から4 mmくらいの所で固定します(カテーテルを少し温め軟らかくすると通しやすいです)。
　⑤柄の部分で歯ブラシとカテーテルをビニールテープで固定します(図15)。

[2] 使用方法

　ベッドサイドの吸引器に吸引付き歯ブラシをつなぎます。汚物を吸引しながら口腔ケアを進めていきます。口腔内が乾燥している場合は口腔内を湿らせながら行うと効果的です(ワンポイント参照)。

● ワンポイント　口腔ケア時のチェックポイント

　今回の口腔ケア用品を使用して口腔ケアを行う場合、始めに吸引付き歯ブラシを使用します。磨きながら食物残渣・歯垢・痰などの汚物を吸引していきます。この時、水・茶・生理食塩水・イソジン溶液・水歯磨き剤の薄めた液などをシリンジに用意し、口腔内を洗い流しながら、同時に吸引付き歯ブラシで吸引していきますと患者さんの苦痛が少なくより多くの汚れを落すことができます。その後、以下の点に注意して照明付きデンタルミラーで確認し、照明付き歯ブラシで残った汚れを取り除くようにします。短時間で要領よくケアすることができ、大変効果的です。
・上下左右の奥歯の外側・内側
・上前歯の裏側
・特に歯と歯肉の境界や歯の間
・口蓋と舌

　またベッドサイドで口腔ケアを行う場合、座位または側臥位が望ましく、片側麻痺がある場合、健側を下にして行うと誤嚥しにくいでしょう。

4 使用結果

照明付き歯ブラシ試作品を実際に病棟看護師に使用してもらいモニター調査しました。17名中14名から役に立ったとの回答を得ることができました。具体的には、
・明るくてよく見えるので口腔内が観察しやすかった
・今までのケアに比べ、見えなかったところが見えるようになり細かいところのケアができるようになった
・夜間などの暗い時でも明るくて見やすく、適切なケアができるのでケア時間の短縮につながった

などの意見を得ることができました。一方、重い、ライトが点けにくい、ライトの焦点がうまく合わなかった、ライトが患者さんの顔に当たる、などの意見もありました。これらは操作の慣れや、患者さんのケア時の閉眼にて解決できるものもありますが、今後の改善点と思われます。総合的には大変好評を得ることができました。

●●● おわりに

照明付き歯ブラシ・照明付きデンタルミラー・吸引付き歯ブラシは要介護者への口腔ケア時に、より質の高いケアを提供できる手助けになることと思います。また、照明付きデンタルミラーはベッドサイドだけでなく、学校検診・企業検診などの照明の不十分な集団検診などにも効果を発揮するものと思われます。介護者による要介護者への口腔ケアが、要介護者にとってより快適かつ適切なものになりますよう、読者の一助になれば幸いです。

(池田眞由美、髙見健二、太田一重、小山憲路、森　真由美、
隅谷　政、佐々木りみ枝、本田みや子、平松千永子)

REHABILITATION TECHNOLOGY

5. 頸髄損傷者が利用するマウススティックの改良

●●● はじめに

　頸髄損傷者にとって、非常に大切な情報伝達手段の1つにパーソナルコンピュータやワードプロセッサがあります。また、インターネットの利用は、社会への窓口となり広く世界とコミュニケートできるようになります。パーソナルコンピュータやワードプロセッサの最も一般的な操作であるキーボード入力補助具としてマウススティックがあります（図1）。これを使用することにより、自分で環境制御装置の操作を行うことができ、直接マウススティックに鉛筆や絵筆を装着することで、趣味の絵画などにも役立てられ、QOLの向上がかなり可能となります。

　上肢の代わりとなるマウススティックは、歯並びへの影響についての考慮、障害レベルによる操作性の工夫など、製作前によく検討する必要があります。

　以下、3種類の機能別マウススティックについて、実際の臨床例をもとに材料、機能構造、使用感も述べていきます。

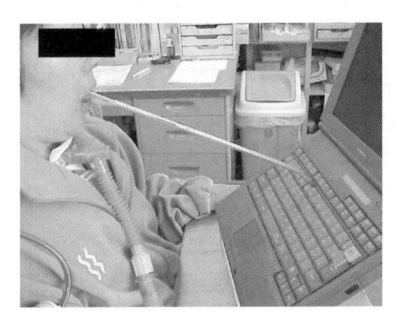

図1. キー入力の様子

1　従来のマウススティックの構造と問題点

　図2の前方は口腔外科受診以前に使用されていたマウススティックです。軽量で長さも問題はありませんが、歯で把持する部分が上顎の歯並び全体を被覆するマウスピースの形状ではありません。歯は1本でも抜けると、隙間を埋めようと傾斜、挺出する性質があり、歯並びが乱れる原因となります。この結果、長期間前歯だけで棒を噛んで作業し続けることにより、歯並びの乱れ、前歯の磨耗、破折の恐れがあります。また、長時間使用の場合、口唇および歯で持続して把持することは、顎の疲労の増進となり、作業中の会話も不自由です。

　障害レベルによっては頭部可動域の限界のため、キーボード入力作業中、スティックの長さ不足となります（図3）。

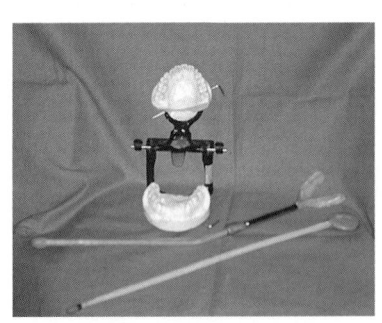

図2. 改良前と改良後のマウススティックおよび歯列模型
手前より順に、当科受診時使用されていたもの、当科にて製作したもの、マウスピース部分を製作するため咬合器に装着された上下顎模型。

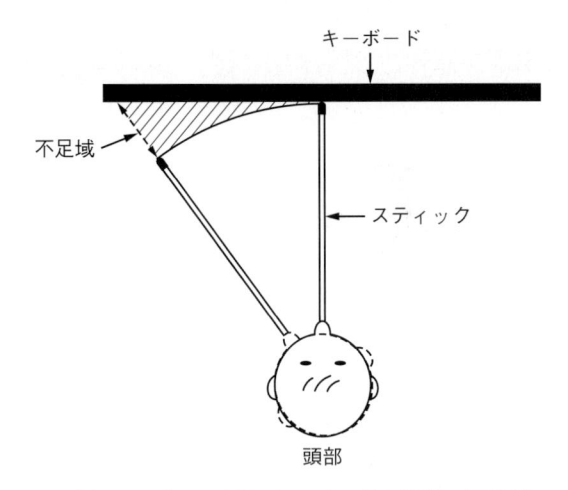

図3. 上方から見たキーボードと頭部の可動域

② 症　例

- 症例①：バイク事故による完全四肢麻痺レベルＣ２の30歳男性です。
- 症例②：自動車事故による完全四肢麻痺レベルＣ３の40歳女性です。
- 症例③：交通事故による完全四肢麻痺レベルＣ４の52歳男性です。

③ マウススティックの製作

[1]　症例①：回転式マウススティック

　症例①の場合、頭部の回旋運動が困難なため、回転式マウススティックとしました。回転が軽過ぎることにより支持する舌が疲れないよう、回転機構に抵抗を与えるため、マウスピース部分とスティック部分にビニールチューブを挟み、ビス留めをしました。材料は、マウスピース部分に歯科用レジン、スティック部分に竹、ジョイント部分に鋳造によるパイプ状の金属床、先端に滑り止めのゴムを用いました。マウスピース部分は上顎の歯並び全体を被覆、装着され、安定しています。マウススティックの根元部分を歯科用レジンにて覆い、舌でスティックの回転操作をしやすい丸い形状にしてあります（図4）。
　マウススティックの全長は41 cm、総重量は35 gです。

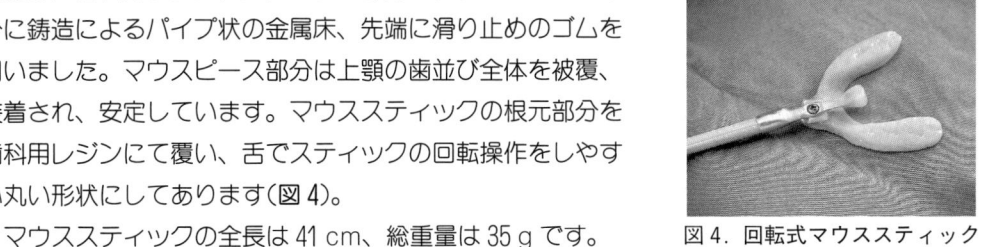

図4. 回転式マウススティック

[2]　症例②：伸縮型マウススティック

　症例②の場合、頭部を前方または横方向に伸ばすことが困難なため、スティック部分は径4 mmと径7 mmの中空アルミ棒を用い（図5）、スプリングを内蔵し（図6）、伸縮型マウスステ

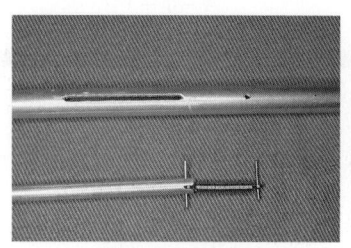

図5. アルミ棒
伸縮するスティック部分を分解したもの。上：径7mm、下：径4mm。

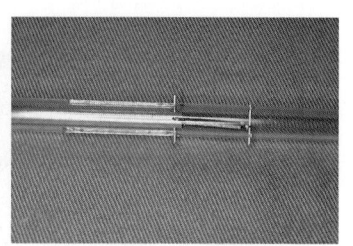

図6. スプリング内蔵
外側、見やすく透明パイプ。

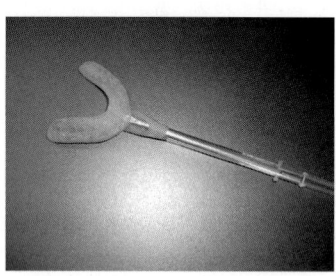

図7. 伸縮型マウススティック

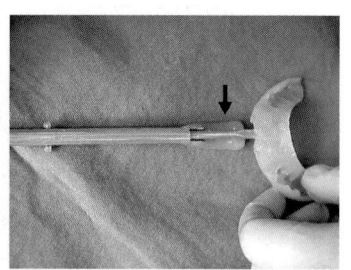

図8. マウススティック伸張部分
矢印の部分を舌で押す。

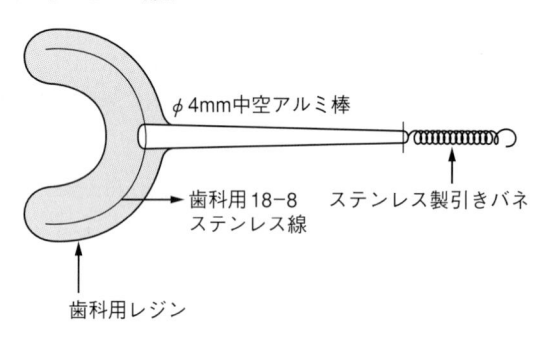

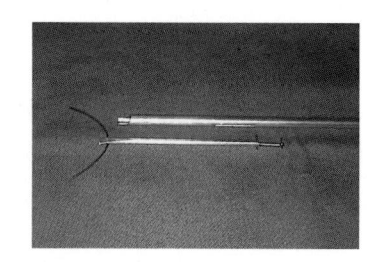

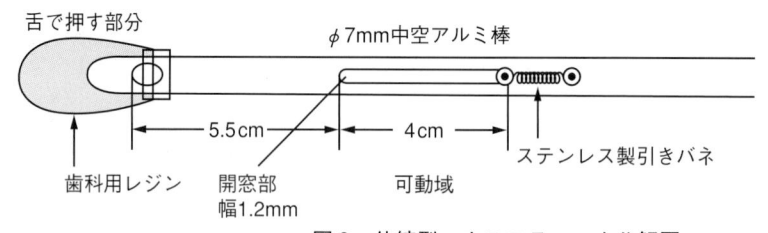

マウスピース部分
- φ4mm中空アルミ棒
- 歯科用18-8ステンレス線
- ステンレス製引きバネ
- 歯科用レジン

スティック部分
- 舌で押す部分
- φ7mm中空アルミ棒
- 歯科用レジン
- 開窓部 幅1.2mm
- 5.5cm
- 4cm 可動域
- ステンレス製引きバネ

図9. 伸縮型マウススティック分解図

ィックを製作しました（図7）。マウスピース部分は上顎固定とし、マウススティックの根元部分を舌で押すことによって（図8）、奥行き方向の可動域を拡大できます。使用したスプリングはステンレス製引きバネで、線径0.25mm、外径3mm、長さ20mmのもの、先端には滑り

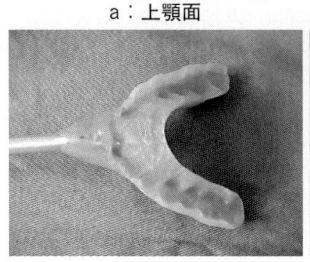

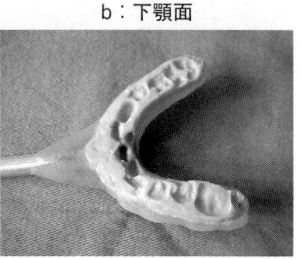

図10. 症例3 マウスピース部分

止めのゴム、マウスピース部分は歯科用レジンを用いました（図9）。

マウススティックの全長は36 cm、スプリングの可動距離は4 cm、重量は31.5 gです。

[3] 症例③：マウスピース部二層構造タイプ

症例③の場合、先端には滑り止めのゴム、スティック部分は、径7 mmの中空アルミ棒を用いました。マウスピース部分は歯科用レジンとシリコンの2重構造にすることにより、噛みしめた時、歯並びに感じる材質の硬さを軽減しました（図10-a、b）。

4 使用結果

3例とも、使用の結果おおむね良好でしたが、いくつかの問題点もありました。

症例1の場合、ジョイント部分を薄くしたことにより、スティック先端に上下のブレがあり、キーボードを押す時に、滑りやすいこともあるという感想でした。

症例2の場合は伸縮性の機能にしたことで届く距離を延長でき、良好でした。

症例3の場合、上顎固定型のため取り外しはコツがいりますが、安定していて顎が疲れないこと、および噛み心地の改善はされました。

●●● おわりに

今回製作した3種類の上下のマウススティックは、精密な歯型を採り製作されたマウスピース部分と軽量で丈夫なスティック部分から成り、上顎全体を被覆、正しい位置に装着されることで、歯および歯並びを保護し装用感のよいものになります。

マウスピース部分に用いたのは歯科材料ですが、スティック部分に使用した中空アルミ棒、スプリングは、市販されているものを利用することにより、製作時間と材料費の節約を図りました。

今後は、マウスピース部分はさらに噛み心地よく軟性があり、かつ耐久性に優れた材料を、スティック部分は、回転機構と伸縮機能を併用したものを検討していきたいと考えます。

（伊藤ゆかり、田中芳則、髙見健二、鈴木英治、池田眞由美）

REHABILITATION TECHNOLOGY

6 ベッド柵へのテレビリモコンスイッチの取り付け —製作事例と実用性

●●●はじめに

　病院生活でベッドにいる時の楽しみの１つにテレビの観賞があります。テレビ観賞ではテレビリモコンを使い、電源の ON/OFF、チャンネルの変更と音の大きさを変えることができます。病院で貸し出されるリモコンは、操作のしやすい大きめの本体に大きなボタンスイッチになっています。そのリモコン操作も四肢麻痺の方には容易にできない場合もあります。そのため、リモコンを手指の触れる範囲に置いて操作ができるようにしています。リモコンの設置は障害の程度によりそれぞれ対応する必要があります。私たちは、リモコン操作のみならず、ベッドのギャッジアップ操作にも影響しないリモコンの固定法について3例を報告します。

1 症例①

　リモコンをベッド柵支柱にガムテープで固定し使用していました(図1)。操作位置・操作性を使用者に聞いたところ、現状の取り付け位置が扱いやすく、数 cm 位置がずれたり向きが変わると使いづらくなるということでした。しかし、床上げのギャッジアップをする際、布団・マットがリモコンに触れるため、ベッド柵を外して対応していました。
　リモコンの位置を変えず、ベッド柵はそのままで、ギャッジアップができるようにするため、ベッド柵にリモコンを取り付ける固定板を製作しました(図2)。
　リモコンは固定板に切り欠きの付いたリングを3つ付け、ベッド柵パイプにはめ込む方法で取り付けました(図3)。取り外しも簡単でリモコンを持って引けば離れます。ベッド柵支柱間にリモコンを固定できるので、ギャッジアップのたびにベッド柵を外す必要がなくなり介助を減らすことができました。

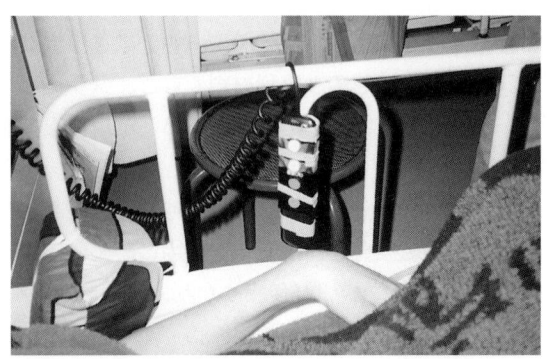

図1．リモコンをガムテープでベッド柵支柱に固定

6 ベッド柵へのテレビリモコンスイッチの取り付け —製作事例と実用性

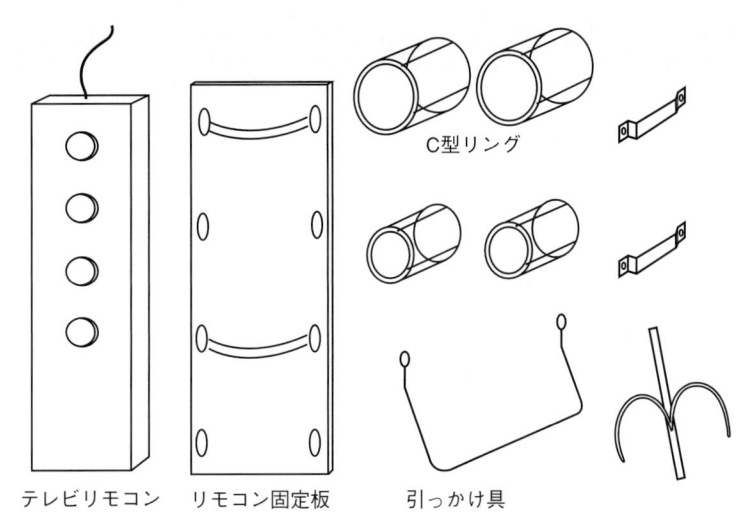

図2. リモコンの固定とベッド柵への固定に用いる、固定する位置に応じ使用した部品
リモコン寸法(全長×全幅×厚さ)：178×46×17(mm)
リモコン固定板(全長×全幅×厚さ)：182×56×2(mm)

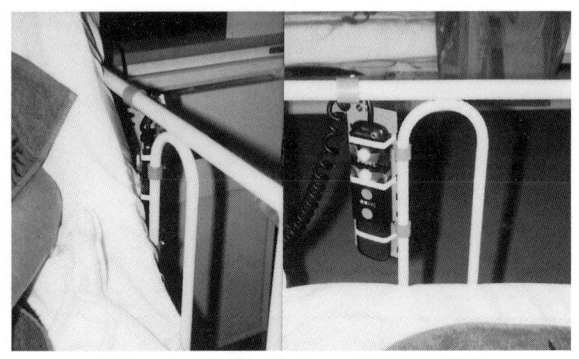

図3. ベッド柵にリモコン固定板を固定
リモコン固定板にC型リングを取り付けベッド柵にはめ込みながら固定、リモコンはゴム環を使用して固定。

2 症例②

　リモコンが包帯でベッド柵に緩く結ばれ固定されていました。緩く結ばれていたのは、ベッドをギャッジアップする際、リモコンを柵外に移動させるため、パイプ周りに回して行えるようにするためでした(図4)。そして柵外に出たリモコンをもとに戻すため紐をリモコンに結び、紐の先を輪にして、その輪を引き寄せる方法で行っていました。しかし、緩く固定されているため、よじれが生じた場合容易に戻せないこともありました。
　リモコンをベッド柵に固定し、簡単に動かすことができるようにするため、パイプ径より少

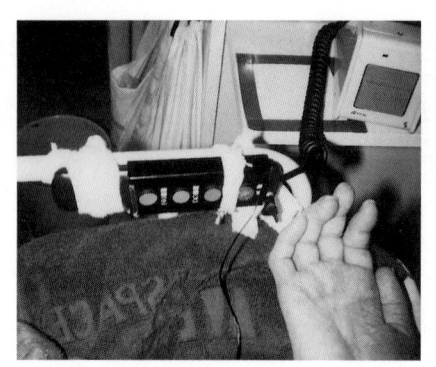

図4. 包帯によるベッド柵への固定
リモコンは緩く縛られており、パイプ周りに回すことが可能。

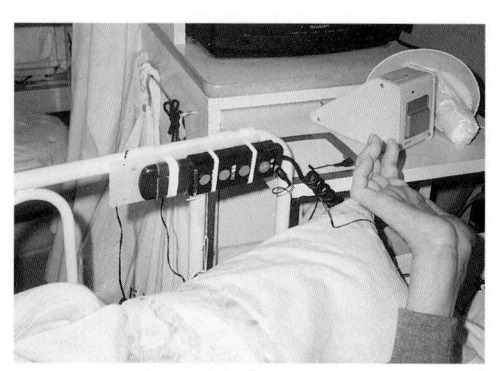

図5. ベッド柵のパイプ径にC型リングを使用しはめ込み固定
跳ね上げで柵外へ回し移動。

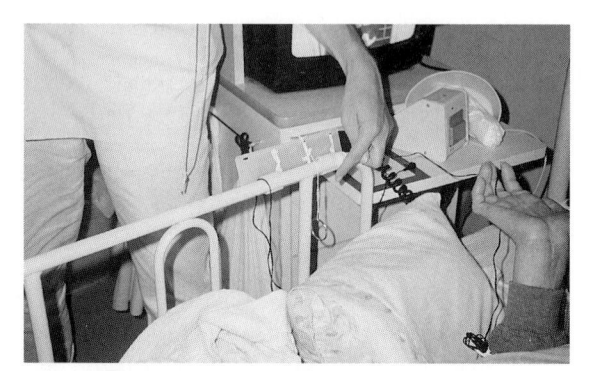

図6. リモコンを使用できる状態に戻す
柵外にあるリモコンを金属環に指を通し引くともとに戻る。

し大きな内径のC型リングをリモコン固定板に2つ付けました（図5）。軽くリモコンを跳ね上げながら柵外に回し出すことができました。さらに固定板の一方に紐で結んだ金属環を引けば容易に戻すことができました（図6）。

3 症例③

ベッド柵にリモコンをビニールテープで巻き付けて使用していました（図7）。使用位置は症例②の方とほぼ同じです。この方はお茶を飲む自助具を手元に置きたいという要望があり、自助具をかける金具をリモコン固定板に取り付けました。金具は細い丸棒でつくりました。自助具は指にかける部分と、金具にかける部分が必要なため図8のリモコン下のようにmの形にしました。お茶を飲む時は金具から外しストロー先を口元に、もとに戻してストローを横にずらせばリモコンボタンが操作できるようにしました。ギャッジアップの時は、水筒がけにかけ替えればリモコンを柵外に回し出すことができます。戻すのは金属環を引けば可能でした。

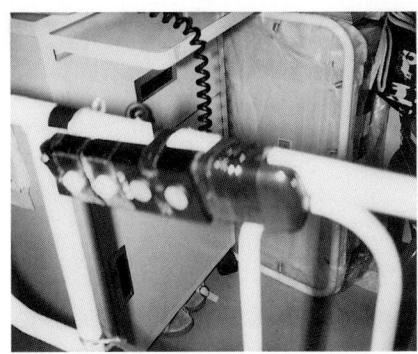

図7. ビニールテープでベッド柵に固定

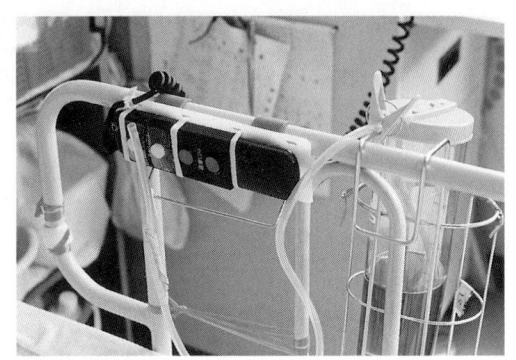

図8. ベッド柵にC型リングを使用し固定
ストローがけの金属金具を取り付けた。

> ● ワンポイント
>
> ボタンスイッチ、レバースイッチ、ダイヤルスイッチなど、スイッチは押したり、引いたり、回したりする必要があります。使いやすくするため手を加えることがあります。リモコンで使用していたボタンスイッチでは、前部に出る突起を大きくするため、ウレタンスポンジを丸く切り抜き、両面テープを使用して貼り付けました。指先の当たりが柔らかくなり、正確にスイッチされるようになりました。

4 まとめ

　テレビリモコンがガムテープや包帯、ビニールテープなどでベッド柵に使いやすい方法で固定されていました。しかし縦向きや横向きで固定されていても、ベッドのギャッジアップ時には障害になるため、ベッド柵ごとベッドフレームから外す方法や、リモコンをずらして対応していました。スイッチの操作はできるがリモコンを動かすことができないという問題を、リモコン固定板と、C型リングでベッド柵に取り付ける方法で解決しました。リモコンの固定と取り外しが簡単になり、また使用者が簡単に移動させることができるようになりました。

（太田一重、小山憲路、鈴木康雄、田中芳則、隅谷　政）

REHABILITATION TECHNOLOGY

7. 脳性麻痺児のコミュニケーション支援

●●● はじめに

　養護学校に通うアテトーゼ型の脳性麻痺児（10歳男子）に対して、コミュニケーション支援を行いました。彼は発話がほとんどできないので、従来、手を挙げるYes/Noサインでコミュニケーションをとり、大型の押しボタンスイッチ（直径20cm）に接続した携帯用会話補助装置「メッセージメイト®」（words＋社製）で会話の補助を行っていました。メッセージメイト®とは、それぞれのキーを押すと「こんにちは」「手を貸してください」など、20種類のメッセージを再生して流すことができ、それぞれのメッセージは録音することもできる装置です。その操作は、直接キーを押して音声を流す方法のほか、今回のように外部スイッチを接続して、スキャン（走査）しながら、キーを選択して音声を流す方法もあります。メッセージメイト®の外観を図1に示します。しかし、その押しボタンスイッチを前腕を使って自分の意志で押すことが難しくなったため、手のひらに収まる握り込み式のスイッチ（以下：握りスイッチ）を製作して接続を変更し、会話の補助が継続できるようにしました。なお、製作したスイッチには、環境制御装置で用いられている空気圧スイッチを用い、手に握る部分には理科実験で使用するスポイト用ゴムを利用しています。

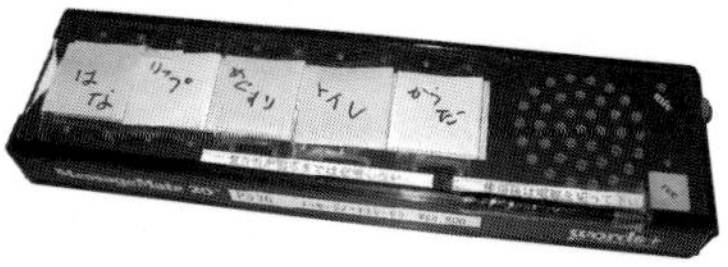

図1．メッセージメイト®

① スイッチの選択

　彼はスイッチを押す動作が難しかったので、当初、バネ式のマイクロスイッチに紐を付けて引く動作でのON/OFFを考えました。しかし、体位交換などで身体とスイッチとの距離が変わって、紐の長さの設定が難しいことと、一度引っ張ると緩める動作が難しいこと、そして紐が腕に巻き付いてしまうため、うまく使うことができませんでした。そこで手を握る動作に着目し、常に手の中にスイッチがあれば、身体の位置が変わっても関係なくメッセージメイト®の操作ができると判断しました。なお、感圧ゴムを利用した握りスイッチではほかに供給する電源が必要になるので、今回、空気圧スイッチを使用した握りスイッチを選択しています。

② スイッチの製作

　空気圧スイッチは、UPS-02（CKD社製）を使用し、ケースはアルミ製のYM-80（TAKACHI製）を用いています。ほかに6mm径のチューブ1.5m、接続用の3.5mm径のピンジャック

7 脳性麻痺児のコミュニケーション支援

図2. スポイト用ゴム大中小　　図3. スイッチ外観

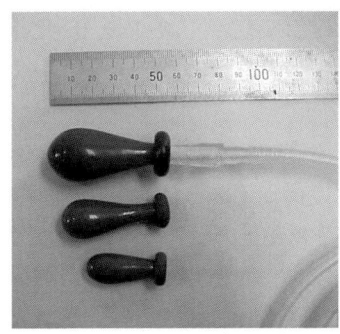

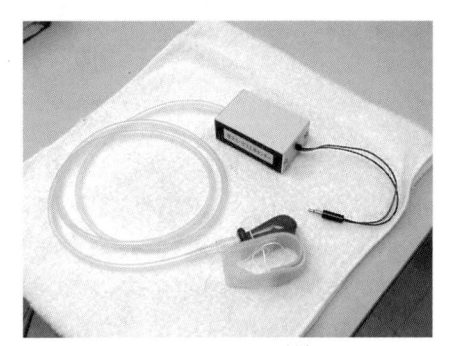

と握り部に使用するスポイト用ゴムを用意しました。スポイト用ゴムは3種類（大、中、小）を用意して本人が一番握りやすい「大」を選択しました。図2にスポイト用ゴム大中小を、図3にスイッチの外観を示します。

3　スイッチの使用について

彼が起きている時には座位をとらせて、右手にスポイト用ゴムを握ってメッセージメイト®を操作します（図4-a～c）。寝ている時には、仰向けで左手にゴムを握って操作しています。このように生活の場面では、左右の手のどちらか一方だけで操作させるのではなく、両方の手を使わせるようにしました。現在、本人の緊張を誘発することなく、楽に使えています。しかし彼の体調が変わると握力に変化がみられるので、ご両親には空気圧スイッチのネジによってON/OFFの感度調整を行えることを指導しました。なお、ゴムをずっと握っていると熱膨張でスイッチがONのままになることがあるので注意が必要です。

また、彼がスポイト用ゴムをきちんと把持できるかが重要なので、手の握り部分を工夫し、手に合わせて成形した熱可塑性樹脂のベルトを用意し

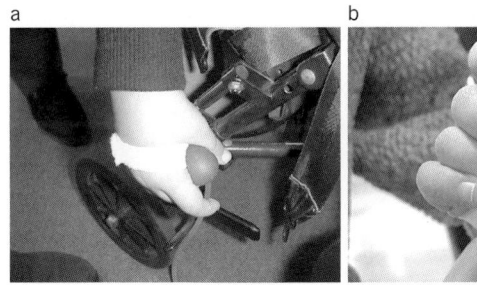

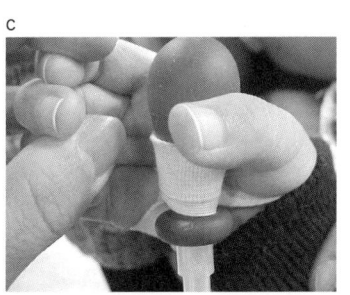

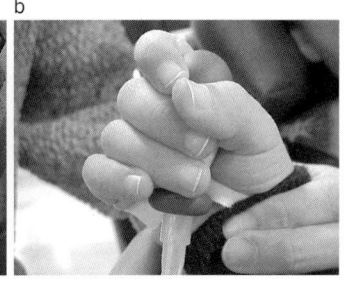

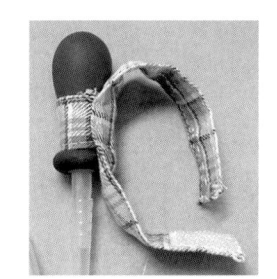

図4. 操作の様子　　図5. 布製の固定ベルト

ました。しかし、この樹脂製のベルトでは、使っている間にゴムの位置がずれてしまうことがあったので、図5に示すように布製のベルクロの固定ベルトへと変更しました。

●●● おわりに

　製作したスイッチによって、これまでどおりにメッセージメイト®が使用でき、コミュニケーションを継続することができましたが、使用している会話登録数はわずか20種類であり、本人の成長に伴ってさまざまな会話が必要であると予想されます。登録された会話だけでは、多様な意思表示を行うことはできないため、シンボル（PIC：Pictogram Ideogram Communication）によるコミュニケーションでの会話を勧めています。PICとは、音声言語や文字の使用・理解が困難、あるいは不十分である人のために1980年にカナダで開発された視覚シンボルを用いた代替補助コミュニケーションであり、その後、日本の文化に適するように、また、容易に使用できるように修正が加えられました。現在、日本版PICには1,071語もの語彙数があり、訓練用ソフトウエアも存在します。例えば、「あなたはどこかへ行きたいですか？」という文章をPICで表すと［あなた］［どこ］［行く］［必要とする］の4枚の絵カードを順に並べることで表現できます。

　今後は、製作したスイッチとパソコンを用いてPICによる豊かな会話ができるよう、かかりつけの病院の言語聴覚士とも連携し、訓練を始めていく必要があります。

● ワンポイント

　支援者として、支援を必要としている方の動かせる部位を見極めることと、現在および将来のニーズの把握が大切です。メッセージメイト®は学校および自宅での使用が主であり、スイッチが特殊なものであると保守が大変なので、①まず身近なものから使えるスイッチをみつけること、②使えるスイッチがない場合は、入手しやすい材料を用いて製作すること、が必要です。材料は100円ショップなどから探すとよいでしょう。

（田中芳則、髙見健二、太田一重）

【参考文献】
1) 藤澤和子：視覚シンボルでコミュニケーション日本版PIC活用編. ブレーン出版, 東京, 2001.

V

REHABILITATION　TECHNOLOGY

評価・情報処理

REHABILITATION TECHNOLOGY

1. リハビリテーション科業務支援システム

① リハビリテーション科業務の管理システムについて

　病院内でリハビリテーション科業務を行ううえでは診療サービスの内容の充実とともに業務管理も適正に行わなければなりません。業務管理には患者訓練スケジュールの作成、療法士などに対する診療報酬の算定、実施記録の保管などがあります。近年になって、より一層の効果的なリハビリテーション訓練方法の確立や診療待ち時間短縮など患者サービスの質の向上が要求されてきています。また、経営的な面からも効率よく診療報酬を得ることや各種医療監査などにより細かな診療記録や記録内容の整合性が要求されてきております。そのため、もはや療法士個人の管理努力では十分な対応が困難となってきており、コンピュータを用いた使いやすい業務管理システムの導入が求められています。

　近年のパーソナルコンピュータ(PC)の普及に伴い、リハビリテーション科業務の多くを電算化処理できる環境が整ってきたため、各リハビリテーション科内における個々の業務について業務記録や集計業務をPCで行っているのが現状と思われますが、業務の処理内容は複雑であり、必要とされる要件も患者データベース、予約管理、リハ実施内容の記載とその統計処理、帳票などの出力と医事課への伝票の受け渡しなど多岐にわたります。そのため、これらを統一して一括処理できるシステムを作成するのは容易でなく、市販のソフトウエアパッケージをもとに要求を満足させるシステムを構築するためには多くの努力が必要で、即応性に欠ける面もあります。そこで、リハビリテーション科業務管理に必要とされる処理内容を一括管理でき、リハビリテーション科内のスタッフが必要に応じて構築・改変しやすいシステムを独自に開発し、業務管理に導入することを考えました。

　本システムの目標をまとめると以下のようになります。

　①業務の効率化と診療報酬の効率的取得：1日の時間帯別訓練予定者を事前に知ることにより、重複実施を未然に防ぎ各療法士の患者時間配分を最適化する。また、伝票の発行忘れ、チェック漏れ、チェック間違いなどをなくし、取得可能な評価料や指導料などの点数も適正に請求することを可能にする。

　②患者サービスの向上：予約管理の徹底、業務の効率化により患者待ち時間の短縮と訓練時間の均一化などを図り、患者サービスを向上させる。

　③診療記録の適性化：訓練時間の重複や実施件数などの診療記録の間違いをなくし、監査上指摘を受けやすい業務上の事項につきそれを未然に防ぐ。

　④集計作業の自動化：日報・月報などの報告書類の自動作成を行い、療法士の業務軽減を図る。

　⑤柔軟性：将来起こり得るであろう業務内容の変化に対応できるようにすること。各種集計

処理や追加メニュー、基本データ修正など比較的容易な作業であれば、コンピュータシステムの専門家でなくリハビリテーション科のスタッフが対応可能なシステムであること。

② システムの概要

[1] ハードウエア構成

リハビリテーション科の規模によってシステムの構成も異なってきますが、1つの例を示します。そこでは理学療法士(PT)6名、作業療法士(OT)4名、言語聴覚士(ST)1名、受付係1名が業務に携わっています。ここで運用中のシステムは1台のファイルサーバー機、7台のクライアントPC、5台のプリンタで構成されています。クライアントPCを受付に1台、理学療法室に2台、作業療法室に2台、言語療法室に1台、ほかに管理研究用として理学療法室に1台を設置し、各々を100 Base Ethernetによるネットワークで接続しています。各PCのOSはWindows 2000を中心に、NT、98、SE、Meなどが混在しています。プリンタは、受付に1台、理学療法室に2台、作業療法室に1台、言語療法室に1台を設置しました。ファイルサーバーは別室に設置し、操作ミスなどによりシステムが停止あるいは混乱することを防止するため、入力作業を行わないこととし、無停電電源装置に接続し、データバックアップ用のMOに毎日の業務終了後にシステムファイルのバックアップを行っています。バックアップは自動でも行えます。ネットワークの概略図を図1に示します。

各療法室のクライアントPCは一部をカウンター型のデスクに設置し、コンピュータ入力から伝票出力、カルテ記入や伝票の受け渡しなど、すべて立位で作業が可能なレイアウトにして

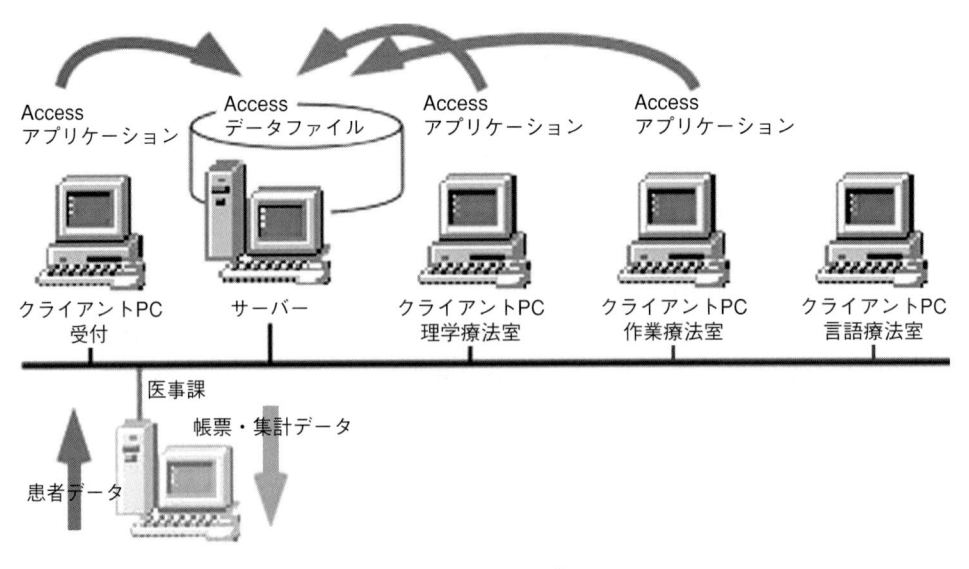

図1. システム構成

あり、患者と対話しながら入出力できることを意識しています。

　リハビリテーション実施入力時に数多くのチェックや計算を行うため、PCの処理速度もある程度必要です。ここでのシステムではCPUがpentium III 600～800 MHzの機器を主に使用していますが満足できる処理速度でした。より規模の大きい施設での使用ではデータのサイズも大きくなり、これ以上の処理速度が要求されることも考えられます。

　プリンタはA4サイズのレーザープリンタで予約票（縦15 cm×横8 cm）、リハビリ診療箋（A5）、各種帳票類（A4）の3種類の用紙が連続給紙できる機種を使用しています。外来患者の場合、実施入力から伝票出力まで約40秒を要しますが、大半は印字時間であることから、できるだけ高速な印字が可能なプリンタであることが望まれました。

[2] ソフトウエア

　本システムは、Microsoft社のAccess 2000データベースソフトをもとにつくられています。このソフトの特徴は汎用性の高いデータベース言語であるSQL言語を利用しつつも、視覚的にわかりやすい方法（マウスデバイスによる画面上の操作など）でデータベース構造を構築できることにあります。また、利用頻度の高いBASIC言語が直接利用できるため、データベース処理と算術・論理演算プログラムを結合させることで基本的データベース処理以外の高度な処理を比較的容易に実現させることができます。

　このデータベースソフトで作成したリハビリテーション科業務支援システム全体の概要を図2に示します。

　❶ メインメニュー

　システムを立ちあげると図2の左側に示すようなメニューが表示されます。立ちあがると同時に前日および当日の日次処理を行います。その内容の主な役割は前日までの実施内容のバックアップ、日が変わることによって必要とされなくなったデータの消去、当日実施予定者のリストアップなどです。ネットワーク上のクライアントPCいずれかの中でその日最初にシステムを立ちあげた時に1日1回実行されるようになっています。すべてのメニューはこのメインメニューから起動させることができます。

　❷ 患者データ

　新患受付の時点で患者基本データの入力をします。また、項目に変更が生じた時点で内容は変更できます（図3）。

　入力項目は、現在訓練中であるか、入院・外来患の区別、患者基本情報（カルテ番号、名前、住所など）、疾病に関する情報（医療保険の種類、初診日、受傷/発症日、診療報酬の起算日、疾患名、加算疾患の確認など）、入院に関する情報（入院病棟、入院診療科名、主治医名、入院日、退院日）、訓練指示内容に関する情報（訓練担当者名、訓練開始日、訓練終了日、保険請求の基本種別、処方内容、訓練内容）、患者の訓練予約のパターンについての情報（予約パターン、予約時間など）です。日付などを含め、ほとんどの入力項目がマウスによる選択式になっていますが、患者固有の情報である名前や住所、処方内容、訓練内容はキーボードによる文字入力になっています。疾患名は過去の入力名が一覧となって出てくるため、過去に入力していない疾患名のみ文字入力の必要があります。予約の決定は曜日と週の選択および時間の選択で

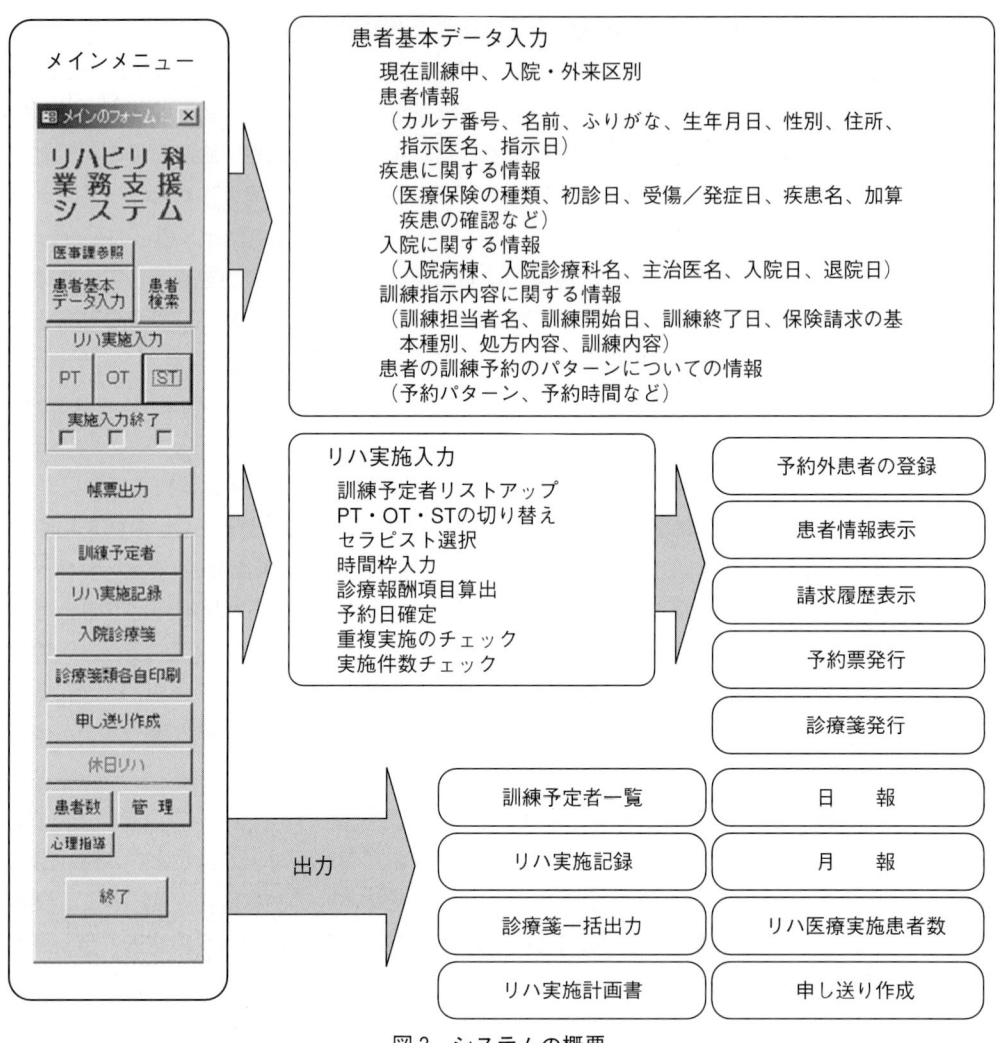

図2．システムの概要

次回予約日の標準パターンが決まります。入院患者に関しては、ここでのパターンで予約スケジュールが決まります。外来患者に関しては予約の変更がしばしば発生するため、ここの入力で予約決定とせず、リハビリテーション実施時にその都度予約を決定するための標準予約としました。

　患者データに関して患者検索メニューも作成しました(図4)。患者の姓や性別、入院病棟、訓練担当者などの情報をマウスにて入力することにより、高速に該当患者を検索し表示するフォームを別メニューで作成しました。これにより、病棟などから患者に関する問い合わせを受けても瞬時に検索表示でき、素早い対応が可能となりました。また、一部の病院で可能になった機能として、医事課データよりオンラインでの患者基本データの取り込みがあります。これには医事課システム側での準備が必要です。患者基本データの院内公開用サーバーファイルを用意してもらい、本システムからカルテ番号を入力するだけでこのデータベースを参照・検索

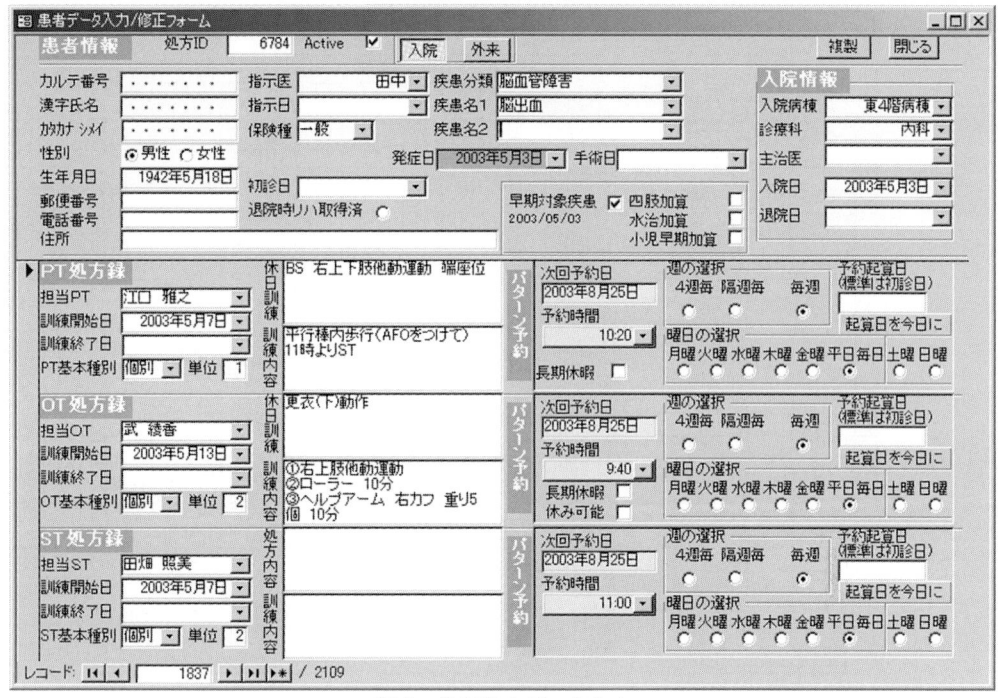

図3．患者基本データ入力

図4．患者検索

できるようにしました（図1）。よりリアルタイムで最新の情報が得られるようになり、入力の手間も大幅に少なくなりました。

❸ リハ実施入力

　画面には担当療法士ごとにその日の入院・外来の訓練予定者が実施予定時間順に表示されます。スタッフの選択は画面上部の名前をマウスでクリックすることで切り替わります。また、PT、OT、STの実施入力画面の切り替えもこのメニュー上でできます（図5）。

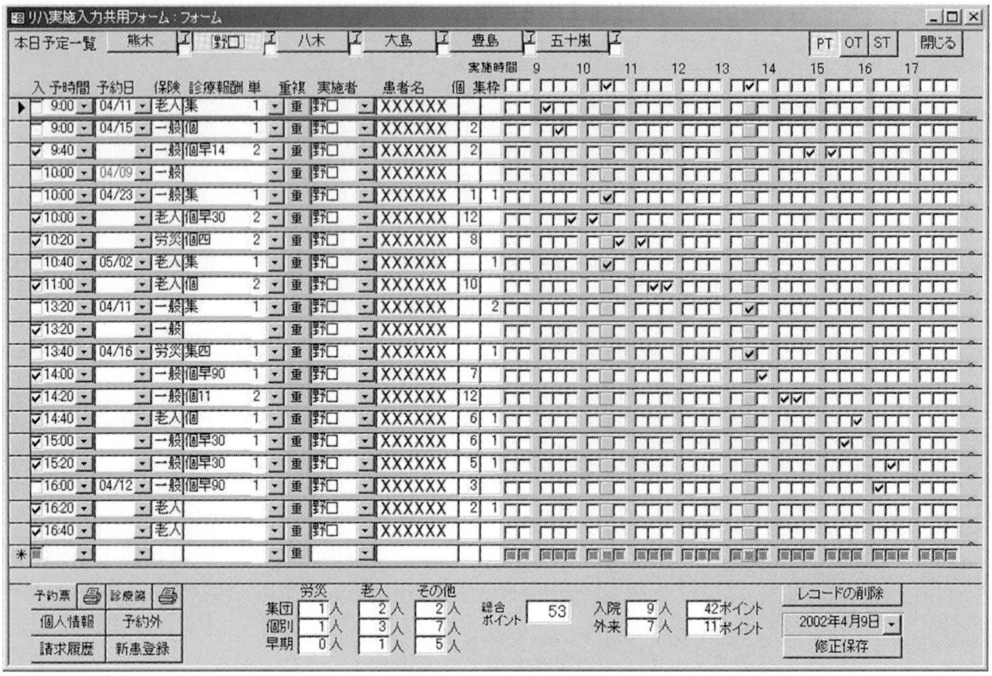

図5. リハ実施入力

a. 実施の入力方法

　画面右側には、20分で1つの時間枠とし、8時20分から18時までの訓練時間枠のチェックボックスが並んでおり、訓練実施内容の入力はこの訓練実施時間枠をマウスにてクリックすることで行います。時間枠の上のチェックボックスで集団訓練と個別訓練の区別をします。早期療法などの診療報酬の判断は、患者基本データの起算日や医療保険などから診療報酬ルールテーブルをもとにシステムが判断し、診療報酬欄に表示されます。手動でも入力できますので変更などがある場合はリストから選択して入力できます。

b. 入力項目の集計とチェック

　画面下部には、実施療法士ごとの医療保険の区分別の集団・個別の合計人数や、入院・外来別の合計人数、合計の保険点数などが表示されます。また、療法士1人あたりの1日の実施件数には制限があり、これを超えないように指導があります。そのために実施内容に従って計算されたポイント数を表示させる欄があり、制限数を超えると赤色に変わり注意を促します。患者1人あたりに対しても実施時間に制限があり、これを超えることができないように設定しています。また、集団の時間枠の中に間違えて個別の入力がされないような制限や同一患者に対してPT、OT、STの実施時間の重なりが生じないよう工夫してあります。

　評価料や指導料など1人の患者につき複数の診療報酬を請求する場合は、「重」（重複請求）ボタンでその患者のレコード（行）が1行増え複数の請求が可能となります。この場合日付や回数など取得するのに制限がある場合が多いため、「請求履歴」ボタンによりその患者の過去の実施内容が表示され参考にすることができます。

c. 予約外の患者入力と実施者の変更

　予約外の患者のリハ実施は担当療法士ごとの一覧表示から選択してリストアップすれば実施メニュー上に載ります。新患の場合も担当者が決まれば同様にして行えます。予約はしてあったものの、担当者が急に不在になった場合などで実施者を変更する場合、実施者をリストから変更するだけで、その患者は変更した療法士のリストに移ります。

　d. 次回予約日の決定

　入院患者は患者データのパターン入力で予約日が自動的に決まりますが、外来患者の場合は毎回、患者本人の確認をとって次回予約日を決定します。そのため、予約日の欄をマウスでクリックして表示される候補一覧から選択します。この一覧には患者基本データとして入力された予約パターンから計算される予約日が候補の一番上に表示されるので、パターンに従った予約ならば入力が容易です。

　e. 実施入力後の処理

　入力されたデータは実施データテーブルに保存されます。実施データテーブルには患者名、実施者、実施日、実施時間、診療報酬請求項目、医療保険の種類など、日々一人ひとりの訓練実施内容のデータが保存されるため、さまざまな統計処理に活用することができます。

❹ 各種報告書・伝票などの出力

　日報や月報、リハ実施患者数の一覧表など記録業務に必要なレポート類は現場の利用状況に合わせて作成しました（図6）。抽出や集計などの通常のデータベース機能だけで作成できるのでいつでも必要な時期の報告書を出力・参照できるようになっています。それらは療法士別、PT・OT・ST別、入院・外来別、診療報酬別などの項目で分類されて集計されます。

　日々各療法士ごとに、入院・外来患者の訓練予定者一覧表を印字し、1日の業務内容を把握し適正な時間配分を事前に検討できます。これは、リハ実施入力メニューの表示項目と類似させて、ポケットに入るよう考慮されているため、訓練中に書き込み、後で時間の空いた時にまとめて入力するためのメモとして使うこともできます。また、平日の予定だけでなく土日訓練の予定も組むことができます。土日当番の療法士を選択して、土日にスケジュールされている患者のリストアップの中から適切な療法士に割り振ることで無理のない計画を立てます（図7）。

　土日担当の療法士や療法士が休日の場合の代わりの療法士に対する申し送りも作成することができます（図8）。患者データに内容を記述しておけば、担当者や対象患者の選択の後、印刷して渡すことができるので便利です。

　診療箋などの医事課に渡す伝票もこのシステムから作成できます。リハ実施入力メニューで実施入力が終わればその場で印刷できますので、外来患者の場合訓練終了後直ちに渡すことができます。入院患者の場合、その日の業務の終了後印刷して医事課に渡しますが、まとめて医事課に渡すためには療法士全員のその日の業務終了を確認する必要があります。リハ実施入力メニュー上で個々の療法士の業務終了チェックボタンがついていますので、それによって全員が業務終了しているかどうかの確認が行えます。ネットワークで接続されたどのコンピュータでも確認できるため事務担当者でもこの処理を行えます。

　そのほかにも業務内容把握のための療法士別の日々の実施結果や、患者ごとの実施結果、外

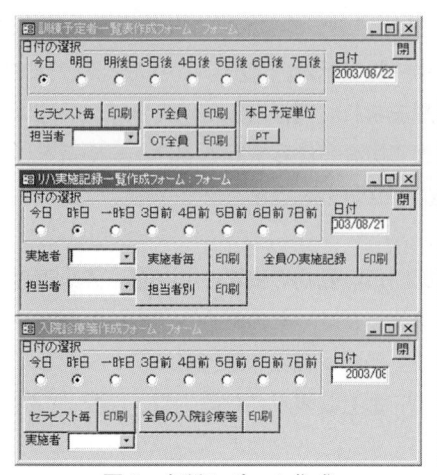

図6. 各種レポート作成

図7. 土日のスケジュール計画

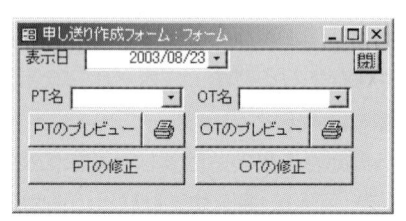

図8. 申し送り作成

来予約患者一覧表、各療法士の受けもち患者のリストなどの表示・印字ができます。これらによってさまざまな統計処理を加え検討することにより、療法士間の患者数や疾患の偏り、曜日ごとの患者数の偏り、指導料・評価料などの取得状況などもわかりやすく表示でき、これを改善する判断材料とすることができます。

3 評　価

　本システム導入後、リハビリテーション科内の業務内容が大きく変化しました。このシステムを導入した施設の運用方法によっても異なりますが、導入により改善された業務を以下にまとめます。このシステムではネットワークを介して各部署のPCが接続されており、ファイルサーバーにより同じ情報が共用できます。そのため、紙や電話、口頭などによる連絡が少なくなり、これまで以上に各療法士間の連携がとれるようになりました。システムの入出力機能により、受付業務や伝票発行、集計業務などが自動化され業務の合理化につながりました。療法士と患者との関係がわかりやすくなったことと、訓練内容の分析が容易になったことで、訓練スケジュールが立てやすくなり、より適正な訓練計画の実施が可能になりました。

　システム制作時に掲げた目標の業務の効率化はこれらによりかなりの成果をあげました。診療報酬の効率的取得もスケジュールの適正化と取り漏れ、取り忘れのためのチェック機能によ

り療法士間のバラツキがなくなり、状況が許す限り取得制限範囲内で最大限の効果をあげることもできます。患者待ち時間の短縮については、受付業務の合理化と伝票発行がしやすくなったことから待ち時間はほとんど発生しなくなりました。

　本システムは利用者が多く、操作しやすいデータベースソフトをもとにつくられているため、多少の知識があれば患者データや実施内容に関しての集計や抽出作業が行えます。そのため、システム構築の柔軟性として、ある程度現場スタッフにより機能の追加や改変ができるようにと考えて基本設計をしました。それにより、導入運用後に生じた現場からの要求に対してかなりの部分を現場スタッフ自身の制作で行うことができました。そのためにはある程度ソフトウエア習熟のための勉強をして頂きました。難しそうな場合でも、システム制作者側がアドバイスを行うことで容易になる場合が多くありました。但し、一部の機能に関しては全面的にシステム制作者側が行わなければならない場合もありました。その例としては、平成14年4月の診療報酬改定でした。この場合は大幅な改定であり、個別、集団の分類方法、早期リハの優遇、取得制限の変更などがあり、取得ルールや概念が変わったためテーブル類の項目変更だけでは済まされず、操作方法や計算処理も変えざるを得ませんでした。このような場合にはシステム制作者側での対応が必要でした。

　システムの発展性として今後最も大きな課題は他部門との連携です。一部可能になった機能もありますが医事課とのシステム連携は大きな効果をあげると考えられます。また最近各病院で導入されつつあるオーダリングシステムとの連携も有意義と考えられます。これを行うためにはリハビリテーション科業務システム側での接続機能だけでなく、他部門システム側での接続機能が必要です。そのためには他部門システム制作ベンダー側との協力関係が必要不可欠であると同時に、システムが情報をオープンできる能力があるかどうかということがキーポイントになります。本システムで患者データを医事課から取り込むことができたのは、患者データを病院内ネットワークで公開するためのサーバーが用意してあり、一般的に読み込み可能なデータ形式であったからでした。診療箋などの伝票をオンラインで医事課システム側に送る場合もそれぞれに入出力機能をもたせるだけでなく、共通のデータ形式を整えることが必要です。そのため他部門システム側にも制作を依頼することになるので、それなりのコストが発生し、綿密な打ち合わせが必要となります。

（鈴木康雄、野口　潔）

REHABILITATION TECHNOLOGY

2 大腿骨頸部骨折に至る転倒解析
―転倒用ダミーを用いたヒッププロテクターの評価

●●● はじめに

　高齢者の転倒事故は、屋内外の環境や加齢を伴った身体機能の低下などが原因で発生するといわれています。特に、大腿骨頸部骨折と脊椎圧迫骨折は、高齢者の転倒の中で高い頻度で発生するため、入院の長期化や寝たきりの原因となります。この予防として、転倒教室などで筋力の低下を改善する運動が行われています。一方、転倒した場合の衝撃を緩和するものとして、下着に防護する素材を組み込んで身体に装着することで骨折を軽減させる装具（ヒッププロテクター）が国内外で市販されています。これは、転倒時における衝突面の面積を広くとる分散機能と緩衝効率が高い素材による吸収機能の特徴をもっています（図1）。これらの機能評価として、臨床的には着け心地に対する違和感やトイレでの着脱などに関することが行われています。また、工学的にはおもりの自由落下時に発生する衝撃力を手がかりに衝撃緩衝性を比較しています。しかし工学的な手法では、試験体の固定方法やおもりの形状、質量などの影響があり、実際の住環境を考慮に入れた転倒条件を満たしていないのが現状です。

　そこで我々は、身体の質量や重心を人体モデルに近いように加工した転倒用のダミーモデルを製作しました。さらに、立位姿勢からの転倒を模擬できる転倒シミュレーション装置も同時に開発しました（図2）。この装置による転倒実験の再現性と妥当性を確認した後、市販のヒッププロテクターの効果について検証しました。転倒する床面には、畳を用いました。また、プロテクターを着けない状態での転倒を畳とフローリング床材で行いました。

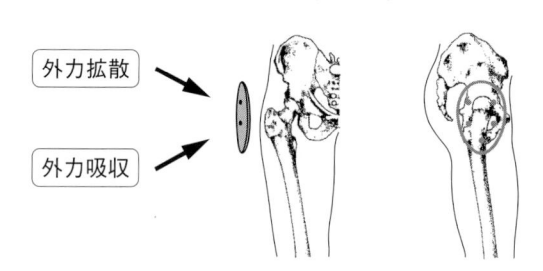

図1. ヒッププロテクターの機能

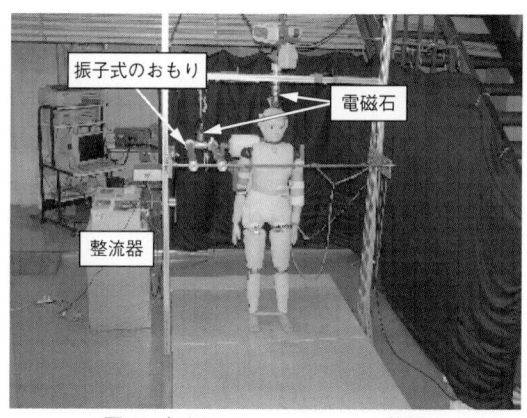

図2. 転倒シミュレーション装置

1 方　法

　転倒用ダミーは、市販の多目的看護実習モデル（京都科学製）を用いて、立位姿勢や転倒衝撃の耐久性を考慮して加工を行いました。すなわちダミーの耐久性を向上させるため、四肢全体の表面を軟質ウレタンで被い、身体各部の質量や重心が四肢部に近い値になるように鋼材を芯材として用い、ポリウレタン樹脂を内部に流し込んで製作を行いました。さらに立位姿勢の調整がしやすいように、各関節には強度を改善した義足部品を用いました。ダミーモデルの寸法はそれぞれ身長 148 cm、重量 50 kg の設定としました。

　転倒装置は、ダミーの立位姿勢を保持するため、振子式のおもりを任意の位置に固定する2つの電磁石と整流器（残留吸着力の除去機能付き）を用いました。転倒時の衝撃力の計測には、股関節プレートに取り付けた3軸方向の加速度である小型加速度変換器を用いました。

　転倒実験の初期準備は、ヒッププロテクターをダミーに着けた後、ダミーの各関節のバランスを調整します。次に、頭部を電磁石で固定されたダミーを電動ウインチで巻き上げ、立位姿勢の規定位置になるように足部の位置を整え、振子式のおもりも任意の高さで電磁石で保持します。

　次いで、転倒手順は、押しボタンスイッチを押すことで、電磁石で水平に保持されている二重振子式のおもりおよび立位姿勢のダミーは連動した動作を進行します。すなわち、おもりは振子の軌道に沿って下降し、この軌道上に設置されたマイクロスイッチの働きで、次に立位姿

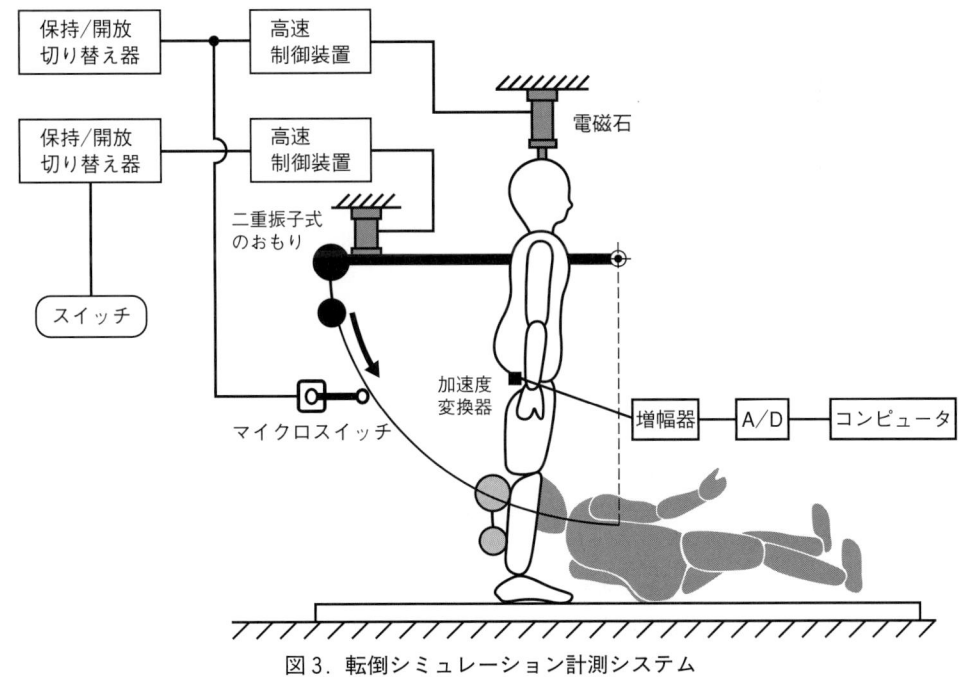

図 3．転倒シミュレーション計測システム
立位姿勢の転倒用ダミーの片側の膝後部を振子式のおもりで打撃し、足を払うことで転倒させる転倒シミュレーション装置。

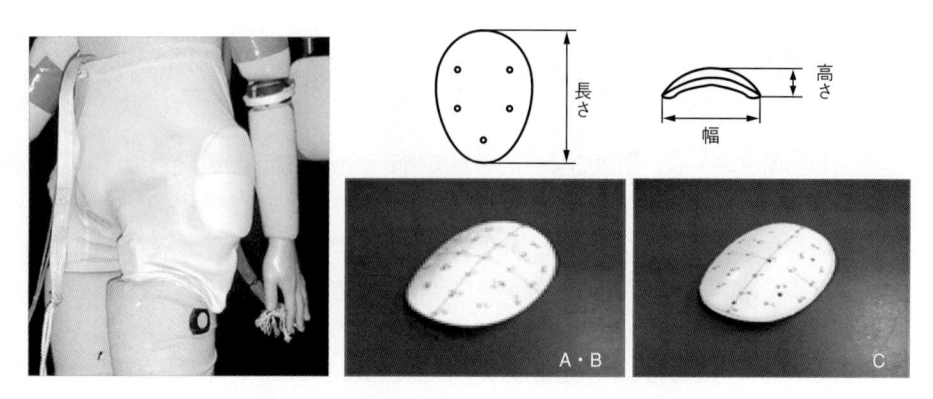

図4. 転倒実験に用いたヒッププロテクター

表1. 転倒実験に用いたヒッププロテクター

	衝撃吸収タイプ	形状(楕円) 長さ×幅×高さ(mm)	防護素材	重量(g) (プロテクター部分)
プロテクターA	外力拡散	157×113×28	ポリプロピレン	27(左右:54)
プロテクターB	外力拡散 ＋ 外力吸収	157×113×28	ポリプロピレン ＋ 高機能・ポリエステルクッション材	27(左右:54)
プロテクターC	外力拡散 ＋ 外力吸収	157×116×24	ポリウレタン樹脂 外側:エラストマー 内側:低反発性フォーム	72(左右:144)

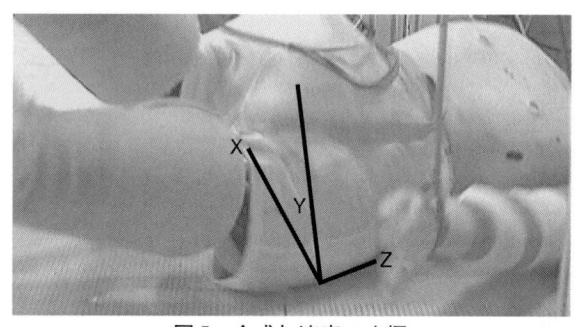

図5. 合成加速度の座標

勢のダミーが開放されます。その結果、ダミーは床面に対して自立した姿勢になり、おもりの落下点の位置で膝後部が打撃され転倒します。片側の膝後部を打撃した場合は、足を払うことでひねりを伴った動作が起こり、大転子に衝撃が加わる大腿骨頸部骨折のシミュレーションとなります(図3)。また、両方の膝後部を打撃した場合は、脊椎圧迫骨折のシミュレーションが可能となります。

今回は、転倒事故の頻度が高い居間で使用されている畳を中心に報告します。また、プロテクターを装着しない状態での衝撃緩和について、畳とフローリング床材で比較しました。

そこで、市販のヒッププロテクター3種類(図4、表1)をダミーに着けて、転倒実験を行いました。ダミーが床面に転倒して衝撃波形が減衰するまでの加速度出力波形をサンプリング周波数1KHzで計測しました。3方向(X、Y、Z)の合成加速度波形は、床面に対して鉛直になるように後処理を行いました(図5)。また、転倒の挙動をビデオ撮影し、後の処理に備えました。

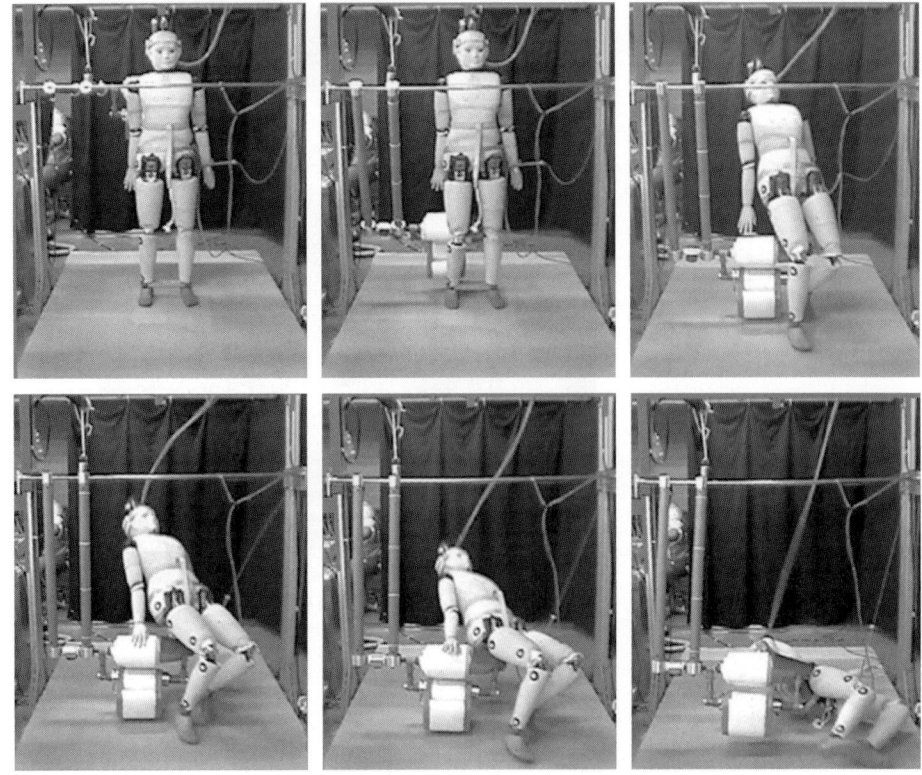

図6. 大腿骨頸部骨折の転倒シミュレーション

2 結　果

　計測に先立ち、転倒時の再現性を高めるため、両足に均等に体重がかかるようにバランスを調整して予備実験を行いました。この結果、同じ位置に転倒するようになり、床面に転倒するまでのダミーの落下速度を一定な条件に設定することができました（図6）。また、両足をゴムで連結したことで、ひねりを伴う転倒が可能となりました。図7にヒッププロテクターを装着した典型的な側方転倒場面を示します。プロテクターを装着した左側の腰から床面に転倒していく様子がわかります。

　図8に、プロテクターを着けない場合と着けた場合の転倒結果を示します。着けない場合の衝撃の波形パターンに注目すると、一次衝撃波形の立ちあがり時間、速度変化に高い再現性が読み取れます。一方、プロテクターAはインパルス波形、プロテクターB、Cは短形波の傾向を示しました。また、一次衝撃波形のピーク値および衝撃エネルギー（衝撃波形の積分領域）について、統計処理における差の検定で比較すると、プロテクターBは非装着、プロテクターAに比べて有意（$p<0.05$）に衝撃力が15%低下しました（図9）。また、衝撃力の作用時間も49%延長しました。一方、プロテクターを着けない場合のフローリング床材での転倒で

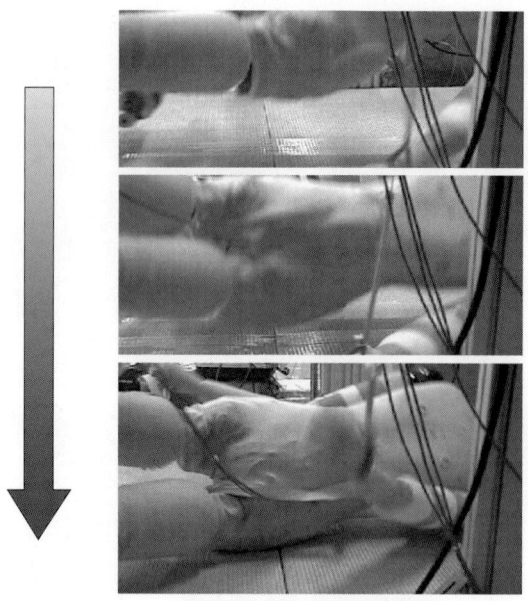

図7. 側方転倒の典型例

a. 畳

非装着　　　n=10

ヒッププロテクターA　　　n=10

ヒッププロテクターB　　　n=10

ヒッププロテクターC　　　n=10

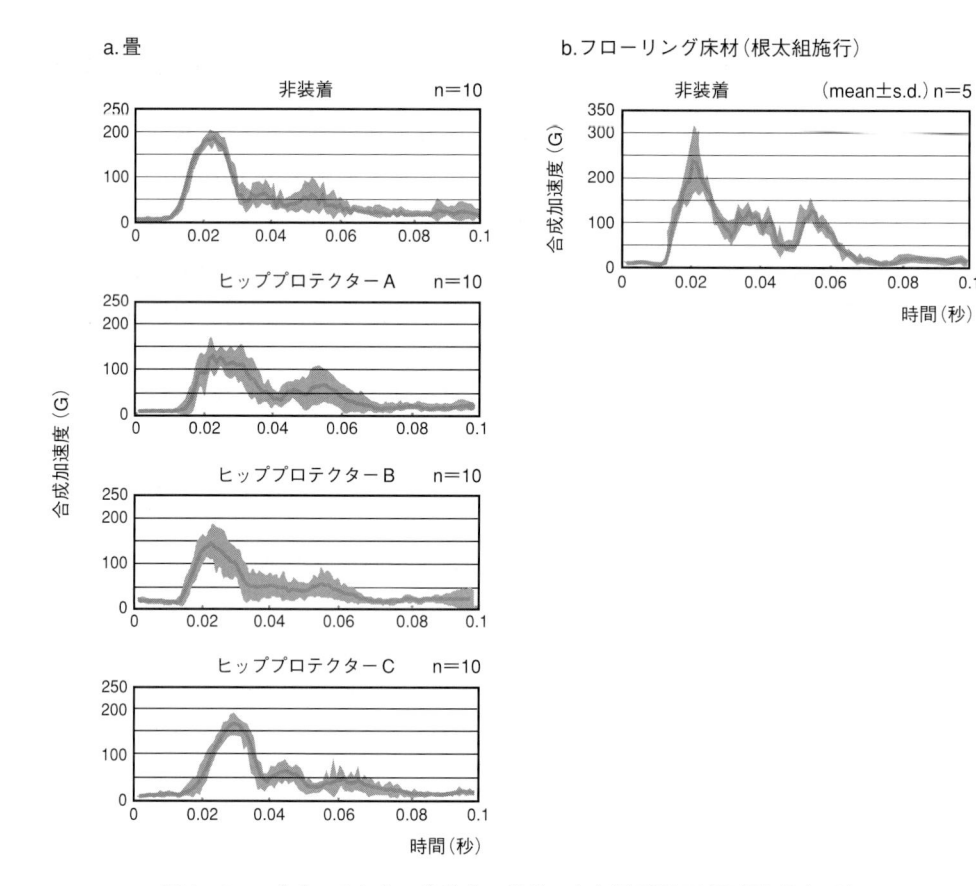

b. フローリング床材（根太組施行）

非装着　　　(mean±s.d.) n=5

図8. ヒッププロテクター非装着・装着の転倒衝撃波形（同期加算処理）

は、一次衝撃波形の最大加速度が畳に比べて27.4%も高い結果を示しました。また、一次衝撃波形の立ちあがり時間に注目すると、畳は0.014秒、フローリング床材は0.009秒の値でした。

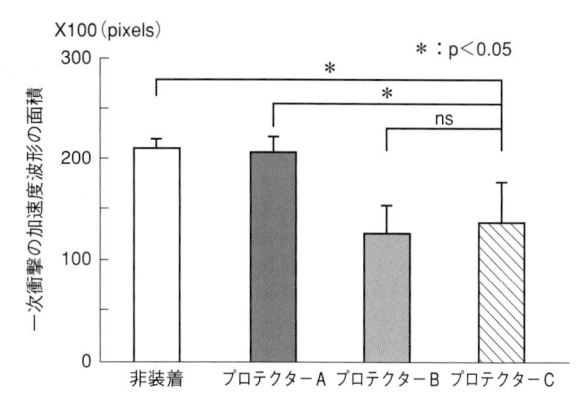

図9．転倒時の一次衝撃加速度波形（衝撃エネルギー）

3 考　察

　衝撃力を低減する方法は多くの分野で行われ、衝撃力の吸収と分散を基本としたさまざまな対策が行われています。例えば、自動車では、衝突時の衝撃を吸収するボディ設計やエアバッグなどにより乗員に対する安全を確保しています。また輸送関係では、緩衝材やダンボールなどの包装技術によって製品を保護しています。さらにスポーツでは、プレーヤー自身を守るためにいろいろなものが防具として使用されています。

　一方、高齢者の場合は、転倒事故による骨折予防として複数のヒッププロテクターが市販されています。これらは防護素材として、外力拡散タイプの硬質ポリプロピレン素材や外力吸収タイプの軟質材などを用いて、大転子部を保護するように下着に組み込んだ工夫をしています。転倒事故を考慮すれば高齢者が常にこの下着を装着する必要があるため、全体の質量が軽く、装着しても違和感が少なく、トイレでの着脱が容易なものが望まれます。しかし、実際には装着率が低いのが現状です。

　そこで工学的な手法を用いて、市販の3種類のヒッププロテクターの衝撃力の緩和を比較するため、転倒用ダミーモデルと転倒シミュレーション装置を開発しました。今回は軽量化が図られている外力拡散タイプのヒッププロテクターに注目して、ダミーの股継手プレート部に設置された加速度計の出力波形を手がかりに評価を行いました。

　この結果、楕円形状のポリプロピレン素材と通気性があるクッション繊維を組み合せたプロテクターBが、一次衝撃波形のピーク値、衝撃エネルギーが非装着に比べて優れていました。プロテクターCの硬さの異なる2層構造のパットに対して、このプロテクターは、肌に接する部分にはパットを収納する部分をもつクッション繊維、その上に楕円形状のポリプロピレン素材が独立して組み込まれています。したがって転倒時の衝撃力の流れを考えた場合、これらの変形は時間的に位相を伴うために衝撃力の作用時間も延長したものと考えられます。

　衝撃の緩衝を確認する予備実験として、ダミーの腰に座布団やNASAの開発した厚みのある高密度ウレタンフォームなどを用いた転倒試験を行いました。座布団は衝撃力を緩和させるには手軽で有効でした。転倒に配慮した歩行訓練に用いるなら座布団は有効と思われますが、

身体に装着して使用する場合は実用的ではありません。一方、高密度ウレタンフォームは、衝撃のように短時間に起こる現象に対して変形が速く「底づき現象」となるため、衝撃の緩和性が低いことが明らかになりました。また、プロテクターを着けない状態での転倒との対比をフローリング床材で行った結果、フローリングは畳に比べて衝撃力も衝撃時間も短時間に身体に作用することから、骨折を誘発する危険性が高いことがわかりました。

　このことから、新しいヒッププロテクターを開発する場合、ある程度の硬さのある素材と高機能繊維クッション材などを用い、衝撃力の伝達を考慮して配置することが有効と思われます。

4　まとめ

　本シミュレーション装置は、ダミーの足を払うことで転倒させる方法です。このため、床面に落下する力に加えて慣性力がダミーに加わるため、転倒場面の中で過酷な条件設定です。我々は、立位姿勢から転倒挙動ができる転倒用ダミーモデルと転倒シミュレーション装置を開発し、3種類のヒッププロテクターをダミーに装着して衝撃力の比較を行いました。この結果、プロテクターBおよびCは非装着に比べて有意に衝撃力が低下しました。特に、プロテクターBは衝撃の作用時間が延長し、衝撃力を緩和させました。今後は、高齢者への適合性などを含めた総合的な評価についても、重要な要素と考えます。

　　　　　　　　　　　　　　　　　　　　　　　　　　（小山憲路、元田英一、豊永敏宏）

【参考文献】
1) Robinovitch SN, Hayes WC, Mcmahon TA：Energy-shunting hip padding system attenuates femoral impact force in a simulated fall. J Biomech Eng 117：409-413, 1995.
2) 奥泉宏康, 原田　敦, 小西伸夫：大腿骨頸部骨折予防パットの有効性の検討. 日本臨床バイオメカニクス学会誌 17：481-484, 1996.
3) Robinovitch SN, Hayes WC, Mcmahon TA：Predicting the impact response of a nonlinear single-degree-of-freedom shock-absorbing system from the measured step response. J Biomech Eng 119：221-227, 1997.
4) 原田　敦, 奥泉広康, 武上泰光：ヒッププロテクターによる大腿骨頸部骨折予防の検討. 中部整災誌 41：619-620, 1998.
5) 安村誠司, 鈴木隆雄, 吉田英世, ほか：特別養護老人ホーム入居者における大腿骨頸部骨折予防装具の使用に関する基礎的研究. 日本老年医学会雑誌 36：268-273, 1999.

REHABILITATION TECHNOLOGY

3. ビデオカメラとパソコンで行う動作分析

●●● はじめに

　病棟や訓練の現場での簡便な動作の測定を望む声は臨床に携わる関係者から多々あります。そこで我々は、身近にあるビデオカメラとパソコンを使って臨床で利用できる動作分析手法について考察しました。

　現在のパソコンは購入時点で静止画像や機種によっては動画も扱えるソフトウエアがインストールされています。この機能を利用して動作分析を行う方法を摸索した結果、ビデオカメラやデジタルカメラの画像をパソコンで再生して動作や形状を計測するソフトウエアの制作と市販されているソフトウエアで利用可能なものについて調査を行いました（Windows 95、98、ME で動作確認）。

1 座標取得

　図1は市販の動画描画ソフト上に今回制作した座標取得ソフト Screen 2 をパソコン上の画像に重ねて座標抽出できる状態を示したものです。

　画像の任意の位置でマウスの左ボタンをクリックすればマウス先端の座標値がテキストファイルとしてパソコンに記録されます。ちょうどガラス板状の透明なデジタイザーのようなものです。

　そこで Screen 2 を歩行の分析に応用してみました。8名の脊髄損傷者について長下肢装具（Walkabout®、Primewalk®）を装着した歩行訓練をビデオカメラで前額面（正面）から撮影しました。被験者の身体座標測定ポイントは頭部＋頸部、体幹、両側の上腕、前腕＋手、大腿、下腿＋足部の10セグメントの質量中心位置とスティック図作成用の頭頂、肩峰、肘、手首、腰、膝、足部の合計23点とし、この位置に紙マーカーを貼り付けました[1]。撮影したビデオ画像は30フレーム/秒でパソコンに記録しました。1フレームごとにパソコン画面に画像を描画して、3コマごとに紙マークが示す座標値をマウスで抽出しました。その後、幾何学的手法で各

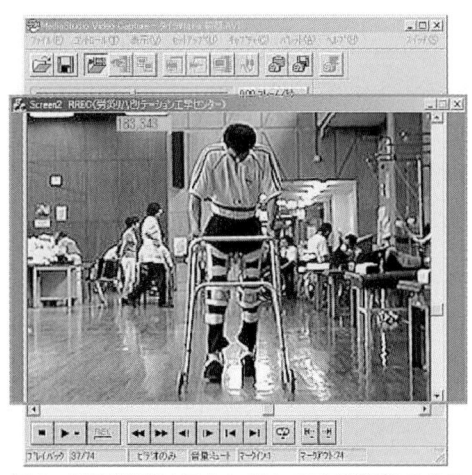

図1. 動画描画ソフトに重ねて座標取得できる状態に設定した Screen 2

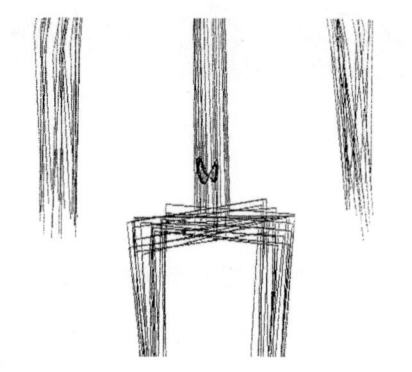

図2．健常者のスティック図と重心動揺軌跡

セグメントの合成重心（体重心）位置算出とスティック図を作成しました[2]（図2）。スティック図は被験者がカメラに近づくに従って大きくなるため、常に一定の身長となるように分析プログラムで補正しました。

使用にあたって重要なことは、動画編集ソフトのコントロール部分まで座標取得区域が被らないようにScreen2画面の大きさを調節することです。座標取得区域が被さると描画ソフトのコマ送りなどのコントロールができなくなります。座標を取得した画像位置にはマークが付けられますが次の画像を表示するとマークは消えます。測定を始めると座標取得区域の左上にマウスの現在座標値（X、Y）と保存座標値の2つの窓が現れます。

2 応用結果

測定の詳細を表1に、重心動揺とスティック図の代表例を図3に示します。

今回の測定において被験者全員が行うことのできた平行棒歩行の結果を表2にまとめました。

8名の被験者はそれぞれ身長が異なるため重心動揺を単純に比較できません。同等の歩行レベルであっても身長の高い被験者の方が重心動揺は大きくなると考えられます。そこで重心動揺量を身長比として正規化しました。これにより身長の異なる被験者を同等に評価することが可能となりました。

表1．8名の被験者の装具と歩行の種類

被験者	1	2	3	4	5	6	7	8
装具	P	P	P	P	P	W	W	P
平行棒	○	○	○	○	○	○	○	○
歩行器	○	○	○	○	○	—	—	—
杖	○	—	○	—	○	—	—	—

P＝Primwalk、W＝Walkabout
平均年齢：30.4歳
○：歩行可能（撮影可能）
—：歩行不可

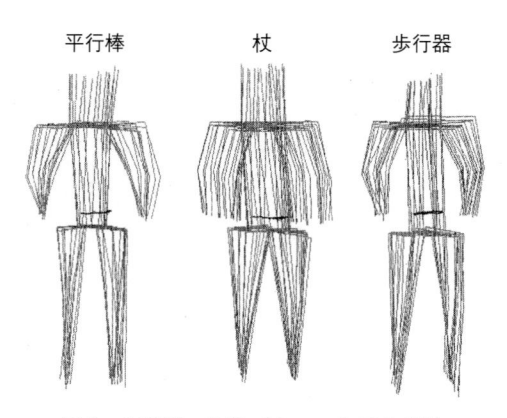

図3．3種類の歩行パターンと重心軌跡

表2. 8名の平行棒歩行における体重心動揺　　　　　　　　　　　　　　　　（体重心動揺量/身長）

被験者	1	2	3	4	5	6	7	8	平均
側方動揺	11.1	9.9	7.8	11.8	7.2	7.3	9.8	7.1	9.0(%)
上下動揺	1.0	1.3	2.2	1.6	1.6	1.2	1.3	1.6	1.5(%)

　分析は右足踵接地から次の右足踵接地までの1歩行サイクルについて重心動揺の側方および上下について算出したものです。
　脊髄損傷者のみのデータでは歩行がどの程度のレベルにあるのかこの値だけで推定することは困難であるため、大腿義足装着者と健常者の歩行を同様に測定してまとめてみました[3)4)]（表3）。

表3. 脊髄損傷および大腿義足歩行と健常者の重心動揺（平均値）

	側方動揺	上下動揺	症例数
脊髄損傷	9.0%	1.5%	8名
大腿義足	5.7%	2.4%	15名
健常者	2.2%	2.0%	10名

　脊髄損傷者歩行の重心動揺の特徴は上下の動揺が小さいことです。装具を装着した下肢の関節に伸展および屈曲がないため、上下方向には大きな重心動揺を示しませんでした。一方、最も重心上下動揺の大きい大腿義足歩行では義足側遊脚相で義足足部と床との接触を防ぐために、健側足関節を使って伸び上がり歩行を行っていることが大きな重心上下動揺に反映されていると考えられます。
　側方の重心動揺では脊髄損傷歩行が最も大きな値を示しました。脊髄損傷歩行は体重を一方の脚に乗せてから体幹の回旋を利用して遊脚側の下肢を前方に振り出しています。この動作を左右脚交互に行うことから側方重心動揺は大きくなり、重心動揺を利用した歩行を行っているとも考えられます。最も動揺の小さい健常者は四肢の空間的バランスと左右のほぼ同等の下肢筋力で重心動揺を制御していました。大腿義足歩行では義足側立脚相で体重を義足側に預ける歩行が一般的で、この現象が健常者に比べて側方重心動揺を大きくしていることがわかりました。重心動揺軌跡は健常者でほぼ左右対称の∞形状を示し（図2）、大腿義足歩行では義足側が変形した∞形状を示しました。脊髄損傷例では全員が側方への横一文字の形状を示しました（図3）。
　Screen 2を用いて脊髄損傷者の歩行時のビデオ画像から重心動揺を求めましたが、動揺量と動揺パターンで大腿義足および健常者とは異なっていることが定量的にわかりました。
　2足歩行を行った健常者および大腿義足歩行と平行棒、杖、歩行器を使用する脊髄損傷例では歩行条件において異なりますが、器具を用いた現状の歩行能力を評価するパラメータとして有効であると思われます。我々はほかの症例も含めて身体の制御能力の高い症例ほど重心動揺が少ないという結果を得ています。今回の脊髄損傷者の測定結果は身体制御能力と重心動揺との関係を反映していると考えています。

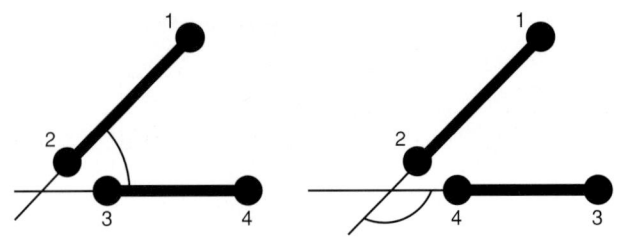

図4. 測定できる2種類の角度

③ 角度測定

　Screen 2 は座標を取得した後、表計算ソフトなどで分析するためには座標から角度に変換するなどの作業があるので結果を得るまでが少々煩雑でした。このような意見は実際に利用した方々からも聞かれました。Screen 2 の利用方法として角度の計測が多いこともわかりましたので、座標ではなく画像から角度を測定する分度器のようなソフトウエアを制作したので利用方法の実例を示して紹介します。

④ Angle-Line の使用方法

　ソフト名を Angle-Line としました。Angle-Line はパソコンのデスクトップに描画されている画像であれば静止画および動画をファイル形式に関係なく画像から角度が測定できる Windows 用のソフトウエアです。起動は Screen 2 とまったく同じです。
　角度測定の測定手順はマウスで任意の位置を2ヵ所クリックすると直線が描画され、次にもう2ヵ所クリックして2本の直線を描けばその2本の直線の成す角度が Angle-Line 左上に表示されます。2本の直線は交差しても離れても問題はありません。さらにクリックの順序を変えることにより2種類の角度が測定できます（図4）。

⑤ 応用結果

　静止画像での実例を図5に示します。あらかじめパソコンに記録した画像をパソコンのデスクトップに描画して Angle-Line を起動します。次にメニューで Angle-Line を画像上に移動して計測エリアのサイズ調整を行います。次に測定したい部位に2本の直線を描けば角度測定は終了します。Angle-Line のマウスに連動した拡大鏡の制作も行い精度の向上を目指しました（図5-b）。
　動画の使用例を図6に示します。
　立ち上がり動作をビデオカメラで撮影してパソコンに記録します。撮影前にあらかじめ角度

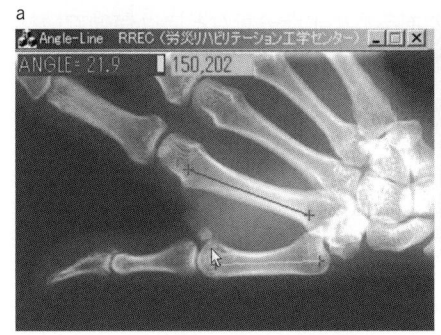

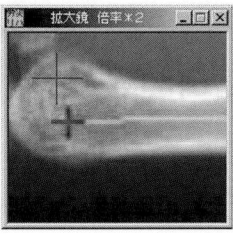

図5. 静止画における使用例

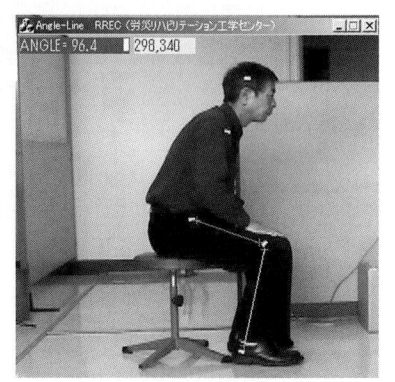

図6. 動画における使用例

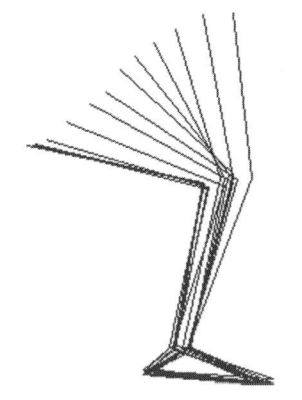

図7. 立ち上がり動作のスティック図 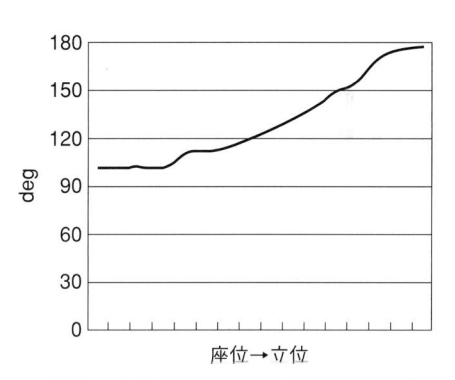　　図8. 立ち上がり動作における膝関節角度

測定を行う部位に紙マーカーを貼り付けました。動画は1コマごとに再生できるフレームカウンターの付いている再生ソフトで描画すると便利です。Screen 2と同じように画像の上にAngle-Lineを重ねます。画像から角度を測定して次のフレームに進むと前のフレームで描かれた2本の直線は消去され次の計測に支障をきたさないようつくられています。一連の測定を終えてAngle-Lineを終了するとパソコンのデスクトップに測定した結果がテキストファイルとしてつくられます。

　このテキストファイルがScreen 2と異なる点はファイル内の値が既に角度になっているため煩わしい計算をすることなくエクセルなどの表計算ソフトを用いて容易にグラフ化できることです。座位から立ち上がりまでのスティック図と膝関節角度の変化を図7、8に示します。

6　三次元計測

　動作評価方法の1つとしてScreen 2とAngle-Lineによる簡便な測定方法を用いてリハ現場で訓練中の脊髄損傷者の歩行および立ち上がり動作などを測定して装具や訓練の評価に利用

しました。しかし、このシステムは二次元計測であるため歩行分析などには有効でしたが、複雑な動きをする上肢や指の動作分析には不向きです。そこで新たに同じ測定機器で三次元計測が可能な手法を考案して頚髄損傷者の手指の拘縮測定に対応できるように検討しました。

7　計測方法

測定は三次元で行うため動的な測定ではカメラが同時に2台必要ですが、今回のように静的な測定では1台のカメラで複数の方向から撮影した2枚以上の画像があれば可能となります。画像の分析にはPhotoMode1er(ビクトリーソフト)を用いました。これは本来建築や土木に利用されているソフトですが、更正と撮影条件を厳密に行えば人体にも十分応用できました。

PhotoMode1erは分析の前に次のような準備が必要となります。

①使用する長さの単位と被写体のおおよその大きさを認識させます(図9)。

②測定に用いるカメラで既知の大きさの被写体を撮影してその距離を入力します(図10)。

③既知のサイズを撮影して被写体の大きさをカメラに認識させてレンズの更正を行います(図11)。

④分析対象となる画像をコンピュータ上で選択します(図12)。

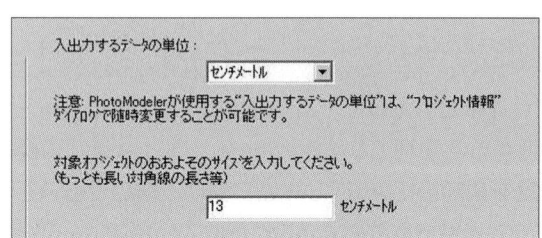

図9．長さの単位と被写体の大きさを入力

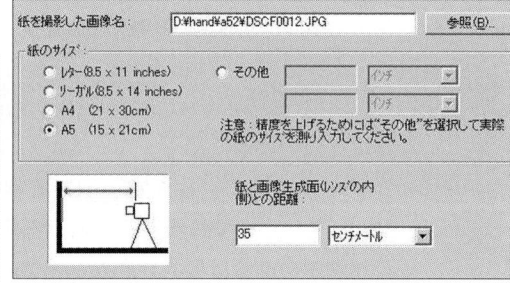

図10．使用するカメラで定型の紙の撮影と距離を入力

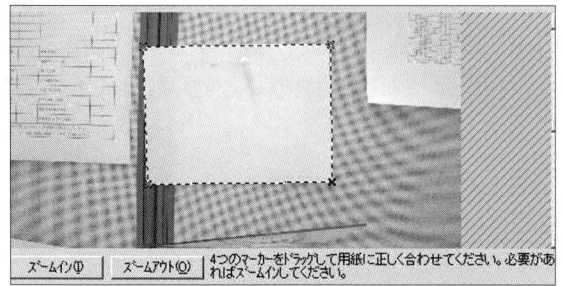

図11．画像面積に占める定型の紙の大きさを認識させる

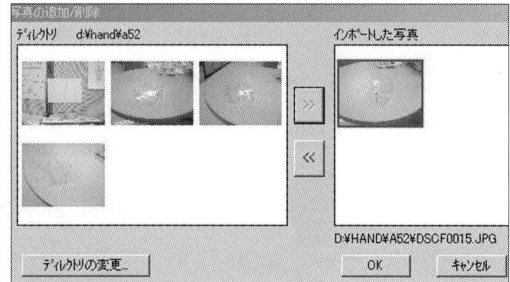

図12．分析する画像の組み合わせをフォルダから選択

8 結果

　本測定方法の精度を検証するため既知の角度をもつ物体を2方向から撮影して角度を算出しました。撮影は富士フイルムのFinePix 4900 Zデジタルカメラを用いましたが、ビデオカメラでも問題はありません。被写体はプラスチックの長方体で図13に示すように7ヵ所に座標測定用のマークを施し2方向からの撮影で、どちらの画像にもこのマークがすべて写るようにしました。その後それぞれの画像の同一マークをソフトに認識させて三次元座標を算出しました（測定対象部位の角度は90度）。この測定を5回繰り返し平均値と標準偏差を求めました。
　平均値91.46度、標準偏差0.27という結果が得られました。
　頸髄損傷者の手指の拘縮測定への応用結果を次に示します（図14）。被験者には測定に必要な部位に口紅でマークを施した後、手を最大伸展位と最大屈曲位をとるように指示してそれぞ

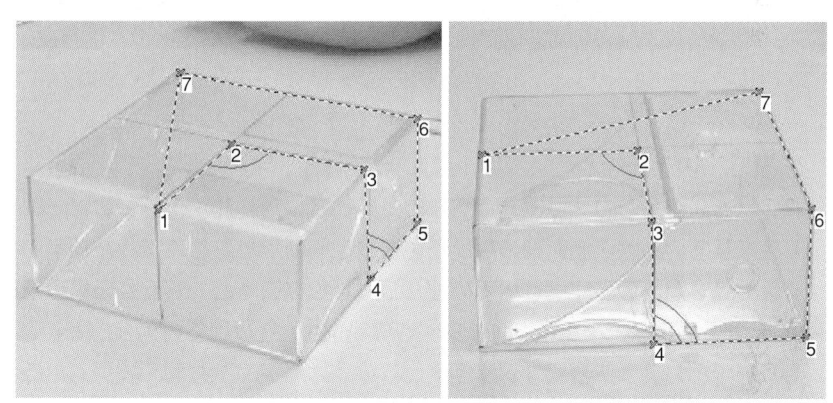

図13．既知（90度）の角度をもつ物体を2方向から撮影

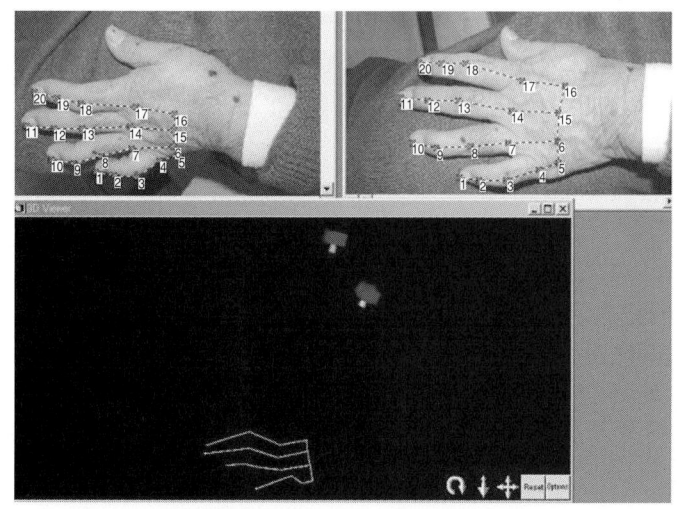

図14．手部の測定点からつくった三次元スティック図

図15．関節可動域とスティック図

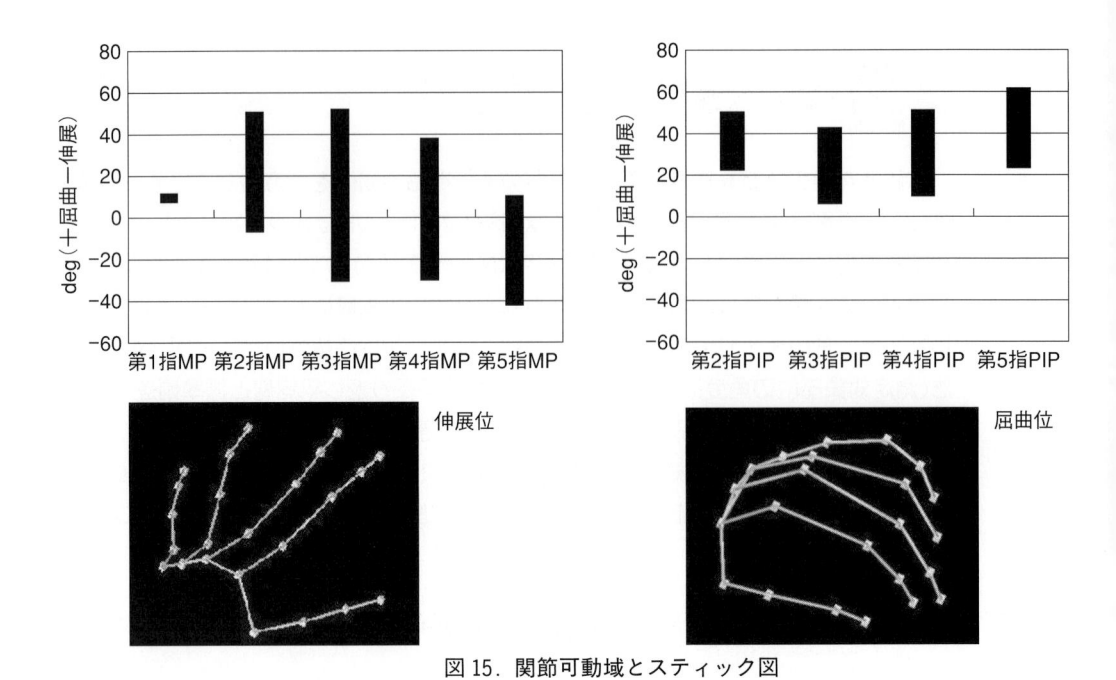

れの状態を1台のカメラで3方向から撮影しました。測定マーク塗料に口紅を用いた理由として、被験者の皮膚に悪影響のない着色塗料と判断したためです。被験者の手部は伸展位、屈曲位ともに2方向のみではすべてのマークが写せないため3方向からの画像を撮影しました。分析は画像1方向と2方向、2方向と3方向を組み合わせて行いました。図14は最大伸展位の分析結果とカメラ位置です。座標測定マークはパソコン画面で確認できる範囲内で小さくすることが精度の向上につながることが検証実験でわかりました。

この画像の座標データから手指の三次元スティック図の作図と PIP、MP 関節の関節角度と可動域を求めました（図15）。図中に示す帯の長さは関節可動域を示すものであり、この被験者は PIP 関節より MP 関節の方が大きな可動域をもっていることがわかりました。

9 考　察

近年のパソコンおよびその周辺機器の進歩により数年前までは不可能であった計測が身近にある機器で可能となりました。特に画像関係の分野での進歩は著しく、今回分析に用いたソフトは本来医療とは関係ない分野の製品ですが、あらゆる分野でコンピュータが使用されている現在、ほかの分野で開発された機器やソフトにおいても活用できるものが少なくないと考えられます。そのためほかの分野の情報を取り入れることはますます重要な課題となると思われます。

10 まとめ

①本測定方法は写真を撮影するだけなので場所を選びません。
②分度器などで測定できない部位も非接触で測定ができます。
③写真撮影を行うことにより視覚的な記録が残せます。
④ほかの測定方法と比較して安価で行えます。

（笠原富美雄、元田英一）

【文　　献】
1) 松井秀治：各種重心位置に関する研究. 体育学研究 2-2：65-76, 1956.
2) 笠原富美雄, 青山　孝：16mmシネカメラによる歩行時の体重心測定；第3報. 整形外科バイオメカニクス 11：225-229, 1989.
3) 笠原富美雄, 青山　孝：健常者の歩行時における体重心動揺. 日本臨床バイオメカニクス学会誌 16：245-250, 1995.
4) 笠原富美雄, 元田英一, 鈴木康雄, ほか：人工膝関節置換術前後の歩行中の体重心. 日本臨床バイオメカニクス学会誌 19：403-406, 1998.

4. 筋骨格システムのコンピュータモデルと臨床応用

① 筋骨格システムのコンピュータモデルとは？

　人間は日常生活、スポーツ活動で筋肉使って身体を動かしています。例えば歩行では、左右の脚を交互に前に進めることによって前進をしています。その時に、身体の各部分にはどれだけの力が加わるのでしょうか。膝の悪い人がいます。特にいすから立ち上がる時とか、階段を昇り降りする時に余計に膝の痛みが増します。どうしてでしょうか。それは、そのような動作の時には、平地を歩くより大きな力が膝の関節に加わるためです。別の例ですが、少年野球で問題になっている野球肘があります。これも、投球動作で肘に無理な力が加わることが原因です。どのような投球フォームでどのような力が肘に加わるかが問題です。どのような動作で、どのような力が関節に、筋肉に働くかは身体の中にセンサーでも埋め込んで測定するしか方法がありませんでした。そうなれば、生体の一部を傷つけるか、屍体を使って実験するしか方法がありません。しかも、測定できる力も限られていました。

　近年のコンピュータ技術の発展は目覚ましいものがあります。従来では考えられなかったことがコンピュータを使って実現されています。地震の予知、地球の汚染状態などがコンピュータを使ってより正確にわかるようになっています。この手法をコンピュータシミュレーションといいます。つまり、コンピュータの内部に、自然環境を再現するモデルを数式の組み合わせでつくり、そのモデルにさまざまな条件を入力することによって結果を出します。例えば地球のモデルに毎年の炭酸ガス排出量を入力すると、大気の温度が何度になり、その結果海面が何m上昇するかが答えとして得られます。これと同じように、人体のモデル、ここでは筋肉、骨、靭帯などの運動器でつくられたモデル（筋骨格システムのコンピュータモデルと呼びます）にさまざまな運動条件を入力してやると、各部分にどのような力が加わるかが計算されます。これで人体実験などしなくても目的が達成されるわけです。前に述べた例だけでなく、どのような姿勢が物を持ち上げる時に最も腰に負担が少ないか、下肢の骨折の手術後にどの程度の荷重をかけて歩いてもよいかなどのさまざまなリハビリテーションに役に立つ情報を得ることができます。また整形外科の手術にあたって、術前に手術の効果を知り、最適な手術方法を選択することも可能になります。例えば脳性麻痺の患者さんの歩行がアキレス腱をどの程度延長すると最もよくなるかを術前に推察することが可能になります。

② 具体的な方法

　CT・MRIなどのデータを使用して、三次元の骨のコンピュータモデルを作成します（図1）。このモデルはわかりやすくみせるためで実際の計算には使われません。人の動作を運動計測装置で採取し、そのデータでこのモデルを動かせば非常にリアルな動きが再現できます。最近の映画にはこの技術が取り入れられて非常にリアルなアニメーションが可能になっています。しかし、これだけでは、身体の各部分に加わる力を計算することはできません。どうすればよいのでしょうか。ボールを投げた時、ボールがどうやって飛んでいくかは投げた力がわかれば計算できます。逆に、ボールがどのように動いたかがわかれば、ボールに加わった力が計算できます。ここでは後者の方法をとります。つまり、三次元の運動計測装置を用いて、身体の各部分の動きを調べます。図2は屈伸運動の身体の動きを三次元の運動計測装置であるViconを使って採取しているところです。その動きから、働いた力を計算します。そのために、身体を足部、下腿、大腿などの要素に分けます（図3-A）。各要素の動きからその要素に働く力が求められます。それをもとにして要素間に働く力を求めます。これで、例えば、屈伸運動中に大腿と下腿の間に働く力を求めることができます（図3-B）。

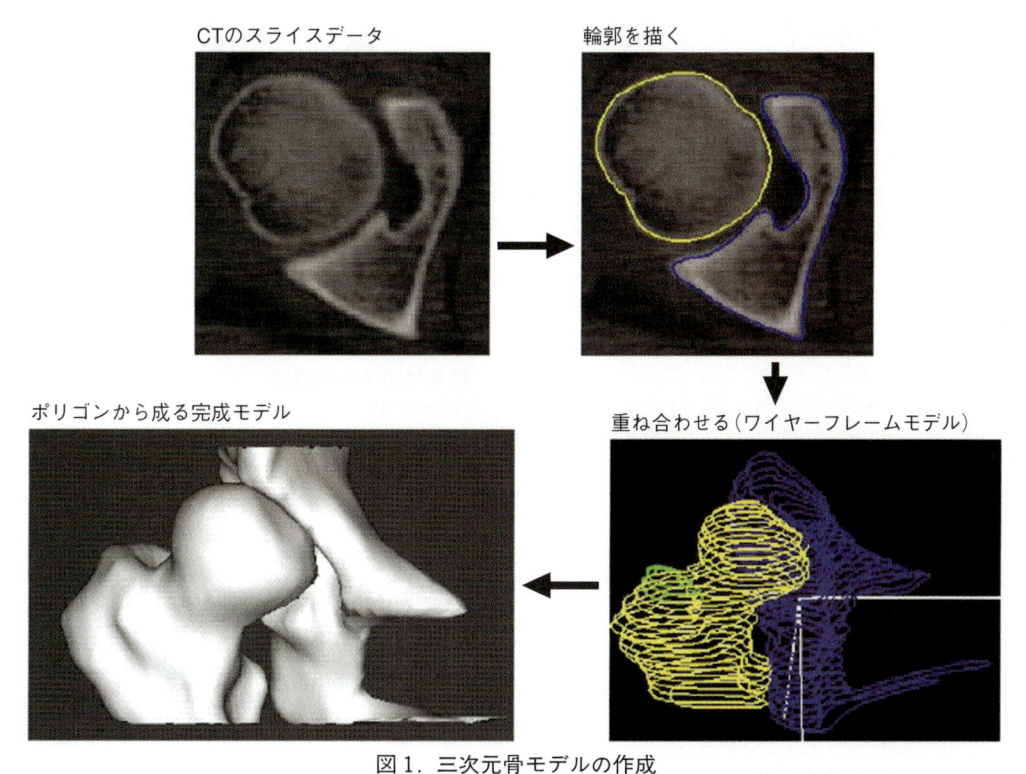

図1．三次元骨モデルの作成
CTのデータより三次元の骨モデルをつくります。CTのスライスデータから骨の輪郭を描き、それを重ね合わせます（ワイヤーフレームモデル）。それから、影つきのモデルを作成します。

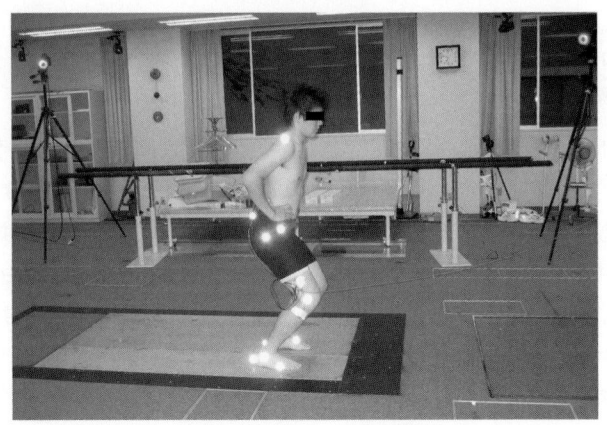

図2．運動データの採取

膝の屈伸運動をしているところを、三次元運動計測装置(vicon)でデータ採取しているところです。白く光っているのがマーカーで、このマーカーの反射をとらえて位置を検出します。

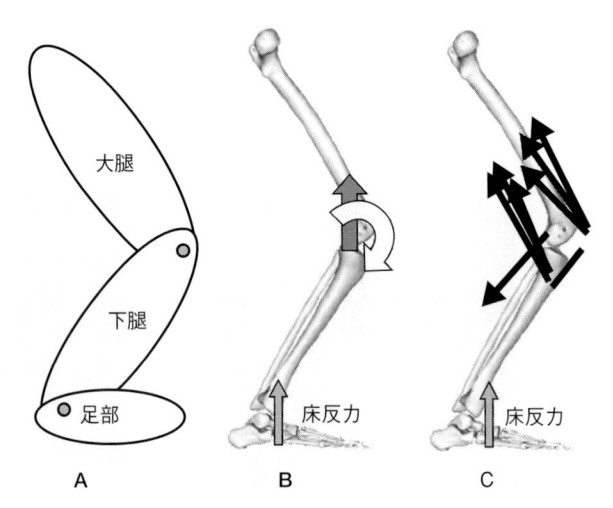

図3．筋骨格モデルの原理

A：下肢を大腿、下腿、足部の3つに分けたところです。
B：計算によって下腿と大腿の間に働く力がわかります。
C：筋力は多数働くため、どの筋肉がどれだけの力を分担するかはたくさんの組み合わせがあります。

　さて、ここから筋力を求めるにはどうしたらよいでしょうか。大腿と下腿の間に働く力はわかりました。しかし、大腿と下腿の間に働く筋は大腿四頭筋、ハムストリングス、腓腹筋など多数あります(図3-C)。そして、各筋肉がそれぞれ働き、その結果として大腿と下腿の間に力が働いたわけです。この時、それぞれの筋肉がどれだけの力を出すかの組み合わせは無数にあって決めることができません。そこで、特殊な方法を使います。ある値を最小化するという

目標を定めることによって、解を得る方法を最適化手法といいます。例えば、ハンバーガー店が各商品をいくらで販売するかを考える時、その組み合わせは無数にありますが、最も利益が上がるということを目標とすると、最適な組み合わせを求めることが可能です。これと同じようにして、筋肉が最も効率よく力を出すという条件をつければ解を求めることができます。

3 応用例

[1] 応用例1──膝の屈伸運動

屈伸動作をした時のモデルを図4に示します。骨格は下半身だけ表示してあります。筋肉は直線で表してあり、筋力に比例して膨らむようにしてあります。そのため筋力の大きさを視覚的にとらえることができます。矢印で関節間に働く力、足底に働く力を表します。同じ屈伸運動でも、重心を拇趾球にかけるのと、足底全体にかけるのでは、膝関節に働く力が異なります。脛骨の引き出し力は膝の伸展に伴って後方から前方に変化しますが、重心を足底全体にかけると、膝の伸展位近くで脛骨の前方引き出し力が生じ、拇趾球にかけると脛骨の前方引き出し力は生じないことがわかります（図5）。

[2] 応用例2──OKC運動とCKC運動について

足を拘束せず自由に屈伸運動をすることをオープンカイネティックチェーン（OKC）運動、足部を床につけて体重をかけるか、壁などを押して屈伸を行うのをクローズドカイネティックチェーン（CKC）運動といいます。OKC運動では大腿四頭筋が主に働くため、脛骨が前方に引き出される力が働き、前十字靱帯の再建術後の筋力訓練では不適です。CKC運動では大腿四頭筋と同時にハムストリングスが働くため、脛骨が前方に引き出される力は小さくなります。図6は筋力測定器（CYBEX 6000）を使って両者の力を求め、筋骨格モデルで筋力と脛骨の引き出し力を求めたものです。図7によると、CKC運動では脛骨が前方に引き出される力は働いていないことがわかります。

[3] 応用例3──杖歩行による股関節の免荷

歩行時には股関節には体重の3倍の力が加わることが知られており、変形性股関節症の患者さんに杖の使用が勧められています。筋骨格モデルを使用した解析をしてみたところ、杖なしと、杖を軽くつく感覚で歩いた例では、杖に最大12 kgかけて歩くと、反対側の股関節合力は最大約200 kgから100 kgと半減することがわかりました（図8）。

●●● おわりに

このように、人体のさまざまな動作でどのような力が各部位に働くか、どの程度の筋力が働くかが人体の動きを計測するだけで推測できます。この方法は、今後、コンピュータ技術の発達と併行して進歩し、より精密で複雑な解析が可能になると考えられます。その結果、先に述

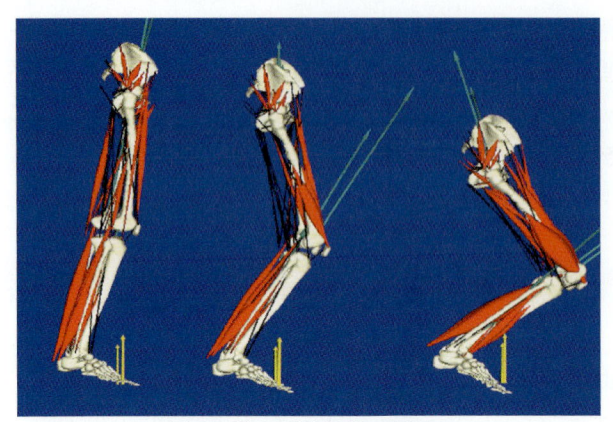

図4.膝の屈伸運動の解析
筋骨格モデルを使って、膝の屈伸運動の解析結果を表しています。筋力の大きさに応じて太さが変わるように表示してあります。矢印は、床反力と関節に働く力を示しています。

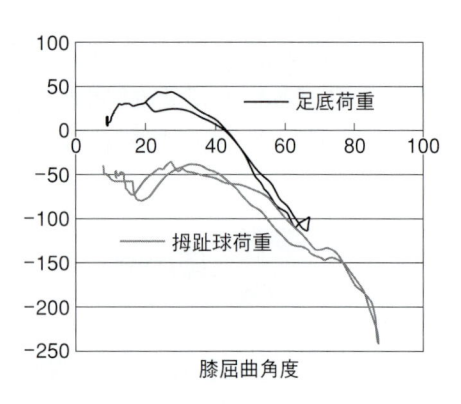

図5．脛骨の前方引き出し力と膝の屈曲角度の関係
縦軸は前方引き出し力の大きさです。足底全体の荷重に比べて、拇趾球に荷重した場合、膝がまっすぐになっても脛骨の前方引き出し力が働いていないことがわかります。

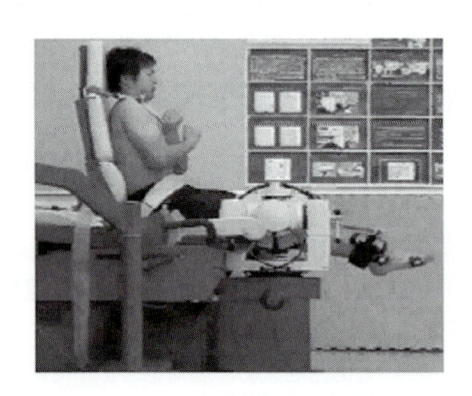

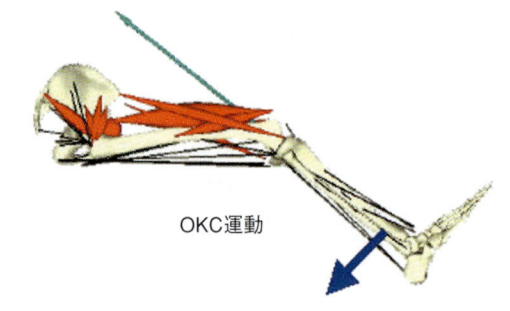

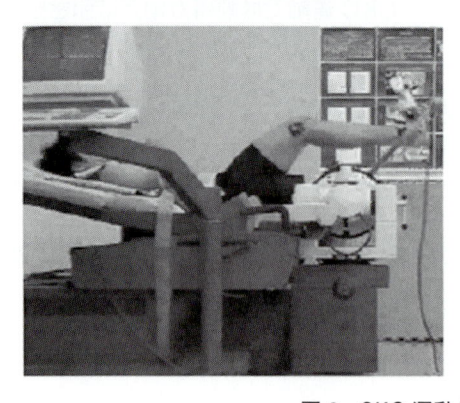

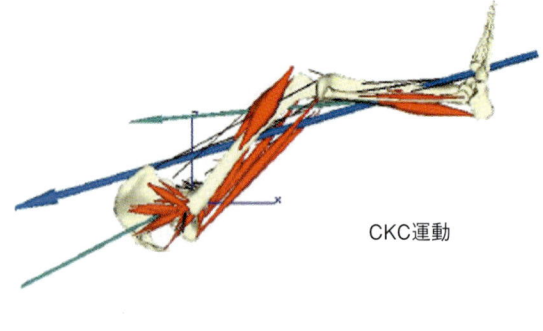

図6．OKC運動(上)とCKC運動(下)の比較
OKC運動では大腿四頭筋が主に働くだけですが、CKC運動では大腿四頭筋だけでなくハムストリングスと腓腹筋も働いているのがわかります。

272

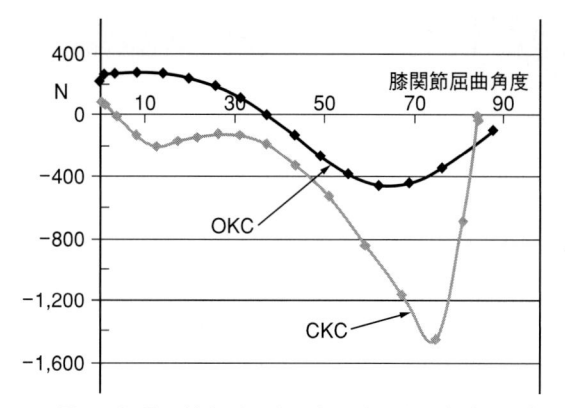

図7. 脛骨の前方引き出し力と膝の屈曲角度の関係
OKC 運動では膝関節が 30 度以下の時には脛骨の前方引き出し力が働いているのがわかります。CKC 運動では完全伸展近くまで前方引き出し力は働いていないことがわかります。

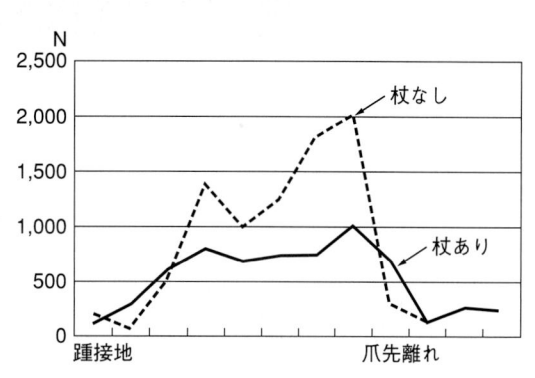

図8. 杖歩行の股関節合力の推移(歩行立脚期)
軽く杖をついただけで、股関節に加わる力は半減することがわかります。股関節症の患者さんに杖を勧めることがいかに大切かを再認識させてくれました。

べたことはもとより、より合理的な運動療法の開発、効果的で安全なスポーツトレーニング方法の開発にも大きく役立つものと期待されます。今回は、詳しい説明は省いて概略と応用例の一部を示しました。もっと詳しくお知りになりたい方は関節外科 2：19-30，2003 で解説していますので一読頂ければ幸いです。

（元田英一、鈴木康雄、河村顕治、金井　章）

REHABILITATION TECHNOLOGY

5. 車いすトイレマップのホームページ製作

●●● はじめに

　障害者が、街中にある障害者用のトイレ、エレベーターや駐車場などの情報を得るためには、各自治体やボランティア団体の発行した、車いすマップあるいはガイドマップと呼ばれるもの（以下：車いすマップ）に頼っているのが現状です。

　車いすマップは全国各地でつくられており、冊子やCD-ROMなどとして存在します。これらの更新頻度は低く、3年に1回程度しか更新されなかったり、一度発行したらまったく更新されない場合も多いようです。しかし最近では、更新情報の迅速な伝達を目的として、WWW（World Wide Web）も活用され始めています。

　印刷物の車いすマップは、ページ数が多くかさばるし、重量もあります。そのため、障害者は車いすマップを直接持ち運びせず、あらかじめ目的地の情報や、付近のトイレの位置情報を得てから、外出することがわかっています。またWWWで提供されている情報の場合には、該当する場所などの情報のみをプリントアウトし、それを持参して外出することが多いようです。そのため、あらかじめ外出先や行動が決まってしまいがちで、健常者のような気軽な外出がしづらくなっているのが現状です。

　障害者が外出する際に重要視しているのは、障害者用トイレ[*1]の情報です。障害者用トイレは、欧米では当たりまえのように設置されていますが、日本ではその数はまだまだ少ないので、どこでトイレを利用できるのかが、外出時における不安要因の1つとなっています。街中でトイレに行きたくなった時にすぐに探し出すことができると不安が解消され、気軽に出かける機会が増え、行動範囲が広がるものと考えられます。

　そこで、障害者のトイレに対する不安を軽減するための対策として、近年、爆発的に普及している、インターネットに対応した携帯電話を使って、近くにある障害者用トイレ情報をオンデマンドに入手できるようにする手段を提案します。

　なお現在、携帯電話専用の情報提供システムやインターネットでは、さまざまなコンテンツ（情報）が提供されていますが、携帯電話向けの福祉系のコンテンツはまだ不足しています。そこで、携帯電話向けのコンテンツとして、車いすトイレマップを試作したので報告します。

1 車いすトイレマップ

　車いすマップは障害者が、街中にある障害者用のトイレ、エレベーターや駐車場などの情報を得るためのものです。車いすマップに掲載されている情報のうち、特に障害者用トイレ情報

---

*1：現在は多目的トイレという名称を使うところが増えています。

5 車いすトイレマップのホームページ製作

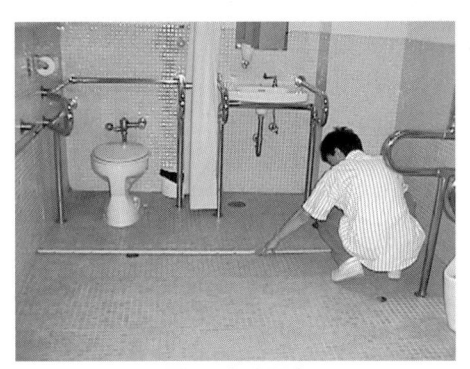

図1. 実地調査

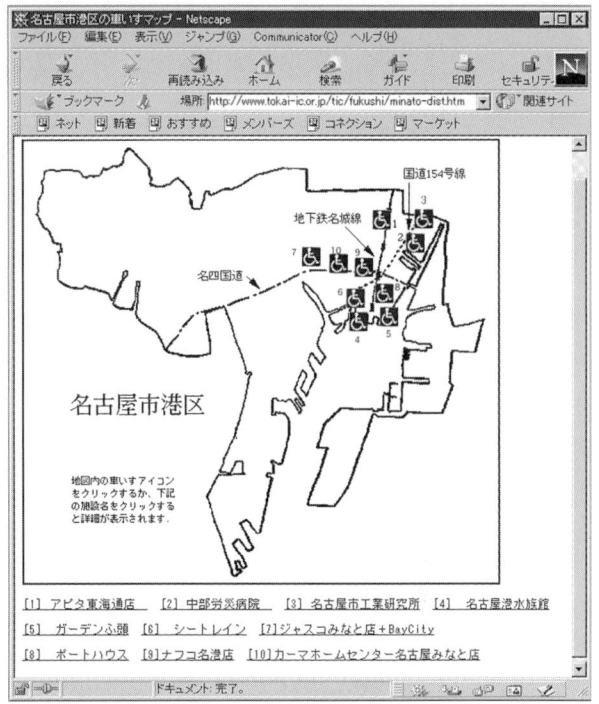

図2. 車いすトイレマップWWW版～名古屋市編～

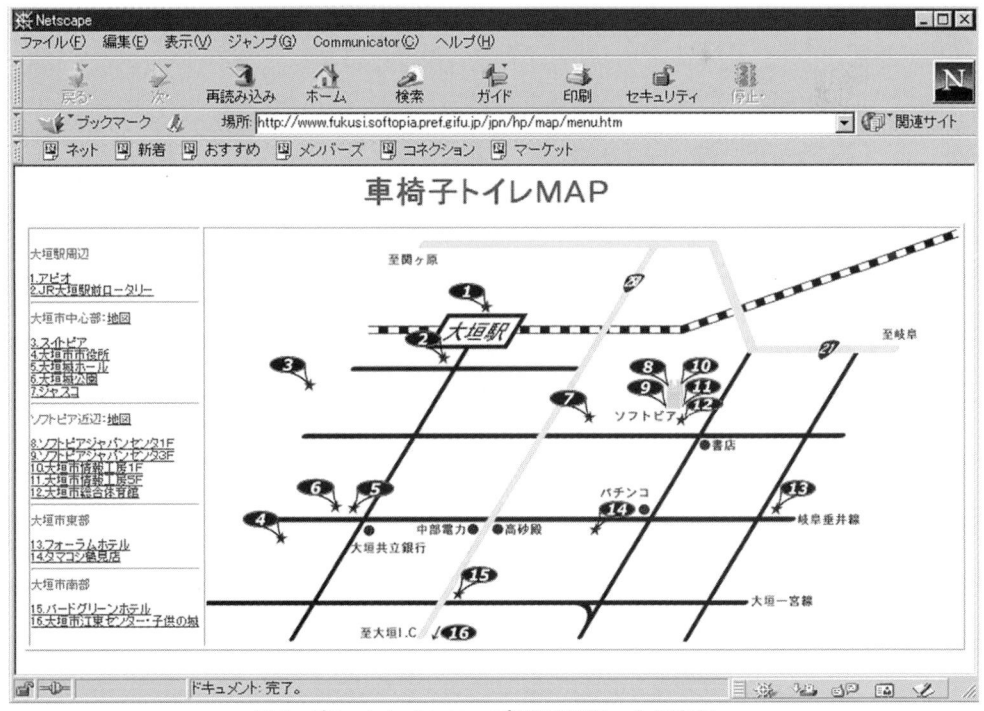

図3. 車いすトイレマップWWW版～大垣市編～

表 1．トイレ調査データシート

調査場所：
調査日時：平成　　年　　月　　日(　　)
調　査　者：

1．入口
　　扉の開閉形態：(引き戸・センサー付き自動引き戸・ドア・その他)
　　　　　　　　　ドアの場合(奥引き・手前引き)
　　扉有効開閉幅：(　　　　)cm
　　段差：(無・有(　　　　)cm)
　　施錠：(無、自由に使用可能・有、使用時に開鍵を申し出る必要あり)

2．室内
　　便器の位置：入口の扉から見て(正面・左奥・右奥・その他)
　　広さ(縦×横)：(　　　　)cm×(　　　　)cm
　　施錠方法：(物理キー・電子キー・その他)
　　緊急非常呼び出しボタン：(無・有)
　(1) 手洗い回り
　　　鏡：無・有(平面式・傾斜式)
　　　水道コックの形態：(手動式・センサー式・その他)
　　　手すり：無・有(左右・片方、高さ(　　　　)cm)
　　　車いすのままでの手洗い：(可能・やや難・困難)
　(2) 便器回り
　　　手すり：無・有(左右・片方、高さ(　　　　)cm)、(固定式・可動式)
　　　洗浄方法：(普通レバー・自動感知式・床設置ボタン・壁設置ボタン・その他)
　　　便座の形状：(U型・O型)、フタ(無・有)
　　　便座の高さ：床より(　　　　)cm
　　　トイレットペーパーの設置：(無・有)
　　　設置高さ：床より(　　　　)cm

3．その他
　　清潔度：(上・中・下)
　　利用可能時間：　　　　～
　　特記事項：

4．見取り図・写真(マビカ使用)

　に着目し、実地調査(図1)を行って、これまでに車いすトイレマップ WWW 版の愛知県名古屋市編(図2)と岐阜県大垣市編(図3)を製作しました。
　このトイレ情報には、1994年に制定された「高齢者・身体障害者等が円滑に利用できる特定建築物の建築の促進に関する法律」(通称：ハートビル法[*2])に基づく告示にある、トイレの広さ・出入口の開閉幅・ドアの形態・手すりの高さ・便座の高さの5項目を含む合計22項目が掲載されています。この22項目を表1のトイレ調査データシートに示します。

＊2：2003年に改正され、改正ハートビル法となりました。

表2. 各サービス仕様の違い

サービス名	言語	ページサイズ	画像形式
i-mode	C-HTML	テキスト＋画像：最大5KB	GIF
J-スカイウェブ	MML	テキスト＋画像：最大6KB	PNG
EZweb	HDML	テキスト：最大1.2KB（仕様上は1.4KB） 画像：合計最大7.5KB（仕様上は8KB） モノクロ1画像：最大1.2KB（仕様上は1.4KB） カラー1画像：最大7.5KB（仕様上は8KB）	 BMP PNG

表3. 各社ツールなど情報一覧

i-mode対応HTML	http://www.nttdocomo.co.jp/p_s/imode/
コンテンツエディター （J-SKY Editor）	http://www.vodafone.jp/japanese/contents_editor/editor/index.html
マイデッキエディター	http://www.au.kddi.com/ezfactory/tool/mdeck/index.html

2 コンテンツ作成

　携帯電話に対して、インターネットを介してコンテンツを提供可能なサービスには、NTTドコモのi-mode、J-PhoneのJ-スカイウェブ[*3]、au by KDDIのEZwebの3種類があります。

　各サービスでは、表示可能なコンテンツの形式に互換性が低いため、サービスごとにコンテンツを用意しなくてはなりません。表2に示すように、各サービスにおいて、情報記述言語の違い、使用できる画像形式の違いがあり、さらに提供可能なコンテンツのサイズにも制限があることがわかります。なお機種により、若干サイズが異なることがあります。

　2003年8月以降、i-modeとJ-スカイウェブのコンテンツ形式が多くの部分で共通となってJ-スカイウェブでi-modeのページが閲覧可能であり、またEZサーバでの変換サービスによってEZwebでもi-modeのページが閲覧可能となっています。但し閲覧する端末の種類や情報記述言語の違いで正しく表示されない場合もあります。

　今回、図2の名古屋市の車いすトイレマップWWW版を基礎データに用いて、各サービスごとのコンテンツを作成しました。コンテンツの数は5ヵ所8件（2004年3月現在）です。

　携帯電話では、限られた表示スペースに多くの情報を表示すると見づらくなるため、表示項目の内容は先に述べた22項目を12項目に減らし、平面図内にその減じた情報を盛り込むことで、従来のものと同程度の情報量を実現しています。

　i-mode用のコンテンツは、NTTドコモが提供しているタグ説明のホームページを参考にエディターで作成し、J-スカイウェブとEZwebは2社が無償提供しているツールを用いて作成しました。これらツールは表3に示すように各社ホームページから容易にダウンロードできます。なお各サービス用コンテンツではそれぞれ、AタグのHREFオプションにおけるtel：プロトコル指定（i-mode、J-スカイウェブ）、ACTIONタグあるいはCEタグのTASK

＊3：2003年10月以降、vodafoneのボーダフォンライブ！に名称が変更になりました。

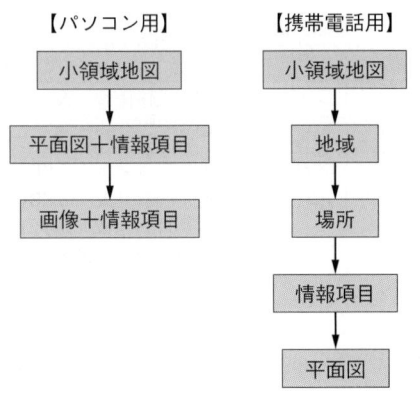

```
【パソコン用】              【携帯電話用】
  小領域地図                   小領域地図
     ↓                           ↓
 平面図＋情報項目                  地域
     ↓                           ↓
 画像＋情報項目                    場所
                                 ↓
                              情報項目
                                 ↓
                               平面図
```

図4．階層

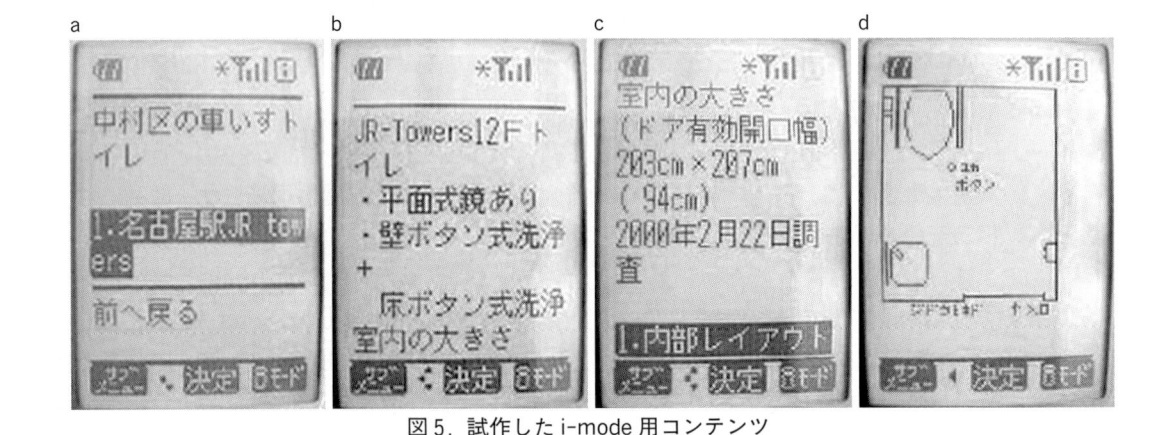

図5．試作したi-mode用コンテンツ

オプションにおけるCALL、NUMBERオプション指定(EZweb)を採用することで、地域・場所に不慣れな人であっても、直接電話をして確認できる利点があります。但し、電話番号を公開することになるので、コンテンツの作成には十分注意する必要があります。各サービスでは、従来の車いすトイレマップWWW版(図2、3)で利用してきたイメージマップが使用できないことと、1ページに表示できる情報量の関係から、今までの3層ではなく、5層のコンテンツへと階層を深くせざるを得ませんでした。図4に従来の3層と今回の5層の階層の概要を示します。また、試作したi-mode用コンテンツを図5-a〜dに示します。

● ワンポイント

　携帯電話用のコンテンツは、表3で示した各社のツールをダウンロードして用いれば、容易に作成できます。但し携帯電話で表示できる画像サイズに制限があるので、閲覧時の情報量に注意し、階層化してホームページを作成する必要があります。それも参考になる書籍がありますから大丈夫です。しかし実際は、どこに車いすトイレがあるのかを把握して調査することの方が大変でしょう。

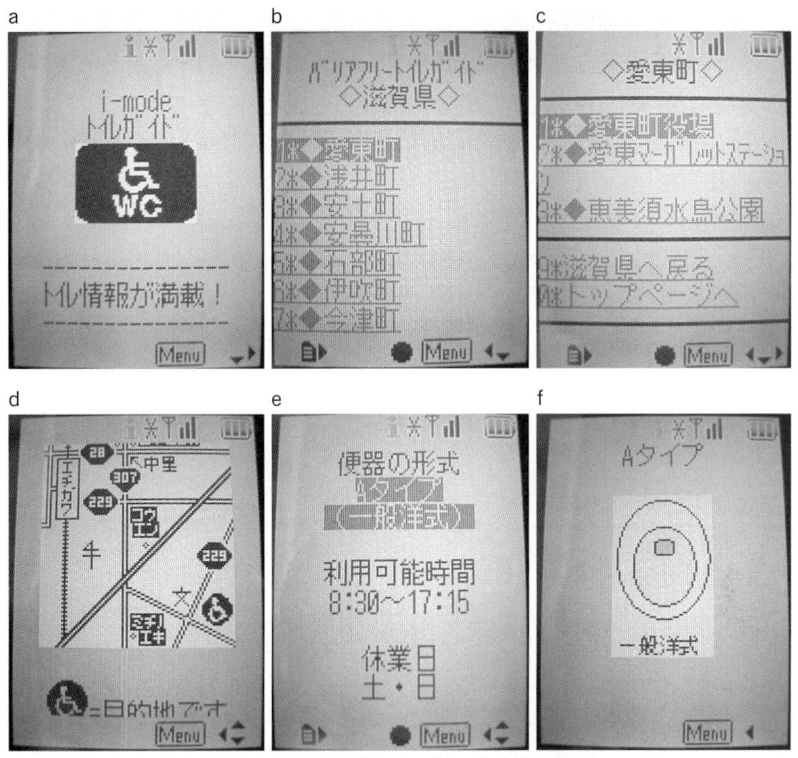

図6. バリアフリートイレガイド滋賀県

3 ユーザー使用結果・反響

　実際に車いすを利用している障害者の方々に、今回試作したコンテンツを携帯電話で閲覧してもらい、意見を求めたところ、①出かける時に早速利用したい、②階層が深くなったので、パソコンで閲覧する場合より、少し使いづらいように思われた、③パソコンと違って、画面が小さいため、コンテンツの見せ方に工夫が必要である、④トイレ内の写真がほしい、などの意見が寄せられました。

●●● おわりに

　今回、携帯電話で閲覧できる車いすトイレマップを試作しました。このようなコンテンツが整備されると、障害者の行動範囲が広がることにつながり、携帯電話が外出時の不安要因を取り払う道具としても活用されることが予想されます。なお図6a〜fに示すように2004年3月現在、滋賀県ではコンテンツの充実した「バリアフリートイレガイド」が運用されていますが、こうした試みは全国的にみてもまだわずかです。

今後、利用者の意見も参考にしながら、コンテンツの拡充を図っていく予定です。
　また、より詳細な地図情報の提供や、携帯電話やPHSによる位置情報サービスとのリンクが実現できれば、さらに利用価値が高まるものと予想されます。

（田中芳則、中村恵一、山口榮作）

【参　　考】
1）名古屋市港区の車いすマップ　http://www.tokai-ic.or.jp/tic/fukushi/minato-dist.htm
2）名古屋市の車いすマップ i-mode 版　http://www.tokai-ic.or.jp/tic/fukushi/i-nagoya.htm
3）バリアフリートイレガイド滋賀県　http://www.hukusi-shiga.net/i/wc/

和文索引

あ

アキレス腱 …………………268
アクチュエーター …………93
アクティビティー ……169,171
アクティブ …………………91
アジャストクッション ……107
アライメント ………………6
アンカークッション ………108

い

イメージ理解の補助 ………126
移乗 …………………………104
　──訓練補助装置 ………61
　──動作 …………………51
　──補助機 ………………92

う

ウォークスルー ……………124
ヴァーチャルリアリティ …124
運動計測装置 ………………269

え

エキスパートマウス ………146
エレベーター操作盤のリモコ
　ン化 ………………………97

お

オゾン利用脱臭装置 ………202
オープンカイネティックチェ
　ーン運動 …………………271
オペレートナビEX …146,148

か

カットキー …………………147
下肢の筋再教育 ……………195
下腿義足 ……………………3
家屋改造 ……………………121
家庭用テレビゲーム機の代替
　入力方法 …………………157
家庭用テレビゲーム機用代替
　入力インターフェース …158
顎部懸垂式 …………………18
改良型ナースコールコネク
　ター ………………………184
角度測定 ……………………262
拡大鏡 ………………………262
患者サービス ………………243
患者基本データ ……………245

き

ギャッジアップ ……………182
記録業務 ……………………249
起立訓練 ……………………92
機能的電気刺激(FES) 111,168
義肢装具士 …………………9
義手 …………………………192
傷 ……………………………78
逆流防止装置 ………………223
吸引用カテーテル …………227
挙上装置 ……………………177
業務管理 ……………………243
筋電位 ………………………16

く

クイックリリース式 ………87
クッション …………………107
クリックパレット …………140
クリックロック …………139,140
クローズドカイネティック
　チェーン運動 ……………271
グラブ式固定具 ……………56
グリップ付き箸 ……………217
駆動抵抗装置 ………………198
駆動力のアップ ……………83
空間イメージ ………………124
空気清浄機型 ………………201
車いすクッション …………67
車いすトイレマップ ………274
車いすマウス ………………124
車いすマップ ………………274
車いすの車内収納 …………105
車いす固定装置 …………39,42
車いす走行抵抗可変装置 …196
訓練予定者一覧表 …………249

け

ケーブル ……………………178
脛骨の前方引き出し力 ……271
痙性 …………………………76
傾斜台耐性の低下 …………92
携帯電話 ……………………274
頸髄損傷者
　………………50,131,143,218,220
頸髄不全損傷 ………………76
現職復帰 ……………………192

こ

コスメチック・グラブ ……19
コミュニケーション支援 …238
コンピュータ操作 …………151
コンピュータシミュレーショ
　ン …………………………268
子ども用電動起立移動機 …94
呼吸気スイッチ …135,165,166
呼吸器疾患 …………………224
固定キー機能 ………………143
誤嚥 …………………………224
口腔ケア ……………………224
骨格構造義足 ………………3

さ

作業姿勢評価 ……………192,193
座位姿勢 ……………………55
座位保持 ……………………54
座標抽出 ……………………259
採型 …………………………5
採寸 …………………………5

最適化手法 …………………271
在宅就労 ……………………150
三次元 ………………………123
酸素消費量 ……………………75

【し】

シーティング ………………53
シミュレーション …………123
シャワースタンド …………181
シリコン ………………………36
ジョイスティック ……………25
ジョイスティックレバー …102
四肢麻痺 ………………………96
市販化 …………………………96
試用評価 ………………………96
自作マイクロスイッチ ……165
自助具 ………………149,217
自動車運転 …………………101
膝固定装具 ……………………73
実地調査 ……………………276
社会参加 ………………………85
社会復帰 ………………………12
手関節駆動式把持装具 ……31
手指伸展位拘縮 ……………171
主観評価 ……………………204
重心動揺 ……………………261
照明付きミラー ……………215
障害者用ゲーム機コントローラー …………………157
障害者用トイレ ……………274
衝撃吸収材 ……………………22
衝撃力 ………………………255
上肢切断 ………………………28
食事動作 ……………………180
職業復帰 ……………………150
褥瘡 ……………………………66
　　──予防 …………………208
伸縮型マウススティック …148
診療箋 ………………………249
診療報酬 ……………………243

【す】

スイッチコネクター ………166
スクリーンキーボード ……140

ステアリング操作 …………102
スティック図 ………………260
ストロー先 …………………236
スパイラル曲線 ……………179
スプリングバランサ …177,178
スポイト用ゴム ……………239
スポーツ用義足 ………………10
スローキー …………………145

【せ】

制動方法 ………………………82
脊髄損傷 ………………………34
　　──者 ……………73,215
積載装置 ……………………105
接触型 …………………………14
尖足防止 ……………………210
前脛骨筋 ……………………111
前方アプローチ ………………50

【そ】

ソフトウエア ………………259
ソフトキーボード …………140
側方アプローチ ………………39

【た】

タグ …………………………277
タブレットポインタ ………147
ターンテーブル ……………7,28
ダミーモデル ………………253
多発性硬化症 ………………165
唾液溜まりケース …………185
体位変換 ……………………208
体内力源義手 …………………18
対外力源義手 …………………18
対面支持 ………………………61
大車輪の空転 …………………90
大車輪を外しても移動できる
　補助輪 ………………………85
大腿義足 ………………………3
大腿四頭筋 …………………115
　　──セッテング運動 …115
大腿切断 ………………………34
代替入力装置 ………………149

代替補助コミュニケーション
　………………………………240
第5頸髄損傷者 …………31,33
脱臭効果 ……………………204
縦乗り …………………………50
短下肢装具 …………………113
痰 ……………………………224
段差解消 ……………………187

【ち】

チームアプローチ ……………38
チンコントロール …………127
　　──操作シミュレーター
　………………………………127
中央生産システム ……………15
肘義手 …………………………29

【て】

てきかちゃん ………………174
テノデーシス握り …218,221
テレビ観賞 …………………234
テレビゲーム ………………134
テレビリモコン ……………234
ディスカバー・キネックス 146
デジタルカメラ ……………131
データベースソフト ………245
デンタルミラー ……………226
手とハンドリム間の摩擦 …78
手の保護 ………………82,83
低濃度オゾン ………………203
低反発ウレタン ……………108
滴下量カウント調整装置 …174
滴下量調節 …………………175
転倒シミュレーション計測シ
　ステム ……………………253
伝の心 ………………………145
電動車いす ……………25,127

【と】

トイレ調査データシート …276
トラックボールマウス ……137
トランスファーボード ………50
トルクアブソーバー …………11

索 引

トレッドミル …………189	比例制御 ……………16	――の改良 …………230
――システム …………190	非接触型 ……………14	
導尿 …………………215	腓骨筋 ………………111	**み**
	腓腹筋 ………………270	
な		ミニカー ……………106
	ふ	
ナースコール ………163,184		**め**
内側単一股継手付き長下肢装	フィルタキー機能 ………143	
具システム …………45	フレクサーヒンジスプリント	メッセージメイト® ……238
	…………………31,32,33	メンテナンス …………90
に	フレッシュケア …………204	免震装置 ………………23
	――24 ……………203	
二次元 ………………123	ブラウンセカール型 ……113	**も**
日本版 PIC …………240	不全型頸髄損傷者 ………171	
臭いのコントロール ………201	不全四肢麻痺の歩行訓練 …59	モジュラー ……………3
握りスイッチ …………238	布団乾燥機型脱臭装置 ……201	モジュール化 …………163
人間性の回復 …………167	負荷パターンボード ……198	文字入力 ……………140
任意変換機構 …………198	福祉車両 ……………106	申し送り ……………249
	複合キー ……………144	
ね		**ゆ**
	へ	
熱可塑性プラスチック ……25		ユーザー補助 …………143
熱膨張 ………………239	ベッド柵 ……………235	ユニバーサルアクセス ……144
	――の穴 ……………52	ユニバーサルカフ ………217
の	ベルト式歩行装置 ………189	遊脚相 ………………6
	変形性股関節症 …………271	
脳性麻痺 …………238,268	変形性膝関節症 …………115	**よ**
	便器移動 ……………188	
は		予約スケジュール ………246
	ほ	
ハイブリッド義手 ………18		**ら**
ハイブリッド義足 ………9	ポインティングデバイス	
ハートビル法 …………276	…………………148,151	らくらくマウス …………146
ハムストリング …………117	歩行解析 ……………37	ラポック ……………3
ハモニカホルダー ………137	歩行再建 ……………34	
パソコン …………121,259	補助輪の接地点 …………87	**り**
歯ブラシ ……………224	補助輪の高さ …………87	
廃用性萎縮 …………74	拇趾球 ……………271	リハ実施入力 …………247
箸自助具 ……218,219,222	方向回転レバー …………44	リンク機構 ……………93
		リングマウス …………146,148
ひ	**ま**	立位バランス …………46
		立脚相 ………………6
ヒッププロテクター ………252	マイナスイオン …………203	
ビデオカメラ …………259	マウスキー ……………145	**ろ**
ピンセット（クリップ）様箸	――機能 ……………144	
…………………217,219	マウススティック ……131,148	ロープ ………………179

iii

ロフストランド杖 ……………56

欧文索引

4人立ち起立補助機 ……………95
6極4芯端子 …………………164

A

ADL …………………………29

C

C5～C6用タイプ …………80
C7～C8用タイプ …………80
CAD/CAM …………………13
CKC運動 ……………………271

D

D-sub 9ピン端子 ……………164

E

EZweb ………………………277

F

FES …………………111, 168

I

i-mode ………………………277
　──用コンテンツ …………278

J

J-スカイウェブ ………………277

M

Magic Cursor …………………139

O

OKC運動 ……………………271
ON-OFF制御 …………………16
OS ……………………………140

P

PCI ……………………………75
Pentaplegia …………………136
Pete …………………………146

PHSによる位置情報サービス …………………………280
PIC …………………………240
Primewalk® ………………35, 45

R

ROHOクッション ……………66
ROM Exercise ………………171

S

Simple Hybrid FES …168, 171
SOHO ………………………150

T

TES …………………168, 171

W

Walkabout® ………………35, 45

リハビリテーション機器の工夫とアイデア
―すぐに役立つ実践書―
ISBN4-8159-1691-8 C3047

平成 16 年 7 月 1 日　第 1 版発行

編　　集	―――	田　中　宏　太　佳
		髙　見　健　二
発 行 者	―――	松　浦　三　男
印 刷 所	―――	株式会社 真　興　社
発 行 所	―――	株式会社 永　井　書　店

〒553-0003　大阪市福島区福島 8 丁目 21 番 15 号
　　　　　電話(06)6452-1881(代表)/Fax(06)6452-1882
東京店
〒101-0062　東京都千代田区神田駿河台 2-10-6(7F)
　　　　　電話(03)3291-9717(代表)/Fax(03)3291-9710

Printed in Japan　　Ⓒ TANAKA Hirotaka, TAKAMI Kenji, 2004

・本書の複製権・翻訳権・上映権・譲渡権・公衆送信権（送信可能化権を含む）は
　株式会社永井書店が保有します.
・**JCLS** <㈳日本著作出版権管理システム委託出版物>
　本書の無断複写は著作権法上での例外を除き禁じられています．複写される場合
　には，その都度事前に㈳日本著作出版権管理システム(電話 03-3817-5670, FAX
　03-3815-8199)の許諾を得て下さい．